U0387842

# 颞下颌关节及颅颌假体手术图解

Atlas of Temporomandibular Joint and
Cranio-Jaw Prosthesis Surgery

名誉主编◎邱蔚六　戴尅戎　张志愿

主　　编◎杨　驰

副 主 编◎郑吉驷　陈敏洁　张善勇

人民卫生出版社
·北 京·

**图书在版编目（CIP）数据**

颞下颌关节及颅颌假体手术图解 / 杨驰主编 .
北京 ： 人民卫生出版社，2025. 3. -- ISBN 978-7-117
-37691-4

Ⅰ. R782. 6-64

中国国家版本馆 CIP 数据核字第 2025JA7561 号

| 人卫智网 | www.ipmph.com | 医学教育、学术、考试、健康，购书智慧智能综合服务平台 |
| 人卫官网 | www.pmph.com | 人卫官方资讯发布平台 |

**颞下颌关节及颅颌假体手术图解**
Niexiahe Guanjie ji Luhejiati Shoushu Tujie

主　　编：杨　驰
出版发行：人民卫生出版社（中继线 010-59780011）
地　　址：北京市朝阳区潘家园南里 19 号
邮　　编：100021
E - mail：pmph @ pmph.com
购书热线：010-59787592　010-59787584　010-65264830
印　　刷：北京华联印刷有限公司
经　　销：新华书店
开　　本：889×1194　1/16　　印张：22
字　　数：664 千字
版　　次：2025 年 3 月第 1 版
印　　次：2025 年 4 月第 1 次印刷
标准书号：ISBN 978-7-117-37691-4
定　　价：498.00 元

打击盗版举报电话：**010-59787491**　E-mail：**WQ @ pmph.com**
质量问题联系电话：**010-59787234**　E-mail：**zhiliang @ pmph.com**
数字融合服务电话：**4001118166**　E-mail：**zengzhi @ pmph.com**

# 邱蔚六院士序

改革开放以来，我国在医药卫生事业方面取得了令人瞩目的成就。经过30多年坚持不懈的拼搏和努力，上海交通大学医学院附属第九人民医院杨驰教授团队在颞下颌关节外科方面取得了开创性成果，荣获2020年国家科学技术进步奖二等奖。欣闻杨驰教授总结其宝贵的经验和成果，并编撰成《颞下颌关节及颅颌假体手术图解》一书，更为可贵，遂乐以为序。

2020年，David Schneider（美国）医师主编的《外科的诞生：从文艺复兴到移植手术革命》（*The Invention of Surgery: A History of Modern Medicine: From Renaissance to Implant Revolution*）一书中提到，人体内植入手术是现代外科手术的革命方向。植入手术主要是假体及同种器官移植（implantology）的一门外科手术，其临床应用始于骨科，目前已发展到几乎临床各科室均在应用，如关节置换术、口腔种植手术等。据统计，2014年美国共进行了1 331万例植入手术，其中，最多的是骨科关节置换术和脊柱器械植入术。预计到2020年，年植入手术将在1 700万例以上。遗憾的是，上述资料中没有关于颞下颌关节外科假体植入的病例。

因此，本书从原创性上填补了国内颞下颌关节外科中植入手术技术的空白。但是缺乏多中心研究结果，未来仍需继续努力，向全国各临床医院以及国际协作单位推广相关经验。笔者虽已鲐背之年，但将乐观其成。

当今医学模式即预防性（preventive）、预测性（predictive）、个体性（personalized，也称个性化）和参与性（participative）。本书提到的"个性化颞下颌关节及颅颌假体"属于"个体性"思维下产生的临床成果，是在计算机辅助设计和计算机辅助制造技术基础上发展起来的现代3D手术技术。

个性化颞下颌关节及颅颌假体的临床应用涉及临床医学、口腔医学、生物力学、计算机工程学、材料工程学等多个学科，是典型的多学科交叉融合。在这里，我们感谢与杨驰教授团队合作的上海交通大学医学院附属第九人民医院医学3D打印创新研究中心及相关学科的大力合作和支持。

全书图文并茂，除典型病例外，还通过大量清晰的临床照片和精美手绘示意图诠释关键手术技术，并配以文字解说。本书实用性强，可以很好地指导有口腔颌面外科基础及设备单位开展临床手术。

最后，向本书所有的编者致以崇高的敬意和衷心的感谢！对本书的出版再次表示热烈的祝贺！

中国工程院院士
中国医学科学院学部委员
上海交通大学荣誉讲席教授
上海交通大学医学院附属第九人民医院终身教授
2024年4月

# 戴尅戎院士序

　　关节外科作为骨科的分支学科，兴起于 20 世纪 50 年代，20 世纪 80 年代初开始迅速发展，而假体置换作为其中一项经典的治疗手段，也逐步崭露头角。随着临床手术技术精进、肌 - 骨生物力学深入研究以及材料的发展，以髋关节为代表的国产个性化关节假体重建技术在全国范围内广泛应用，并取得了稳定的长期疗效。

　　颞下颌关节与髋、膝等关节不同，是全身唯一的双侧联动关节，其解剖结构、运动功能等均存在特异性。而骨科在该领域几乎未涉足。杨驰教授及其团队深耕该领域 30 多年，尤其是最近 10 年围绕颞下颌关节假体置换的基础研究和临床实践，取得了可喜的成绩。浅读该书，有几点感想：第一，具有系统的理论体系。与骨科关节假体类似，个性化就是要应对千变万化的临床问题和个体差异，为患者提供最适配的方案。而本书在个性化的内核下，总结出系统的重建体系。以关节为中心，向上兼容颅底，向下考虑颌骨及咬合，形成了规范化、科学化的理论和定制型产品体系，具有很大的推广价值。第二，充分展现精湛的手术技术。本书从入路、病灶切除、周围组织的处理到假体置换的详细手术步骤图解，高质量地传达了临床操作要点，有助于读者的理解和应用。第三，融合多学科的知识。假体的研发、应用，除了外科技术作为坚实支撑，还需要融合工科、理化、材料等多学科的前沿知识，尤其是借助数字医学和 3D 打印等技术在复杂骨关节植入体的个性化设计和制造方面的独特优势。主编团队经过多年的临床实践，创新并研发了确实有效的技术和产品，而任何一种成果转化到临床，一定要历经时间的考验才能最终成为经典，因此需要多学科专家的共同努力，让知识的迭代转化为产品的革新。各位同仁共同努力，相互启发合作，任重道远。

　　相信本书的问世，有助于传递经验、启迪读者，在坚持创新的道路上，精勤不倦！

中国工程院院士
法国国家医学科学院外籍院士
中国医学科学院学部委员
上海交通大学荣誉讲席教授
上海交通大学医学院附属第九人民医院终身教授
上海市医学 3D 打印技术临床转化工程研究中心首席科学家
高分子复杂结构增材制造国家工程实验室副理事长
中国医疗器械行业协会增材制造医疗器械专业委员会共同理事长
2025 年 2 月

# 张志愿院士序

手捧《颞下颌关节及颅颌假体手术图解》书稿，我的心情和主编杨驰教授一样激动。我和杨驰共同师从邱蔚六院士，自邱老师指导其攻克颞下颌关节疾病这个研究课题，杨驰苦心钻研30余载，创造了本领域多个第一。而本书所呈现的个性化颞下颌关节及颅颌假体，是杨驰及其团队近10年主攻的临床和基础研究方向，将其创新的技术和产品成果毫无保留地呈现给各位同道。全书共11章，通过20个病例系统展示了个性化颞下颌关节及颅颌假体重建为什么做？该怎么做？回顾了历史，分析了现状，并展望了未来。这是国内外第一部关于颞下颌关节及颅颌假体的图解，且由颞下颌关节病因出发，将其周围组织病变、缺损的修复重建共同纳入考量，不仅对颞下颌关节外科医师，对口腔颌面外科、耳鼻咽喉科、神经外科等学科的专科医师均有较高的参考价值。

通读这本书稿，除了严谨周密的科学性和敢为人先的创新性，令我更为感怀的是蕴涵其中"面向人民生命健康、实现高水平科技自立自强"的初心。第一，是责任。杨驰身为国家口腔疾病临床医学研究中心常务副主任，身先士卒将临床研究、转化研究落地，从"0"到"1"的将生物力学、材料学等学科的基础研究成果最终转化为临床产品，并通过临床研究证明其稳定疗效，难能可贵。他身体力行地诠释了国家设立国家口腔疾病临床医学研究中心的初衷，推动了长三角乃至全国颞下颌关节外科治疗水平的提高。第二，是使命。杨驰接任中华口腔医学会口腔颌面外科专业委员会主任委员，肩负学科发展使命。虽然每位口外人各有专长，而杨驰在坚守颞下颌关节外科阵地的同时，又将目光放眼颅底、颞复合体、下颌骨及咬合，与肿瘤、正颌、创伤、牙槽、种植、神经和数字化外科的同道共同攻坚临床难题，探索最佳的系统性治疗方案，其格局和胸怀，是一名优秀的口外人心底使命感的最佳写照。第三，是担当。杨驰身为医院口腔外科学科带头人，大力培养青年一代，本书编者中有很多朝气蓬勃的年轻人，不乏90后、95后的身影，这份担当、气度，无愧邱老师的培养，传承了为人师表。

本书作为杨驰第一本主编的专著，既是对过去的总结又是对未来的展望。愿他与我们共同奋斗、热爱的学科一起，在新的时代、新的起点，张舣扬帆，志向驰骋！

中国工程院院士
中国医学科学院学部委员
国家口腔医学中心主任
上海交通大学医学院附属第九人民医院口腔学科带头人
2025年2月

# 范先群院士序

颌面部传统定义为五官科范畴，包括眼科、口腔科和耳鼻咽喉科，眼眶底壁又是上颌窦顶，足见眼科与口腔科间，结构上紧密依靠，功能上互相支撑。口腔作为一级学科，分支学科众多，其中口腔颌面外科作为上海交通大学医学院和附属第九人民医院的优势学科，在全国享有盛誉。在张锡泽教授、邱蔚六院士、张志愿院士三代口腔学科带头人的引领下，学科人才辈出，成绩斐然，也在世界创出了"中国特色口腔颌面外科"这一知名品牌。

杨驰教授作为"中国特色口腔颌面外科"中坚力量的杰出代表，深耕颞下颌关节外科领域，在微创外科、重建外科均有卓越建树。颞下颌关节及颅颌假体是重建外科的发展趋势和热点，但其在我国的发展落后于欧美国家，杨驰教授迎难而上，聚焦假体的自主设计、材料研发、数字化设计和技术改进，综合上海交通大学、上海交通大学医学院、上海交通大学医学院附属第九人民医院的平台优势，组建多学科攻关团队，最终将 10 多年的研究结晶化作一本专著。本书通过翔实的病例展示手术技术要点，借助系统的文字介绍假体设计理念，利用科学的分析总结经验与不足，体现了严谨的治学态度，传递了前沿的学科知识，在口腔颌面外科探索个性化、精细化、高效化修复重建的发展上具有重要意义。

上海交通大学医学院重视创新发展，鼓励交叉融合，并大力推动科技成果转化。杨驰教授及团队创新研发的颞下颌关节及颅颌假体重建产品，作为原创知识成果，从基础研究走向临床应用，难能可贵。这也为眼眶整形的个性化重建、修复探索等眼科领域的创新发展提供了宝贵经验。同时，也鼓励交医人，和全国的医疗同道一起，深化创新，面向人民健康，服务百姓。

最后，感谢本书全体编委的付出，在推动医学发展的道路上，每个文字都只是一粒石子，但也终将铸成厚重的丰碑！

中国工程院院士
中国医学科学院学部委员
上海交通大学副校长
上海交通大学医学院院长
上海交通大学医学院眼科视觉科学研究所所长
上海交通大学医学院附属第九人民医院眼科学科带头人
2025 年 2 月

# 自 序

　　自 2001 年归国，几度奋笔疾书终未果，只因多事未尽如人意。如今 23 个春秋悄然离去，人生60 载，"积土成山，积水成渊"，自以为羽翼渐丰，故执笔再来！

　　本书是本人的第一部专著，书中呈现的个性化假体以颞下颌关节缺损为中心，以上接颅底缺损、下连下颌骨缺损为特色，汇集了上海交通大学医学院附属第九人民医院口腔外科最近 10 多年的临床经验和研发经验，充分展示了各类假体的研发制造和临床应用。本书精髓从定制、理念、设计、材料、工艺和安装 6 方面展现，囊括了在数字化设计、特殊加工工艺、数字化精准定位安装等方面已攻克的难点。

## 一、个性化颞下颌关节及颅颌假体

　　颞下颌关节及其周围骨结构复杂，个体差异大，导致既往假体在应用中产生诸多弊端，包括：①就位问题，需要大量磨骨才能使假体就位；该操作凭经验完成，易造成就位不当；即使利用数字导板定位，错误也在所难免。②磨骨过程，不但增加了手术难度，而且费时，易造成神经损伤等并发症。③需要两处切口进路才能完成，尤其是下颌后或下颌下切口易损伤面神经和留下不美观瘢痕。④需要颌间结扎才能完成下颌柄的固定，费时，尤其是口内外交替操作增加了术后假体感染风险。⑤固定下颌柄时，易造成下牙槽神经损伤而引发下唇永久性麻木。⑥当缺损区域稍大，标准型假体无法采用。

　　为了克服上述缺陷，研发个性化假体是必由之路！个性化颞下颌关节及颅颌假体是全身复杂骨关节置换的发展趋势，也是精准医学的一项重要体现。

## 二、关节复合体理念和假体修复重建方案

　　关节复合体理念包括关节周围复合体和关节延伸复合体，前者又称"关节-颅底-耳-颞下窝"复合体，是指关节上承颅底、后邻耳道、内连颞下窝，该复合体的原发肿瘤，常牵涉其中 2 个及以上解剖部位，导致"关节-颅底-耳-颞下窝"联合疾病，要经过"关节-颅底""颅底-关节窝"联合修复重建。后者又称"关节-颌骨-咬合-气道"复合体，是因关节为下颌骨近心端，经下颌骨到达远心端的咬合，关节疾病导致"关节-颌骨-咬合-气道"失衡，引起牙颌面畸形和呼吸暂停，涉及"关节外科-正颌-正畸"联合诊治。另外，下颌骨肿瘤等也会涉及关节和咬合，引起"关节-颌骨-咬合"大范围缺损，需"关节-下颌骨-咬合"联合修复重建。

　　基于关节复合体理念，本人率领团队设计的个性化关节及颅颌假体，具体归纳为：①全关节假体；②正颌手术个性化接骨板；③关节-颅底联合假体；④颅底-关节窝假体；⑤关节-下颌骨联合假体；⑥下颌骨重建板；⑦髁突脱位用假体。

## 三、假体设计与优化

回顾关节假体的发展和演变，从起初的半关节假体设计理念转变到全关节假体，从原先金属对金属配伍转变到金属对塑料配伍。国际上常用的两款全关节假体已有较为成熟的应用经验，但同样存在亟待解决的问题：首先是运动功能面的智能化设计，其次是假体肌动力的保留和再生，最后是假体的精准定位等。因此，未来10年的关节假体将从标准化、模块化逐步转变为个性化、数字化和智能化；从全关节假体逐步扩展到关节-颅底-下颌骨联合假体，并将拓展至诸多新领域，提供新理念、新技术和新产品。

## 四、材料进步

除了设计理念的优化，材料的进步更是促进关节假体发展的重要因素。最早有使用贵金属、镍铬、聚甲基丙烯酸甲酯、聚四氟乙烯等材料的报道，但由于金属离子毒性和磨损严重致使其失败。随着高分子材料的发展，借鉴骨科大关节假体的成功经验，目前主要采用高交联的超高分子量聚乙烯和钴铬钼合金配伍作为关节窝和关节头的主要材料，前文提及的美国的两款假体均采用此种材料配对。不仅如此，也有团队研发聚醚醚酮（PEEK）、钽合金等在假体中的应用，这也是未来发展的主要方向之一。

## 五、假体制造工艺

假体的制造工艺也在逐步发展，起初采用铸造或锻造等。目前国际个性化假体采用计算机辅助设计和计算机辅助制造等工艺，而团队采用精加工和3D打印相结合的方式。同时团队也关注钴铬钼合金、超高分子量聚乙烯、PEEK、钽合金等材料的3D打印技术，相信不久的将来3D打印将成为主要的加工制作手段之一。

## 六、假体精准安装

精准安装的前提是精准截骨，确保精准截骨简便易行的方法是数字设计和数字导板。所以说个性化假体的精准安装有赖于精准截骨设计，并以此设计制造截骨导板，再按此模拟手术的缺损来设计定制型假体，上述是假体精准安装的基础。该流程的益处在于：①精准截骨和安装，精准截骨不但增加了手术彻底性，从而避免病灶复发，而且是精准安装的保证；假体的准确安装可以确保牙列咬合和上下颌骨解剖的理想对位，从而得以行使正常的口颌功能，并避免因对位不良而再次进行假体翻修手术。②复杂手术简单化，使手术过程犹如搭积木一般简便易行。③减小创伤，无需过度分离软组织，无需过度磨骨，并可减少出血等。④降低手术风险和避免重大并发症发生，尤其是降低对重要血管、重要神经和耳道等的误伤风险；⑤缩短手术用时，源自上述各点的优势。

自2009年开始实验以来，本人团队的张善勇等人采用五轴精加工技术，制造动物实验用产品，证实所用材料的安全性。2015年，本人率领团队融入3D打印技术，开始设计和制造第一代临床应用产品，于2016年应用临床至今。目前各类产品合计应用患者180余例，最长病例已使用8年，结果令人鼓舞。目前除上海交通大学医学院附属第九人民医院外，还在北京、陕西、浙江、广东、山西、河北、山东及俄罗斯莫斯科、印度尼西亚巴厘岛等 10 个国内外城市的 12 家医院应用。同时，本人分别在 2019 年和 2023 年牵头制定了多个团体标准，即《匹配式人工颞下颌关节》（T/CAMDI 027—2019）、《增材制造颞下颌关节及下颌骨联合假体》（T/CMADI 116—2023）、《增材制造颞下颌关节及颅骨联合假体》（T/CMADI 117—2023）、《增材制造颞下颌关节及颅颌手术导板》（T/CMADI 118—2023）等，希望这些标准的出台，在未来可以更好地指导医生的临床和科研工作。

上述假体均已进入临床试验阶段，为了推动关节 - 颅底 - 下颌骨重建领域的发展，促进相关创新技术和假体设计能进一步推广应用，填补领域空白，特撰写此书进行系统性介绍。

## 特别鸣谢

1. 感谢引领者邱蔚六院士和张志愿院士！30 多年来，给予本团队不懈支持，尤其是在开拓创新、探索未知和挑战疑难等方面的积极倡导和排忧解难，若没有他们的付出，就不存在本人及本团队的研发成果。

2. 感谢戴尅戎院士为首的上海交通大学医学院附属第九人民医院 3D 打印技术临床转化研发中心！尤其是姜闻博主任的贡献起到了举足轻重的作用。另外，骨科个性化关节假体、髋关节 - 骨盆联合假体的成功经验给了本人及其团队极大的借鉴。本书涉及的所有假体均在该中心制造。

3. 感谢国际上两款关节假体 30 年的成功经验！本人也曾于 2003 年和 2005 年进行了临床试用，并由此推动了国际上标准型假体在国内的临床实践，取得了较为稳定疗效，这也给了本人和团队创新技术和产品的信心。

4. 特别感谢 Harry Schwartz 和 Meiling Schwartz 夫妇！经邱蔚六院士介绍，本人于 2000 年到 2001 年在美国进修，Harry Schwartz 教授是本人在美期间的老师和亲密朋友，本人的正颌手术技术源自他的传授，也在他的科室主刀完成了关节肿瘤、关节镜盘复位缝合、髁突骨折、肋骨软骨置换和髁突脱位等手术。他曾送给本人多部专著（包括本人最钟爱的 *Bone Tumors*），在归国时，他赠送了包括穿颊拉钩在内的大量手术器械，奠定了本人和团队起步和发展的基础。

5. 感谢上海交通大学医学院众多相关学科！尤其是，除骨科外，耳鼻咽喉科吴皓教授、汪照炎教授及其团队，神经外科郭智霖教授，口腔颌面 - 头颈肿瘤科何悦教授等。感谢他们在关节 - 颅底肿瘤手术和关节 - 下颌骨联合重建中的无私帮助。这也凸显出综合性医院的优势。

6. 感谢研发合作者！材料和工艺方面，上海交通大学材料科学和工程学院单爱党教授和陈科教授团队；产品测试方面，章海明教授团队，田晓鳞工程师和覃海艺工程师；加工和后处理方面，上海晟实医疗器械公司沈亚军总经理团队（前期）和高峰医疗器械公司高俊总经理团队（后期）；数字化结构设计方面，深圳艾科赛龙公司赵小文教授团队；智能设计方面，中南大学廖胜辉教授团队。

7. 感谢处于实验阶段的研发合作者！中国科学院宁波材料研究所杨丽景教授团队，东华大学朱美芳院士团队。

8. 感谢本人的团队！郑吉驷博士全程参与所有假体的研发、制造、术后随访和疗效评价等工作；陈敏洁教授在手术实施上具有突出贡献；张善勇教授在金属与非金属连接方面取得可喜成绩；刘小涵博士在绘图方面夜以继日地付出；谢千阳博士在联合手术的设计上有出色实施；邹多宏教授积极联络对外合作并完成了很多相关实验，令人对未来产品充满期待。感谢张大河、李佳宜和陈旭卓博士生做了大量的图文处理工作；感谢罗怡护师在资料收集和整理上的付出。

9．感谢家人对我持之以恒的支持。

最后，真诚欢迎来自各方的批评和指正！

国家口腔疾病临床医学研究中心主任

国家口腔医学中心副主任

上海交通大学口腔医学院副院长

上海交通大学医学院附属第九人民医院口腔外科学科带头人

2025 年 2 月

# 前 言

颞下颌关节是颅颌面唯一的可动关节，主导下颌运动，参与咀嚼、吞咽、语言、表情、呼吸等重要功能。该关节为下颌骨近心端，经下颌骨到达远心端的咬合，构成了关节延伸复合体，即"关节-颌骨-咬合-气道"复合体；同时，该关节上承颅底、后邻耳道、内倚颞下窝，构成了关节周围复合体，即"关节-颅底-耳-颞下窝"复合体。它们之间相互涉及、相互影响。此外，该关节也是颌面部发育的重要生长中心，与颌面形态尤其是面下 1/3 发育密切相关。

颞下颌关节疾病不但会影响咀嚼等重要功能，还可导致"关节-颌骨-咬合-气道"复合体失衡，引起牙颌面畸形，涉及"关节外科-正颌-正畸"联合诊治；下颌骨原发病灶也会侵及关节和咬合，导致关节-颌骨-咬合联合疾病，涉及"关节-颌骨-咬合"联合重建。另外，该关节原发或继发的肿瘤，会导致"关节-颅底-耳-颞下窝"联合疾病，涉及"关节-颅底""颅底-关节窝"联合修复重建。

全书不仅简述了颞下颌关节外科的发展史，还提出了一系列创新理念，包括关节及相关骨骼（颅颌）疾病的新分类：关节疾病、关节疾病继发牙颌面畸形、关节-下颌骨联合疾病、关节-颅底联合疾病，并在此基础上提出了多种重建方案，即全关节假体置换、全关节假体置换同期正颌手术、关节-下颌骨和关节-颅底联合修复重建等，这是本书的特色之一。针对各重建方案，本书聚焦假体研发和临床应用，采用数字设计和增材制造等手段，针对不同的疾病设计个性化假体，以 20 个病例展示各类假体的实际应用效果。另一个特点是每章结尾均有院士评述，点评其中的优势和改进，以飨读者。

本书适用于口腔颌面外科诸多学科，如颞下颌关节外科、正颌外科、口腔颌面肿瘤外科、修复重建外科等，对正畸学科也有借鉴作用，还对诸如耳鼻咽喉科、神经外科和整形外科有一定的启示。

# 目 录

## 第一章 总论

## 第二章 颞下颌关节及颅颌假体的应用基础

# 第三章　颞下颌关节疾病的修复重建

# 第四章　颞下颌关节源性牙颌面畸形的关节置换同期正颌

# 第五章　颞下颌关节源性牙颌面畸形的关节保存与正颌

# 第六章　颞下颌关节 - 颅底联合疾病的修复重建

# 第七章　颅底 - 关节窝疾病的修复重建

# 第八章　颞下颌关节 - 下颌骨联合疾病的修复重建

# 第九章　可保存关节的下颌骨疾病的修复重建

# 第一章

# 总 论

颞下颌关节（简称"关节"）是颌面部具有转动和滑动运动的左右联动关节，其解剖和运动都是人体最复杂的关节之一。颞下颌关节疾病是口腔医学临床上除龋病、牙周病、错𬌗畸形之外最常见的疾病。诸如关节盘前移位、骨关节炎、髁突吸收、关节强直、髁突骨折、髁突脱位、肿瘤或类肿瘤、先天性畸形、发育性畸形、获得性缺失等疾病，属外科治疗范畴。对于不可保存关节非手术治疗无效，且有明显临床症状或继发中重度牙颌面畸形的患者，颞下颌关节假体是修复重建该关节的有效方法之一。国外对颞下颌关节假体研究已超过 60 年，历经了从半关节假体尝试演变到金属与高分子材料配伍的全关节假体的定型过程。国内全颞下颌关节假体研究已有 30 年历史，但多为实验研究。2009 年起，笔者团队进行了全关节假体基础研究和临床应用，研发了全关节假体、关节 - 颅底联合假体、关节 - 下颌骨联合假体、正颌手术用接骨板及髁突脱位假体等系列个性化关节及颅颌假体。

在叙述"颞下颌关节及颅颌假体"之前，首先需要理清颞下颌关节及其疾病的定义和分类，回顾国内外颞下颌关节外科发展史；其次是阐明颞下颌关节假体的发展历程和笔者团队探索颞下颌关节外科创新理念和技术的经历，以此才能充分认识颞下颌关节及颅颌假体的重要性和必要性。故本章将从颞下颌关节及其疾病的基础知识、颞下颌关节外科的发展史、颞下颌关节假体的发展史、颞下颌关节外科的创新等方面的概述，来呈现其历史全貌，以支撑后续章节的内容。

# 第一节　颞下颌关节及其疾病的基础知识

对颞下颌关节的结构和基本功能已有较成熟的认知，但对关节盘的作用依然没有统一的观点。颞下颌关节疾病患病率高、种类多，国内外分类方法也各有不同，且没有一种是根据颞下颌关节疾病及其伴发或继发疾病（如牙颌面畸形、关节 - 颅底联合疾病、关节 - 下颌骨联合疾病等）来进行分类的。为此，本节在回顾和制订颞下颌关节及其疾病的定义和国内外分类的基础上，着重阐述新理念指导下的新分类，该分类是全书后续划分章节的基础。

## 一、颞下颌关节及其疾病的定义

颞下颌关节及其疾病定义是最基本的概念。要理清的内容是：①颞下颌关节的定义，包括组成、功能和关节盘的作用；②颞下颌关节疾病的定义，哪些疾病与外科治疗密切相关。

### （一）颞下颌关节的定义

颞下颌关节又称颅下颌关节，它是下颌骨与颅底唯一的可动关节连接，且是全身唯一的左右联动关节。主要由关节头（髁突）、关节窝（颅底的一部分）和关节盘组成，不仅可以旋转运动（全身其他关节的主要运动方式），而且可以大幅度前后向滑行运动（颞下颌关节特点），对维系正常口颌面功能意义重大。没有滑行运动就不能大张口、前伸和侧向运动。该关节不仅主导下颌骨运动，还参与诸如咀嚼、语言、表情和呼吸等重要功能。关节盘在其中扮演重要角色，它被认为至少有以下功能：①调节关节头和关节窝的体积和形态差异使两者适配；②缓冲和分散关节负荷；③加强关节在咀嚼过程中的稳定性；④提供关节面润滑和营养；⑤防止髁突和关节窝退变；⑥促进下颌骨正常生长。其中关节盘、髁突和翼外肌构成了关系密切的复合体，对维系该关节的生理功能意义重大。

### （二）颞下颌关节疾病的定义

颞下颌关节疾病目前没有明确的定义，笔者根据病变范围将其分为狭义和广义两种。狭义的颞下颌关节疾病是指发生在关节内（或称囊内）的病变。广义的颞下颌关节疾病是指发生在关节和周围肌骨的病变，以及神经 - 肌组织病变；除关节内病变外，还包括相关肌骨疾病等。颞下颌关节外科主要针对的是关节囊内病变和相关硬组织病变的治疗。

## 二、颞下颌关节疾病的分类

国外有关颞下颌关节疾病的分类很多，不同作者分类各异。最有影响的分类为颞下颌紊乱病研究诊断标准（research diagnostic criteria for temporomandibular disorders，RDC/TMD，1992）及由 RDC/TMD 改良而来的颞下颌紊乱病诊断标准（diagnostic criteria for temporomandibular disorders，DC/TMD，2014）。国内颞下颌关节疾病目前亦无统一的分类，依据北京大学口腔医学院资料，基本上可分为九类：①颞下颌关节紊乱病；②关节囊肿、肿瘤和类肿瘤类；③关节强直类；④外伤骨折类；⑤感染类；⑥发育异常类；⑦关节脱位；⑧系统病累及关节；⑨其他疾病，主要指因开口困难等，常于关节门诊就诊的一些相关疾病，如冠突肥大、冠突骨软骨瘤等。

与颞下颌关节外科密切相关的分类还有美国颞下颌关节外科医师专委会的分类，大体上包括关节内病变和关节外病变。

笔者以关节为中心，提出了关节复合体新理念，由此将关节疾病分为四大类。本书从第三章到第十章的划分就是根据该分类进行的。

## （一）美国颞下颌关节外科医师专委会的分类

按美国颞下颌关节外科医师专委会的"颞下颌关节和相关肌骨紊乱诊治指南"中的分类，大体上包括关节内病变和关节外病变，关节内病变主要指关节盘移位、骨关节炎、髁突吸收、关节强直、髁突骨折（囊内）、髁突脱位、关节囊肿、肿瘤及类肿瘤等；关节外病变主要指咀嚼肌疾病、冠突肥大和肿瘤、髁突骨折（囊外）和肿瘤等，还包括一些中枢性或周围性神经病变。

## （二）杨氏新理念和新分类

**1. 杨氏新理念**　由上海交通大学医学院附属第九人民医院颞下颌关节外科团队提出的以颞下颌关节为中心的关节复合体新理念，包括关节延伸复合体（图 1-1-1）和关节周围复合体（图 1-1-2）。

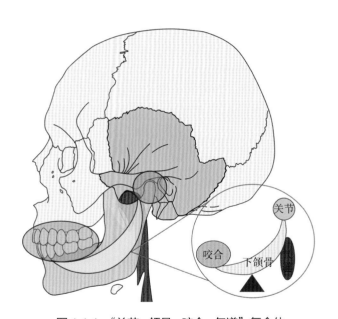

图 1-1-1　"关节 - 颌骨 - 咬合 - 气道"复合体
绿色为颞下颌关节，黄色为下颌骨，粉红色为咬合，红色为气道

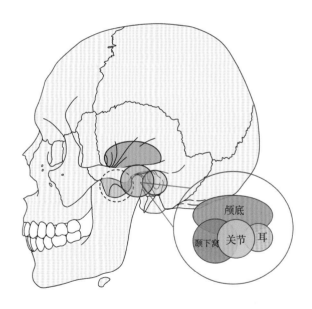

图 1-1-2　"关节 - 颅底 - 耳 - 颞下窝"复合体
红色为颞下颌关节，蓝色为颅底，黄色为耳，紫色为颞下窝

关节延伸复合体，又称"关节 - 颌骨 - 咬合 - 气道"复合体，所谓关节是下颌骨近心端，经下颌骨到达远心端的咬合，故"关节 - 下颌骨 - 咬合"本为三位一体；又由于下颌后缩可导致上气道狭窄，故提出该复合体。关节原发疾病可导致复合体其他三者的失衡，涉及复合体的联合诊治。

关节周围复合体，又称"关节 - 颅底 - 耳 - 颞下窝"复合体，是指关节上承颅底、后倚耳道、内邻颞下窝，在其中任何一个解剖部位发生的疾病，可侵及彼此，导致"关节 - 颅底 - 耳 - 颞下窝"联合病损，涉及复合体的联合诊治。

**2. 杨氏新分类**　以关节延伸复合体和关节周围复合体，即关节复合体新理念为指导思想，笔者提出颞下颌关节及相关骨骼疾病的新分类，共四大类。

第 I 类，颞下颌关节疾病，是指关节囊内病变。其包括关节盘移位、骨关节炎、髁突吸收、关节强直、髁突脱位、髁突骨折和关节肿瘤等。全关节假体治疗见第三章，髁突脱位治疗见第十章。

第 II 类，颞下颌关节疾病继发牙颌面畸形，又称关节源性牙颌面畸形，是指由关节原发病导致的牙颌面畸形，各类关节囊内疾病都有可能导致牙颌面畸形，如髁突吸收、关节强直、髁突骨折、髁突脱位、髁突肥大和髁突肿瘤等。严重的下颌后缩或称小下颌还可导致上气道狭窄，因而这类疾病需要解决的问题是关节结构和功能、颌面部软硬组织畸形、咬合紊乱和呼吸障碍，属于关节延伸复合体的范畴，需要多学科整合，如关节外科、正颌外科和正畸的联合诊治。根据关节的健康状况分为 2 种亚类：①IIa 亚类，可保存关节的颞下颌关节疾病继发牙颌面畸形，需要进行关节盘复位等关节保存性外科联合正颌手术（见第五章）；②IIb 亚类，不可保存关节的颞下颌关节疾病继发牙颌面畸形，需要在关节置换的基础上联合正颌手术（见第四章）。

第 III 类，颞下颌关节 - 颅底联合疾病，属于关节周围复合体的范畴。根据病变侵犯关节的程度分为 2 种亚类：①IIIa 亚类，病变只波及颅底和关节窝，关节盘 - 髁突 - 翼外肌复合体（简称盘 - 髁 - 肌复合体）正常。手术治疗的目的是清除病灶，保存盘 - 髁 - 肌复合体，重建颅底 - 关节窝结构和功能。关节 - 颅底联合病变常需要关节外科、耳鼻咽喉科和神经外科的联合诊治（见第七章）；②IIIb 亚类，病变波及颅底和全关节（包括关节窝、髁突、关节盘），还可累及耳道和颞下窝，手术治疗的目的是彻底清除病灶，重建关节 - 颅底结构和功能（见第六章）。

第 IV 类，颞下颌关节 - 下颌骨联合疾病，属于关节延伸复合体范畴。从发生发展来看，关节原发疾病可波及下颌骨其他部位，但更常见的是下颌骨其他部位的病变侵及关节或接近关节。根据关节受累程度分为 2 种亚类：①IVa 亚类，可保存关节的近髁突下颌骨病变，手术治疗的目的是清除病灶，保存盘 - 髁 - 肌复合体，重建下颌骨结构和功能（见第九章）；②IVb 亚类，不可保存关节的颞下颌关节 - 下颌骨联合病变，手术治疗的目的是清除病灶，重建关节 - 下颌骨结构和功能（见第八章）。该联合病变需关节外科、下颌骨重建外科和口腔种植科的联合诊治。

从以上分类可见，第 I 类是单纯颞下颌关节疾病，第 II ~ IV 类是颞下颌关节疾病合并其他病变，这是本书后续阐述颞下颌关节及颅颌假体分类和临床应用的基础。

（杨　驰　郑吉驷）

# 第二节　颞下颌关节外科的发展史

颞下颌关节外科的发展史是一个漫长且不断进步的过程，其发展伴随着诊治理念、检查方法、材料科学及手术方式的不断革新，包含了不同国家学者的努力和贡献。

## 一、国外颞下颌关节外科的发展史

国外颞下颌关节外科的发展可以追溯至 3 600 多年前。从髁突脱位的发现和治疗开始，后又关注关节强直、关节肿瘤、关节盘移位、骨关节炎、先天性畸形及髁突骨折等病变。虽说在各方面已取得了长足进步，但依然争议不断。2012 年，在回顾 50 年口腔颌面外科发展中，国际口腔颌面外科医师学会两位前主席 Stoelinga（荷兰）和 Williams（英国）评价道："就适应证和手术方案而言，颞下颌关节疾病和异常可能是意见分歧最大的。"

### （一）髁突脱位的外科治疗发展史

15 世纪，有学者提出了髁突脱位的病因及复位方法。1943 年，Girard（法国）提出了一种治疗陈旧性脱位技术。1974 年，Dautrey（法国）通过颧弓骨折后向下移位以增加关节结节高度，防止髁突脱位。1993 年，Puelacher（奥地利）和 Waldhardt（奥地利）报道了小钛板关节结节成形的方法来治疗复发性脱位。

### （二）关节强直的外科治疗发展史

1816 年，Howship（英国）报告了一例"淋巴结核继发的颞下颌关节强直"。自 1827 年，一些学者提出关节间隙成形术、间置物植入术等方法，但无法解决高复发率和面部畸形发生。1920 年，Gillies（英国）使用游离的肋骨肋软骨重建关节。1998 年，Nitzan（以色列）提出对于关节内侧存在可保留的残存髁突的关节强直，可实施关节外侧成形术。同期，因全关节假体的发展为关节强直带来了新的治疗策略（详见本章第三节）。现在较为成熟的外科治疗观点是：生长发育期用肋骨肋软骨移植，成人用全关节假体修复重建。

### （三）关节肿瘤的外科治疗发展史

1873 年，Adams（英国）提到了髁突和同侧下颌体增生或肥大导致面部畸形。1883 年，Heath（英国）报道通过切除髁突和部分下颌支，以恢复咬合关系和面型。1899 年，Eckert（德国）报道髁突骨瘤致下颌骨明显偏斜的病例，切除骨瘤后下颌骨恢复正常位置。之后，陆续报道了好发于颞下颌关节区域的肿瘤，包括骨软骨瘤、滑膜软骨瘤、骨巨细胞瘤、腱鞘巨细胞瘤等。20 世纪中期，一些学者报道了关节肿瘤手术切除，但缺乏修复重建技术。之后，随着数字医学和材料科学的发展，采用自体骨或假体进行重建。对于局限于关节的缺损，肿瘤切除后用肋骨肋软骨或全关节假体修复重建；当缺损较大时，需设计制作关节 - 颅底联合假体、关节 - 下颌骨联合假体等进行修复。

### （四）关节盘移位外科治疗的发展史

250 年前，William（英国）在膝关节中首次提出了"内紊乱"，是指关节内部机械性运动障碍干扰了平滑（正常）的关节功能。1983 年，Bell（美国）在美国牙医学会会议上提出了"颞下颌关节紊乱病"一词，包罗了关节盘移位和相关肌骨结构的问题，沿用至今。1887 年，Annandale（英国）首先报道了关节盘复位手术。1909 年和 1929 年，Lanz（荷兰）和 Wakeley（英国）分别报道了关节盘切除术。1957 年，Henny（美国）和 Baldridge（美国）介绍了髁突高位切除术。1961 年，Ward（英国）提出了髁突下截骨术。20 世纪 70 年代，一些学者重新开始聚焦关节盘复位手术，但缺少能够固定关节盘的器械，手术成功率较低。2001 年，Mehra（美国）和 Wolford（美国）报道了将 Mitek 锚钉应用于关节盘复位术。2002 年，Wolford（美国）报道了关节盘复位联合正颌手术治疗关节盘前移位伴牙颌面畸形。

关节镜的问世是一大技术飞跃。1975 年，Ohnishi（日本）利用关节镜对关节疾病进行诊断。之后，1991 年和 1992 年，Ohnishi（日本）和 McCain（美国）分别介绍了关节镜下关节盘复位技术。1992 年，由美国口腔颌面外科医师学会主办颞下颌关节外科国际共识会议指出："颞下颌关节镜是一种行之有效的治疗颞下颌关节病的途径，对于那些用关节镜或开放性手术均可解决的关节囊内病变，由于关节镜手术对正常结构的损伤小，故具有更大的优越性"。

### （五）骨关节炎的外科治疗发展史

1856 年，Humphrey（英国）报道了因颞下颌关节炎行髁突切除术的病例。1873 年，Adams（英国）描述了颞下颌关节的风湿性关节炎。直至近几十年来，此类疾病才在命名上获得共识，即退行性关节炎，又称骨关节炎和骨关节病。在治疗上，非手术和手术方法层出不穷，非手术治疗有殆垫、物理和药物等；手术治疗包括关节盘复位、关节置换等。

### （六）先天性畸形的外科治疗发展史

19 世纪下半叶到近代，学者们发现颞下颌关节畸形和缺失与第一、二鳃弓综合征，Treacher Collins 综合征等先天性畸形有关。1969 年，Pruzansky（美国）提出下颌骨发育不全的分型；1988 年和 1991 年，Kaban（美国）和 Vento（美国）分别进行了补充并在临床广泛使用。由此应运而生了外科治疗技术进行颌骨畸形矫正和关节修复重建，包括正颌、肋骨肋软骨移植、牵引成骨、关节假体等。

### （七）髁突骨折的外科治疗发展史

髁突骨折包含囊内骨折、髁突颈部骨折及髁突下骨折，可引起患侧关节强直和下颌支高度降低，从而继发咬合紊乱、关节功能障碍等。1952 年，MacLennan（美国）提出髁突骨折的目标为保证下颌活动范围的前提下，尽早恢复正常咬合。1974 年，Sanders（美国）描述了髁突骨折的保守治疗和外科治疗方案，保守治疗适用于无显著移位的骨折，而手术治疗适用于严重影响功能和外形的患者。现在较为成熟的外科治疗观点是：骨折块移位不显著、无明显咬合紊乱者可采取保守治疗；严重移位和脱位以及明显咬合紊乱者，骨折应考虑手术复位，其中最具挑战性的骨折是儿童骨折和囊内骨折。

## 二、国内颞下颌关节外科的发展史

国内颞下颌关节外科的发展早在唐朝就有记载。其也分为髁突脱位、关节强直、关节肿瘤、关节盘移位、骨关节炎、先天性畸形及髁突骨折等方面，通过外科治疗展开介绍。

### （一）髁突脱位外科治疗的发展史

652 年，孙思邈（唐朝）在《千金方》中就描述了其急性脱位的表现和手法复位操作；1965 年，周树夏介绍了手术治疗陈旧性脱位；1983 年，钟永持提出了"颌间复位法"。对于复发性脱位，1982 年，华绍臣用颧颞切迹植骨；1990 年，邱蔚六、胡勤刚和哈㠉用经内镜滑膜下硬化疗法治疗，并被国际专著介绍；1992 年，徐燕棣行关节结节囊外注射硬化剂；1999 年，杨驰、邱蔚六和哈㠉用关节镜硬化疗法结合缝合牵引。

### （二）关节强直外科治疗的发展史

1954 年，张涤生报道手术治疗。此外，众多的前辈进行不懈探索，如周树夏（1959）、宋儒耀

（1964）、邱蔚六（1980）、东耀峻（1983）、洪民（1986）等均报道了他们的经验。焦点问题是手术方法、复发率和手术年龄等。关于强直的颌面畸形和呼吸障碍的治疗，1985年，邱蔚六等报道了下颌支水平截骨前移和"L"形肋骨移植的方法。近30年来，杨驰（1999）、龙星（2002）、张益（2006）、何冬梅（2006）、李祖兵（2009）、李继华（2013）、祝颂松（2016）等一大批学者不断探索，其努力的方向是如何防止复发、矫治牙颌面畸形和呼吸道狭窄等。2008年，杨驰提出关节强直本身以及继发的牙颌面畸形的分类和治疗策略，强调保留残存髁突及关节盘结构的重要性，以及关节-颌骨-咬合-呼吸障碍的联合诊治方案。

### （三）关节肿瘤外科治疗的发展史

对于颞下颌关节区的肿瘤疾病，目前国内学者个案报道较多，例如姚恒瑞等（1985）、毛天球等（1989）、梁玉伏等（1990）、邱蔚六和杨驰等（1997）、胡敏等（1998）、邱亚汀和杨驰等（2010）对各类发生于颞下颌关节区的肿瘤进行了早期的个案报道。对于关节肿瘤的治疗，早期多以开放手术单纯切除为主，也有学者开始考虑同期重建、同期正颌、微创治疗和数字化应用等手段，如毛天球（1989）、洪民（1989）等提出了切除髁突骨软骨瘤后即刻关节重建的治疗；1999年，王兴提出髁突骨软骨瘤合并颌面部畸形的外科手术治疗要点；2006年，孙坚在国内会议中提出颅底-关节区骨巨细胞病变的切除及修复方法的早期思路；2011年，杨驰提出了关节镜辅助下滑膜软骨瘤病的微创治疗方法；2011年，杨驰在国内会议中提出了计算机辅助治疗髁突骨软骨瘤合并颌面部畸形的方法。总之，对于关节肿瘤领域的系统性分类及手术治疗研究仍不够重视，需要进行更加深入的临床与基础研究。其中，2004年杨驰较系统地进行了颞下颌关节肿瘤及类肿瘤病变的分类和手术策略的阐述。

### （四）关节盘移位外科治疗的发展史

1965年，阙炳炎报道关节软骨盘及盘后松弛组织切除术。1985年，洪民等报道翼外肌剥离术。1986年，哈缇、邱蔚六和张锡泽报道髁突高位切除和/或关节盘摘除术；1987年，张震康等报道关节盘复位和修补术、盘摘除和硅胶植入术；1991年，洪民等报道关节外调位减压术；1995年，曾融生和龙星分别报道关节镜粘连松解灌洗术；1996年，谷志远报道关节腔冲洗-封闭疗法；1996年，王大章在中华口腔医学会成立大会暨第六次全国口腔医学学术会议上报告了关节镜外科治疗颞下颌关节内紊乱症的观察评价；1998年，杨驰等报道关节镜硬化疗法结合缝合牵引术。21世纪，张善勇（2010）、杨驰（2012）、蔡协艺（2012）、陈敏洁（2012）、何冬梅（2015）、刘小涵（2019）等相继报道了关节镜盘缝合复位术、开放锚固术等。2012年，笔者团队报道了一项改良关节镜下盘复位缝合技术（自2001年起首次应用，后经不断改良），关节镜下盘复位术重新回到公众视野。这一术式的提出使得关节盘移位的治疗产生了飞跃式的进步，不再需要锚固钉，而是将关节盘复位后，通过一种特制缝合线将其缝合在关节后软组织上，且这一术式的高成功率和稳定性已经被广泛报道。同时，笔者团队关注青少年关节盘移位髁突吸收与牙颌面畸形的相关性和治疗策略，倡导关节盘复位、功能矫治器和正畸的联合治疗方案，沈佩和谢千阳分别发表了RCT研究和自然转归结果。对成人关节盘移位和髁突吸收伴有牙颌面畸形者，提倡通过关节外科与正颌外科共同解决关节稳定性和颌面畸形。

### （五）骨关节炎外科治疗的发展史

骨关节炎的早中期患者，关节盘符合可保存条件的，应积极复位。晚期患者手术治疗原则与骨科相似，即药物等非手术治疗无效而又有持续临床症状或伴有严重的下颌后缩者，采用关节置换。2010年，邱亚汀报道了内镜辅助肋骨软骨置换。张善勇（2015）和何冬梅（2019）等报道标准型假体置换。2019年，郑吉驷报道经内镜辅助个性化假体置换。2020年，张善勇、陈旭卓等报道了异种材料连接的个性化关节窝假体的临床疗效和影像学评价。

### （六）先天畸形外科治疗的发展史

1957年，宋儒耀和张光溥分别报道了髁突增生（肥大）和半侧颜面过长导致的发育性不对称畸形。随着20世纪80年代正颌外科的兴起，手术治疗有了突飞猛进的进步。对于先天性畸形如第一、二鳃弓综合征引起的半侧颜面短小等，国内学者也先后进行了诊治报道，特别是计算机辅助手术技术的逐步开展，提高了正颌外科手术和牵引成骨手术的准确性。

### （七）髁突骨折外科治疗的发展史

1988年，邹兆菊等通过对100例髁突骨折外科治疗患者的长期追踪，建议儿童宜保守，成人则考虑手术。洪民、周继林等（1990）和吴象根等（1991）报道了髁突纵形骨折的处理，主张手术治疗，否则可能继发骨关节病。2001年，张益提出，对于髁突颈部及髁突下移位、脱位型骨折，应考虑采用解剖复位加小型接骨板兼顾内固定的方法加以治疗；2008年和2010年，杨驰团队经过多年探索与积累，提出了基于冠状CT的髁突囊内骨折的新分类，总结了髁突囊内骨折保守治疗和手术治疗的绝对和相对适应证，手术的关键要点是保存"盘 - 髁 - 肌复合体"的完整性，强调游离再植易导致骨关节炎和关节强直等并发症发生。

## 三、国内外颞下颌关节外科组织

国内外颞下颌关节外科组织的成立对本学科的发展具有极大的推动作用。

（1）美国颞下颌关节外科医师专委会（American Society of Temporomandibular Joint Surgeons，ASTMJS）：成立于1986年夏天，由Clyde Wilkes和11位同事在佛罗里达州的基韦斯特成立了该专业组织。1988年，邱蔚六成为其国际委员（中国首位）；2003年，杨驰也成为其国际委员。

（2）欧洲颞下颌关节外科医师专委会（European Society of Temporomandibular Joint Surgeons，ESTMJS）：2009年在Piero Cascone（意大利）和Gerhard Undt（奥地利）的倡议下，与美国颞下颌关节外科医师专委会（ASTMJS）密切合作，在意大利罗马成立。杨驰成为其国际委员（中国唯一）。

（3）日本颞下颌关节外科医师专委会（Japanese Society of Temporomandibular Joint Surgeons，JSTMJS）：成立于2013年5月25日。

（4）拉丁美洲颞下颌关节外科医师专委会（Latin American Society of Temporomandibular Joint Surgeons，LASTMJS）：2019年5月22日，在第24届国际口腔颌面外科会议（ICOMS）期间该专委会正式成立。

（5）印度颞下颌关节外科医师专委会（Indian society of Temporomandibular Joint Surgeons，ISTMJS）：于2019年正式成立。

（6）中华口腔医学会口腔颌面外科专委会颞下颌关节外科协作组：成立于2012年，杨驰任组长。后根据上级文件要求，中华口腔医学会不再设立二级分支机构，所以协作组活动停滞。

（杨　驰　张大河　刘小涵　何冬梅）

## 第三节　颞下颌关节假体的发展史

颞下颌关节假体是颞下颌关节外科发展的重要组成部分。国内外颞下颌关节假体研发和应用历程类似，其从研发关节间置物到半关节假体再到全关节假体的设计理念改变而逐渐成熟。材料科学和制造工艺的进步，以及骨科关节假体的研发经验功不可没。

# 一、国外颞下颌关节假体的发展史

用于颞下颌关节的假体最早可追溯至 180 多年前，大致可划分为探索、发展和成熟 3 个阶段。

## （一）探索阶段

早在 1840 年，Carnochan（美国）将小木块植入关节强直切除后间隙，防止关节强直复发。1933 年，Ridson（加拿大）利用金箔；1946 年 Eggers（美国）和 1947 年 Goodsell（美国）采用钽箔；1957 年，Smith 和 Robinson（美国）使用不锈钢板等均植入关节间隙，防止关节再强直。

直到 1960 年，Robinson（美国）根据解剖设计了不锈钢的关节窝假体，首次提出半关节假体的设计理念。在此影响下，之后，Christensen（美国）分别设计了钴铬钼铸板的关节窝假体、Kriens（德国）选用硅胶制造关节窝假体、Hahn（美国）利用丙烯酸和钴铬钼网制作髁突假体、Kent（美国）使用钴铬合金制造下颌假体等。然而，后因半关节假体存在较大骨吸收风险，且在吸取骨科关节假体研发过程出现问题经验的基础上，全关节假体设计逐步显现。

## （二）发展阶段

1965 年，Christensen（美国）在钴铬钼合金关节窝假体基础上，增加了下颌假体，从而形成全关节假体的设计理念。但因材料发展的限制，之后的全关节假体多选择金属、聚四氟乙烯等材质，如 Momma（德国，1977）、Kummoona（伊拉克，1978）、Kent（美国，1972、1983、1986）研制的全关节假体。其中，较为著名的是 Kent 制作的 Vitek-Kent 全关节假体，但因假体植入后产生严重颗粒脱落、异物反应、组织破坏和顽固性口颌疼痛，美国食品药品监督管理局发文停止该假体的临床应用，这次事件被称为颞下颌关节假体发展史上的一次重大"灾难"。

## （三）成熟阶段

随着钴铬钼合金、钛合金及高分子材料的发展，逐步形成两款从设计、材料到制造理念较成熟的国外产品，即个性化全关节假体和标准型全关节假体。其中个性化全关节假体发展可追溯到 1989 年，其由钛合金和超高分子量聚乙烯组合的关节窝假体及钛合金和钴铬钼合金组成的下颌假体构成，于 1999 年获得美国食品药品监督管理局批准。标准型全关节假体由超高分子量聚乙烯关节窝假体和钴铬钼合金加骨面钛浆喷涂工艺组成下颌假体构成，于 1995 年获得美国食品药品监督管理局批准。目前这两款全关节假体应用较为广泛。

## 二、国内颞下颌关节假体的发展史

国内学者也一直从事于颞下颌关节假体的研发，大致分为实验、引用和自主研发 3 个阶段。

### （一）实验阶段

1993 年，北京大学口腔医学院张益、张震康等开展了三维可调式结构髁突假体的设计及相关性能实验研究，并通过动物实验验证其材料性能与生物相容性。之后，还有学者在关节窝假体设计、假体表面涂层、生物陶瓷材料、高分子材料（如聚醚醚酮）、生物力学分析和三维解剖测量等方面进行探究，但大部分是半关节假体且处在实验阶段。

### （二）引用阶段

2004 年，四川大学华西口腔医学院唐尤超、田卫东等将 Medicon 或贝特拉赫的髁突假体引用于下颌骨良性肿瘤切除后的髁突修复。其后，也有一些学者引用其他类型半关节假体进行临床试用。2003 年，上海交通大学医学院附属第九人民医院杨驰、张晓虎等在国内引用国外个性化全关节假体治疗严重骨关节炎，后因法律法规限制无法在中国应用。2005 年，杨驰等在国内引用国外标准型全关节假体，之后，国外标准型全关节假体获得中国食品药品监督管理局批准，从此开始在中国推广，经长期随访，疗效稳定。在此影响下，四川大学华西口腔医学院、北京大学口腔医学院、首都医科大学附属北京友谊医院等也引用了国外标准型全关节假体。

### （三）自主研发阶段

2009 年以来，上海交通大学医学院附属第九人民医院颞下颌关节团队一直致力于研发自主的全关节假体。2009 年，本团队研发了羊全关节假体并进行动物实验，验证了其体内植入的稳定性和有效性。2015 年，本团队进行了中国成人颅颌面骨及关节解剖结构测量和下颌运动轨迹捕捉和挖掘，设计了一款符合关节解剖结构和运动方式的全关节假体，采用个性化设计超高分子量聚乙烯关节窝假体，钴铬钼合金的关节头和钛合金下颌部件组成下颌假体，并将 3D 打印技术引入全关节假体的设计和制造；2016 年，本团队试用了该自主研发的 3D 打印个性化全关节假体，目前最长应用已有 8 年，效果稳定。2016 年，本团队研发了金属和非金属连接工艺，利用搅拌摩擦焊接技术，使得钛合金和超高分子量聚乙烯关节窝之间形成稳定连接。在关节周围和延伸复合体理念的引导下，又研发 3D 打印关节 - 颅底联合假体、颅底 - 关节窝假体、关节 - 下颌骨联合假体、正颌手术接骨板、下颌骨重建板及髁突脱位用假体等，以应对各类疑难复杂缺损的修复重建需要。

至此，上海交通大学医学院附属第九人民医院颞下颌关节团队成功构建了用于颞下颌关节及颅颌修复重建的系列假体，经临床应用证实其安全性和有效性，并提出标准化的工作流程，以确保假体的高效设计、加工、检测和应用，其性能已等同于甚至超过国外同类产品。该团队历经 8 年，经过多代假体的研发和迭代，共取得 26 项国内及国际专利，建立了 4 项团体标准，相关产品应用于北京、陕西、浙江、广东、山西、河北、山东等 10 个省市以及俄罗斯、印度尼西亚等地区的 12 家医院。

## 三、颞下颌关节假体的疗效评价

美国口腔颌面外科医师学会《95 版口腔颌面外科诊疗指南》关于全颞下颌关节假体植入的随访和疗

效评价作了如下阐述，随访期至少 2 年，疗效评价指标主要包括：①自觉无痛或轻微疼痛；②下颌运动功能改善，即术后最小张口度达 25mm 或较术前增加 10mm 以上；③咀嚼功能改善，正常或几乎接近正常饮食；④功能正常和稳定的咬合关系。

全书所有类型的关节 - 颅颌假体的随访期定在 2 年以上，术后疗效评价指标都参见上述标准进行。

（杨　驰　张大河　刘小涵）

# 第四节　颞下颌关节外科的创新

颞下颌关节外科是治疗关节疾病的有效方法之一，代表着颞下颌关节疾病诊治水平的高低。20 世纪 90 年代，邱蔚六提出发展中国颞下颌关节外科，建议集中研究发生于该关节的所有疾病及继发牙颌面畸形，如关节盘移位、髁突吸收、髁突骨折、关节强直、髁突脱位和关节肿瘤、类肿瘤及囊肿等。以上海交通大学医学院附属第九人民医院为例，目前关节手术总量达 15 250 例、21 172 侧，其中 2023 年达 2 168 例、3 103 侧（图 1-4-1）。以下所有内容均为上海交通大学医学院附属第九人民医院颞下颌关节团队的工作，按照颞下颌关节及相关骨骼疾病新分类进行逐一阐述。

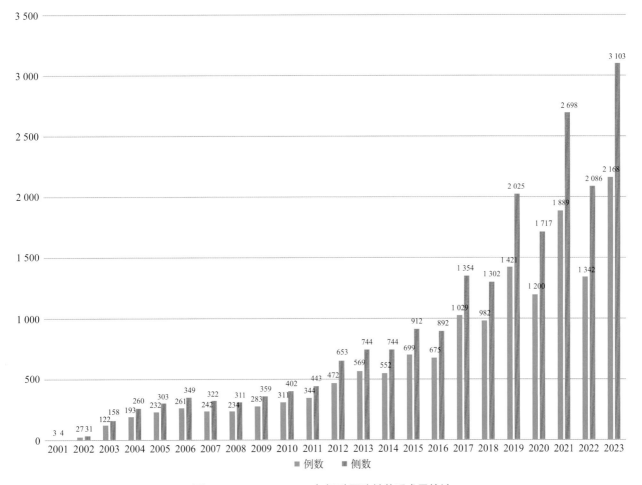

图 1-4-1　2001—2023 年杨驰团队关节手术量统计

蓝色为例数，橙色为侧数

# 一、颞下颌关节手术的创新

针对杨氏新分类中第 I 类的颞下颌关节疾病，即关节囊内病变，改进和创新的手术方法包括：关节镜外科手术、开放性关节盘复位手术、关节强直外科手术、髁突骨折外科、髁突脱位、关节肿瘤外科手术及全关节假体置换手术等。

## （一）关节镜或内镜手术的创新

**1. 关节镜盘缝合复位术**　研发缝合器、缝线和射频刀头等器材，创用关节镜水平褥式缝合法，并率先引入冷消融技术进行关节盘前附着松解，2 年以上磁共振随访盘复位成功率为 95.3%。

**2. 关节镜滑膜软骨瘤取出术**　系统提出了手术适应证、微小游离体和巨大游离体的手术方法。

**3. 内镜辅助关节置换术**　与肋骨肋软骨置换术相结合，利用内镜和穿颊技术，仅用耳前切口完成肋骨肋软骨固定，避免了下颌后切口。同理，将该方法应用于全关节假体固定上，不仅避免了颌下切口，也无需颌间结扎。

## （二）开放关节盘复位手术的创新

提出对关节盘复位锚固术的技术改进，包括充分的关节盘前附着松解、关节盘位置过矫正、前附着松解区内游离脂肪移植防止复发等，使得手术后的关节盘位置长期稳定。报道了小切口下的关节盘复位缝合技术，采用与关节镜下盘复位缝合术相似的缝合技术和器械，具有操作简便、适应证广、易推广的优点。

## （三）关节强直手术的创新

提出关节强直分类及相应的治疗方案，特别强调尽可能保存骨球内侧的残存髁突及关节盘结构，行外侧成形术切除骨球后，采用颞筋膜脂肪瓣或腹部脂肪充填外侧间隙，与不充填、咬肌瓣充填比较，显著减少了关节强直的复发。

## （四）髁突骨折手术的创新

提出髁突囊内骨折的改良分类及相应治疗方法，以及手术成功的 5 大关键点是：①充分地显露；②保护髁突软骨面；③保护髁突翼外肌血供，避免广泛剥离或游离骨折块，以防髁突吸收；④骨折的解剖复位和稳定；⑤关节盘的复位。

手术成功的标准是：①下颌运动自如（张口度 ≥ 35mm）；②无明显临床症状（无张口疼痛）；③恢复伤前咬合关系；④无严重的手术并发症；⑤无继发性骨关节炎、髁突吸收和关节强直；⑥儿童和青少年髁突有继续发育生长的能力。

## （五）关节肿瘤手术的创新

**1. 保存性关节手术**　①保留髁突的骨软骨瘤切除术；②髁突颈或髁突下截骨暴露颞下窝肿瘤的手术进路，强调"盘 - 髁 - 肌复合体"的完整性对保存关节结构和功能的重要性；③保留咬肌附着，颧弓截骨暴露颞下窝肿瘤的手术进路。上述改进是为了既能完整切除肿瘤，又能保存正常的关节结构和功能，还能兼顾颌面容貌。

**2. 关节重建手术**　创用带蒂半胸锁关节修复方法，解决以下问题：①高龄者不适用肋骨肋软骨；②不宜用全关节假体置换，如关节周围营养条件差、慢性感染和切除范围较大等。

### （六）髁突脱位手术的创新

提出"L"形小钛板植入术，不打开关节囊，实现髁突前运动的阻挡。之后，又自主研发了2款髁突脱位用假体，分别用于髁突前运动阻挡和关节结节延长，实现髁突脱位的治疗（详见第十章）。

### （七）全关节假体置换手术的创新

提出标准型全关节假体安装技术改良，包括：①采用数字化导板指导假体定位和骨修整；②采用关节窝植骨增加假体安装稳定性；③保留关节盘，并作为内衬；④采用下颌后切口皮下脂肪代替腹部脂肪；⑤内镜辅助下颌假体安装，避免下颌后切口；⑥保留翼外肌附着。其中数字化导板辅助全关节假体安装，被收录入 *Atlas of Temporomandibular Joint Surgery* 专著中。之后，又自主研发了个性化全关节假体，实现了关节的精准置换（详见第三章）。

## 二、颞下颌关节外科联合正颌手术的创新

针对杨氏新分类中第Ⅱ类的颞下颌关节疾病继发牙颌面畸形，即关节源性牙颌面畸形的手术治疗，主要包括：关节盘前移位和髁突吸收继发牙颌面畸形、关节强直继发牙颌面畸形、先天性关节畸形或缺失继发牙颌面畸形、关节肿瘤继发牙颌面畸形等。对于可保存关节，采用关节保存手术，同期或分期正颌手术纠正颌骨畸形。对于不可保存关节，采用关节置换同期或分期正颌手术，成人多采用同期联合手术。

### （一）儿童或青少年关节盘复位术分期正颌手术

儿童或青少年关节盘前移位行关节盘复位后，多可见髁突再生发育并以此纠正或改善颌骨畸形。但对一些成年后仍有较明显牙颌面畸形者，需采用正颌手术予以矫正（详见第五章）。

### （二）成人关节盘复位术同期正颌手术

对于可保存的关节，采用关节盘复位术同期正颌手术，解除牙颌面畸形的同时，可稳定关节形态位置，防止正颌术后复发。在正颌手术中，为了实现截骨骨块精准定位和髁突位置精准控制，自主研发了个性化接骨板，用于正颌手术的固定（详见第五章）。

### （三）自体骨置换同期正颌手术

对于不可保存的关节，采用自体骨重建关节同期正颌手术治疗关节疾病继发的牙颌面畸形，在恢复关节运动功能的同时，解决牙颌面畸形和气道狭窄问题。

## （四）全关节假体置换同期正颌手术

对于不可保存的关节，采用标准型全关节假体或个性化全关节假体置换同期正颌手术的方案（详见第四章）。

# 三、颞下颌关节 - 颅底联合重建手术的创新

针对杨氏新分类中第Ⅲ类的颞下颌关节 - 颅底联合疾病，根据病变侵及的范围行如下处理：

## （一）全关节 - 颅底联合重建

对于不可保存的全关节，指疾病侵及颅底、关节窝和髁突，提出自体骨修复关节 - 颅底联合病损的修复重建技术，其中颅底 - 关节窝利用开窗颞骨瓣或游离髂骨瓣，髁突利用肋骨肋软骨或带蒂半胸锁关节，颞筋膜脂肪瓣作为间置物及游离脂肪填充死腔。为了避免取自体骨，设计并应用了个性化关节 - 颅底联合假体，用于此类缺损的修复（详见第六章）。

## （二）颅底 - 关节窝重建

对于可保存关节盘和髁突关节，指病变只侵及颅底和关节窝，髁突和关节盘正常，提出了保存盘 - 髁 - 肌复合体的颅底 - 关节窝病损的修复重建技术，通过暂断颧弓和 / 或髁突，充分暴露颅底 - 关节窝肿瘤并完整切除后，利用开窗颞骨瓣或游离髂骨瓣修复颅底和关节窝，颞筋膜脂肪瓣作为间置物及游离脂肪填充死腔，再固定暂断的颧弓和 / 或髁突。为了避免取自体骨，设计了颅底 - 关节窝假体，用于此类缺损的修复（详见第七章）。

# 四、颞下颌关节 - 下颌骨联合重建手术的创新

针对杨氏新分类中第Ⅳ类的颞下颌关节 - 下颌骨联合疾病，根据病变侵及的范围进行如下处理：

## （一）关节 - 下颌骨联合重建

儿童及青少年的关节和下颌骨联合疾病，宜采用超长双层肋骨肋软骨重建关节 - 下颌骨；成人采用个性化关节 - 下颌骨联合假体结合髂骨或血管化腓骨瓣重建，后期种植义齿修复，实现关节 - 颌面 - 咬合的形态和功能重建（详见第八章）。

## （二）保存髁突的下颌骨重建

针对邻近髁突的下颌骨病变，提出保存"盘 - 髁 - 肌复合体"的下颌骨重建，此法保证了髁突血供、髁突软骨面的完整和关节盘的正常位置。儿童及青少年宜采用超长肋骨重建；成人采用髂骨或血管化腓骨瓣结合个性化下颌骨重建板进行修复重建（详见第九章）。注意保存"盘 - 髁 - 肌复合体"就是保存正常的关节功能。

（杨　驰　陈敏洁）

## 邱蔚六院士说

　　两位国际口腔颌面外科医师协会前主席 Stoelinga 和 Williams 在回顾 50 年（1962—2012）国际口腔颌面外科有关颞下颌关节外科的发展史中，明确指出："There probably is no other branch of our profession where opinions differ so much about indications and surgical approaches as there are for diseases and abnormalities of the TMJ"。由此可见，国外对其争议多且持久，国内也如此。

　　本章从颞下颌关节及其疾病的最基础的定义和分类出发，对该关节疾病作了言简意赅的定义，并对关节与周围和延伸结构的关系进行了新的分类，这种分类更具有全局观和暗含整合医学的发展观，对关节及其继发病变的综合诊治具有较高的参考价值。关于颞下颌关节外科的创新方面，主要回顾了上海交通大学医学院附属第九人民医院过去 30 多年的工作，对后续学科发展有一定的启示作用。

　　最后，颞下颌关节外科应对诸如关节盘移位、骨关节炎、髁突吸收、髁突骨折、关节强直、关节肿瘤等发生于该关节的所有疾病进行集中研究，这有利于该学科的发展，包括解决多年争议和提出新理念和创新技术等，惠及广大患者。同时，也要注意新技术的传播。国外不同国家相继成立了颞下颌关节外科医师专委会，最长的已 38 年，我国也应有所考虑，以利于该专科的国际化发展。

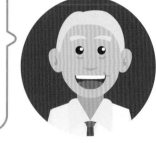

# 第二章

# 颞下颌关节及颅颌假体的应用基础

颞下颌关节（简称关节）及颅颌假体是修复重建颅颌面骨及关节缺损或缺失的重要方法，假体设计的基本依据是关节解剖特征、运动形式和生物力学等，以此为指导进行假体设计、材料选择和加工制作，再经理化性能检测评价是否达到国际标准要求，最后消毒包装。其间需要反复的医工交互和更新迭代，才能研发出符合人体结构和生理运动要求的关节及颅颌假体。

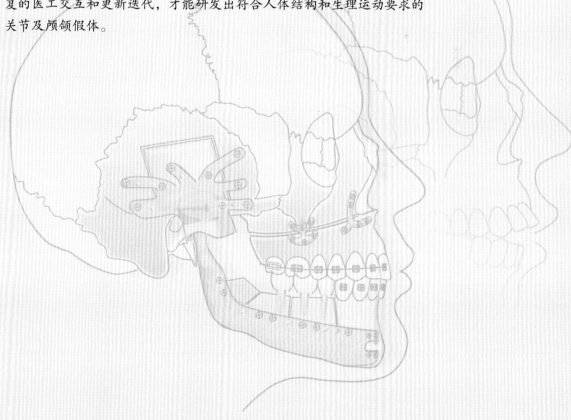

# 第一节　概　　述

本节介绍颞下颌关节及颅颌假体的定义，并用模式图的形式展示关节及颅颌假体种类、应用范围和预期治疗效果。

## 一、颞下颌关节及颅颌假体的定义

颞下颌关节及颅颌假体是为重建关节、颅底和颌骨结构缺损或缺失及恢复功能所设计制造的医疗植入物。其中个性化假体是发展趋势，本书聚焦于此。此外，还包括个性化接骨板、重建板及髁突脱位用假体。

## 二、个性化颞下颌关节及颅颌假体的分类

本节以示意图的形式表现假体种类，开门见山，易读易懂。书中涉及的假体共七大类。

第一类，全颞下颌关节假体（简称全关节假体），用于修复单纯的关节缺损，若涉及颌骨畸形矫治还需要同期正颌手术（图 2-1-1），详见第三、第四章。

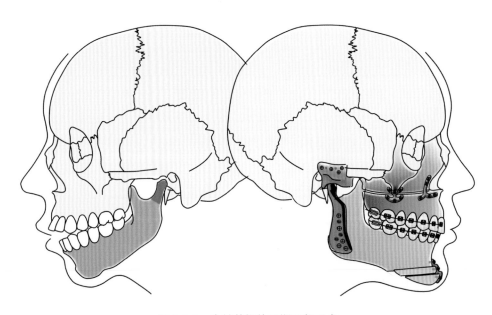

**图 2-1-1　全关节假体同期正颌手术**
左图为关节疾病（深灰色）继发牙颌面畸形（灰色）；右图为全关节假体置换（深灰色）、Le Fort I（橙色）和颏成形（黄色）

第二类，个性化正颌手术用接骨板，用于关节手术同期或分期正颌手术的颌骨固定，包括"X Y"形 Le Fort I 接骨板、髁突稳定型下颌矢状劈开术接骨板、颏成形接骨板（图 2-1-2），详见第五章。

第三类，颞下颌关节-颅底联合假体（简称关节-颅底联合假体），用于修复关节-颅底联合缺损（图 2-1-3），详见第六章。

第四类，颅底-关节窝假体，用于修复颅底-关节窝缺损（图 2-1-4），详见第七章。

第五类，颞下颌关节-下颌骨联合假体（简称关节-下颌骨联合假体），用于修复关节-下颌骨联合缺损（图 2-1-5），详见第八章。

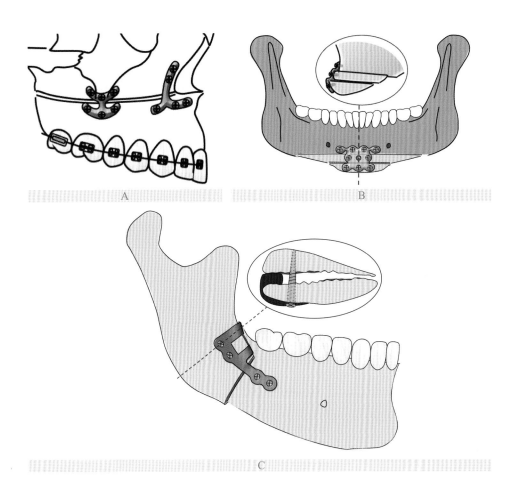

**图 2-1-2　正颌手术个性化接骨板**

A. 上颌 Le Fort I 型截骨术"XY"型接骨板（灰色），确保对位准确和稳定　B. 颏成形接骨板（灰色），确保对位准确和稳定，中央是颏部矢状面截图　C. 下颌矢状劈开术接骨板（灰色），确保髁突位置基本不变，重点是前后嵌体的设计，小图为俯视观，大图为侧面观

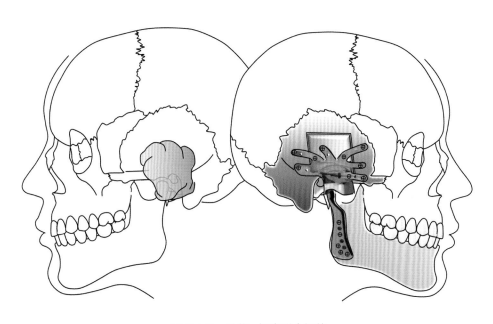

**图 2-1-3　关节 - 颅底联合假体**

左图为关节 – 颅底联合疾病（粉色）；右图为关节 – 颅底联合假体修复重建（深灰色）

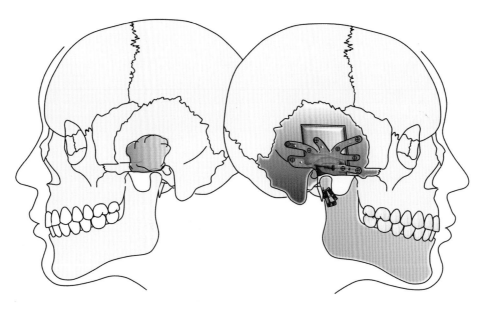

**图 2-1-4　颅底 - 关节窝假体**

左图为颅底 - 关节窝疾病（粉色）；右图为颅底 - 关节窝假体修复重建（深灰色）

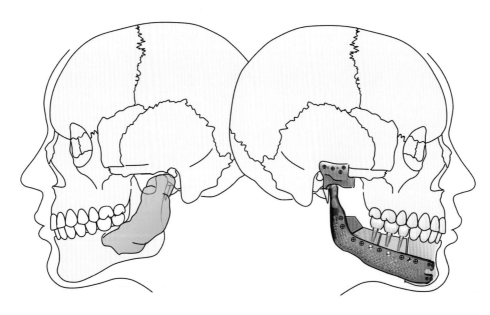

**图 2-1-5　关节 - 下颌骨联合假体**

左图为关节 - 下颌骨联合疾病（绿色）；右图为关节 - 下颌骨联合假体修复重建（深灰色）、
自体骨移植（粉色、蓝色和浅绿色）和种植牙（浅灰色）实现"关节 - 颌骨 - 咬合"联合重建

　　第六类，个性化髁突保存型下颌骨重建板，用于修复近关节的下颌骨缺损，旨在保存髁突及其周围附件（图 2-1-6），详见第九章。

　　第七类，髁突脱位用假体，用于治疗复发或陈旧性髁突脱位，包括髁突脱位挡板、关节结节延长假体（图 2-1-7），详见第十章。

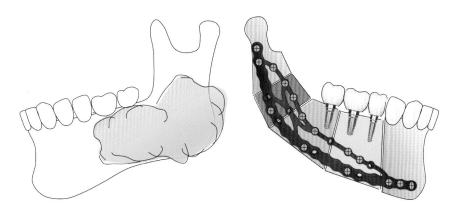

**图 2-1-6 髁突保存型下颌骨重建板**

左图为下颌骨病变（绿色）；右图为利用个性化下颌骨重建板（深灰色）、自体骨移植（粉色、蓝色和绿色）和种植牙（浅灰色），在保存关节完整性，尤其是髁突位置和角度不变的同时，精准重建下颌骨和咬合

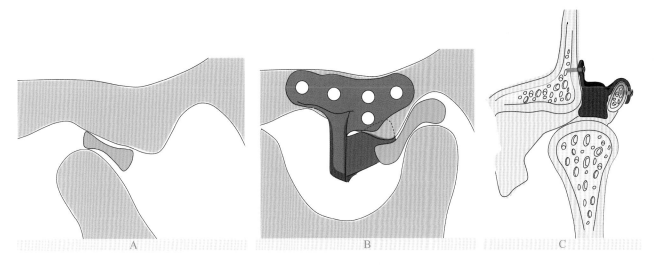

**图 2-1-7 髁突脱位用假体**

A. 髁突脱位（蓝色为关节盘） B. 髁突脱位挡板（深灰色） C. 关节结节延长假体（黑色）

（杨　驰　郑吉驷）

# 第二节　个性化颞下颌关节及颅颌假体的研发

　　自 2009 年，笔者构建了个性化颞下颌关节及颅颌假体研发团队，较全面地进行了基础研究、假体设计、假体制造、检测等临床前研发，通过反复认证，最终定型。

## 一、个性化颞下颌关节及颅颌假体的基础

　　颞下颌关节及颅颌假体的研发离不开前期基础研究，需要从关节解剖、关节运动和应力分布方面进行深入分析和挖掘，以此为假体设计提供理论基础。

（一）关节解剖参数测量

**1. 样本来源**　选取 2012 年至 2015 年到上海交通大学医学院附属第九人民医院口腔外科就诊的 400 例（年龄 ≥ 18 周岁）要求种植修复的牙列缺损患者的颅颌面计算机断层扫描（computed tomography，CT）数据，将其以 Dicom 格式导入软件，并重建所需的颅颌面部三维模型。

**2. 关键测量参数**　①关节窝前后径（图 2-2-1 中 A 点到 D 点的距离）；②关节窝内外径（图 2-2-2 中 B 点到 E 点的距离）；③关节结节后斜面角度（图 2-2-2 中 B 点到 D 点连线与眶耳平面的夹角）；④髁突前后径（图 2-2-3 中 P 点到 Q 点的距离）；⑤下颌支高度（图 2-2-4 中 O 点到 S 点的距离）。

**3. 关键测量结果**　①关节窝前后径为 20～22mm；②关节窝内外径为 18～20mm；③关节结节后斜面角度为 30°～40°；④髁突前后径为 8～12mm；⑤下颌支高度为 45～65mm。

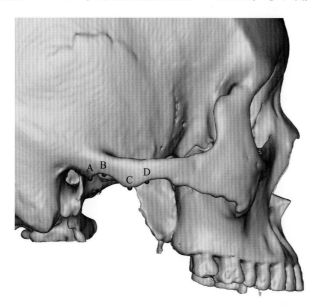

**图 2-2-1　关节结节和关节窝测量点标记**
A. 关节窝后突顶点（关节窝后突与眶耳平面平行面的切点）　B. 关节窝外侧顶点（关节窝外侧与眶耳平面平行面的切点）　C. 关节结节最低点（关节结节与眶耳平面平行面的切点）　D. 关节结节前点（关节结节前斜面与眶耳平面平行面相交的最前点）

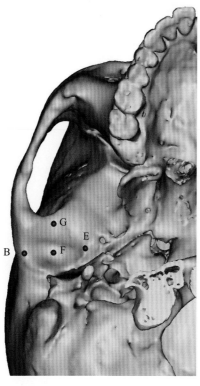

**图 2-2-2　关节窝测量点标记**
B. 关节窝外侧顶点　E. 关节窝内侧点　F. 关节窝顶点　G. 关节窝前点

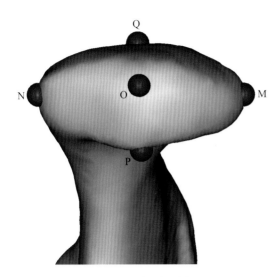

图 2-2-3　髁突测量点标记

O. 髁突顶点（髁突顶部与眶耳平面平行面的切点）　N. 髁突外侧极点　M. 髁突内侧极点　P. 髁突前点（髁突前缘与平行 MN 线并垂直于眶耳平面的垂直面的切点）　Q. 髁突后点（髁突后缘与平行 MN 线并垂直于眶耳平面的垂直面的切点）

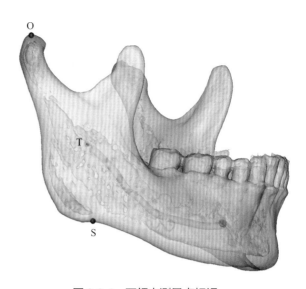

图 2-2-4　下颌支测量点标记

O. 髁突顶点　T. 下颌孔点　S. 下颌角前切迹

### （二）关节运动参数测量

1. **样本来源**　选取 2014 年至 2015 年到上海交通大学医学院附属第九人民医院口腔外科就诊的 90 例（年龄 ≥ 18 周岁）需牙种植修复患者。

2. **运动参数收集和分析**　应用红外运动捕捉技术记录其最大张闭口、前伸、侧方运动及单侧咀嚼等数据（图 2-2-5，图 2-2-6），将运动数据拟合三维重建模型中，计算髁突运动范围。

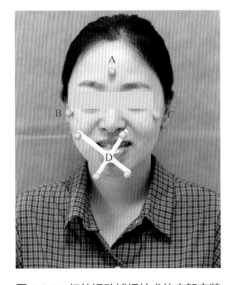

图 2-2-5　红外运动捕捉技术的支架安装

A 点为额部标记点　B、C 点分别为右侧与左侧颧部标记点　D 点为下颌标记点及支架

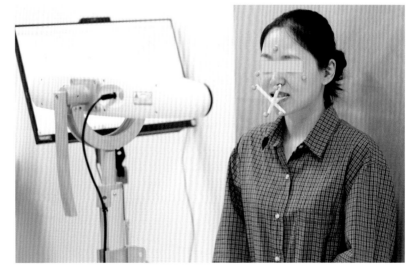

图 2-2-6　各类下颌运动数据捕捉，包括最大张闭口、前伸、侧方运动及单侧咀嚼等

3.	**关键测量结果**    ①运动范围的前后距离为20~24mm；②运动范围的内外距离为18~22mm；③髁突前下方运动弧度为1/6π~2/9π（换算角度为30°~40°）（图2-2-7）。

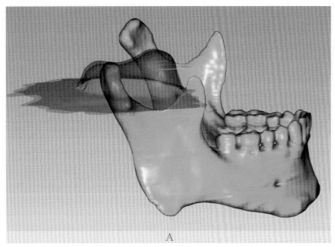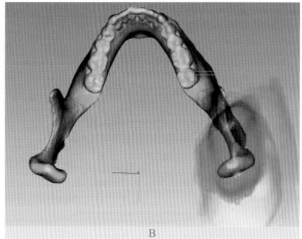

图2-2-7    各类下颌运动中的髁突最大三维位置变化（蓝色为髁突运动范围，绿色为下颌骨）
A. 侧面观    B. 殆面观

### （三）颅颌面骨及关节应力分布

1.	**样本来源**    选取一名正常成年男性的颅颌面CT数据，导入软件并重建所需的颅颌面部三维模型。

2.	**有限元分析**    利用三维有限元的方法，模拟在最大咀嚼力环境下，正常成人颅颌面骨及关节各部位的应力分布。

3.	**关键分析结果**    应力传导路线与传统上颌"三大力学支柱"及下颌骨外斜线传导经典理论类似。结果显示有5条应力传导路线：①从上颌前牙、梨状孔、鼻根到额部（与尖牙支柱类似）；②从上颌后牙、颧牙槽嵴、眶外侧到额部（与颧突支柱前支类似）；③从上颌后牙、颧牙槽嵴、颧弓、关节结节到颅底（与颧突支柱后支类似）；④从下颌后牙、下颌骨外斜线、下颌切迹、髁突到颅底（与下颌骨外斜线传导类似）；⑤从下颌角、下颌支、髁突到颅底（图2-2-8，图2-2-9）。这提示假体延伸部件设计尽可能沿着这些应力传导路线，更符合颅颌面骨及关节的力学传输。

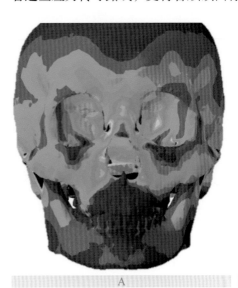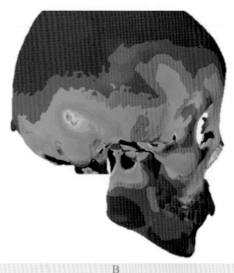

图2-2-8    颅颌面骨及关节应力分布图
A. 正面观    B. 侧面观

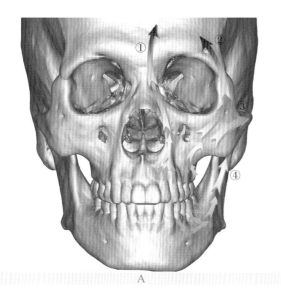
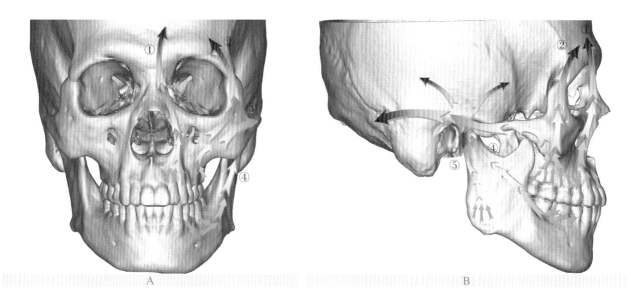

**图 2-2-9　颅颌面骨及关节应力分布模式图**

A. 正面观　B. 侧面观

①上颌前牙→梨状孔→鼻根→额部；②上颌后牙→颧牙槽嵴→眶外侧→额部；③上颌后牙→颧牙槽嵴→颧弓→关节结节→颅底；④下颌后牙→下颌骨外斜线→下颌切迹→髁突→颅底；⑤下颌角→下颌支→髁突→颅底

## 二、个性化颞下颌关节及颅颌假体的设计

个性化颞下颌关节及颅颌假体的设计主要包括核心部件和延伸部件的设计。核心部件是指关节窝部件和关节头部件相对运动功能面或区域，其承载着假体的转动、滑动、力传导及磨损，是个性化关节及颅颌假体最关键的部件。延伸部件是指从核心部件延伸至周围骨结构，包括颧弓、颅底、颞骨、下颌支、下颌体等，起到修复缺损与假体固定的作用。本书所述假体的设计原理和步骤详细介绍如下：

### （一）核心部件的设计

**1. 核心部件的定型**　根据关节解剖和髁突运动关键参数，确定核心部件的尺寸和形态。依据关节窝前后径和髁突运动前后距离确定关节窝部件前后径为 22mm；关节窝内外径和髁突运动范围内外距离确定关节窝部件内外径为 20mm；关节结节后斜面角度和髁突前下方运动弧度确定关节面弧度为 1/6π（换算角度为 30°）；关节头前后径确定关节头部件为直径 10mm 的类圆柱形（图 2-2-10）。

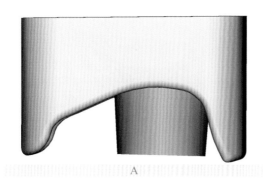
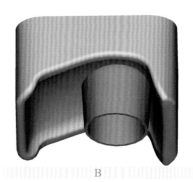

**图 2-2-10　核心部件的设计，包括关节窝部件（黄色）和关节头部件（灰色）**

A. 正面观　B. 仰视观

**2. 核心部件的定位** 核心部件定型后，需要确定其在关节缺损处的正确位置。定位核心部件的位置，基于以下几点：①关节窝部件的上部平面需与眶耳平面平行；②关节窝部件的内外平面需与矢状面平行；③关节窝部件的前后面需与冠状面平行；④关节窝部件后面需距离骨性外耳道至少 3mm；⑤关节窝部件需在满足 2 排颧弓固位钉的情况下，尽量向上摆放（图 2-2-11）。

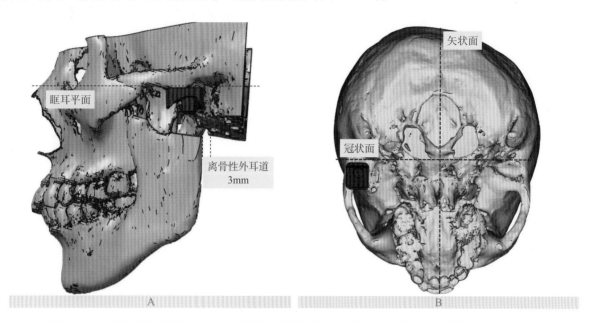

图 2-2-11 核心部件（红色）定位，主要参考眶耳平面、矢状面及冠状面来确定核心部件的位置
A.侧面观 B.颅底观

## （二）延伸部件的设计

以全关节假体为例，根据应力分布确定颧弓部件和下颌部件形态，注意保留咬肌在颧弓和咬肌粗隆附着的部分，以利于咬肌再附着（图 2-2-12）。钉孔设计要注意每部件至少保证 6 枚钉孔，下颌部件应避开下牙槽神经血管束（图 2-2-13）。

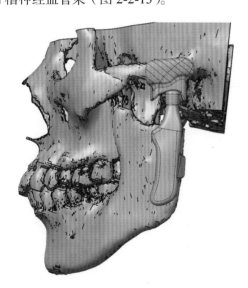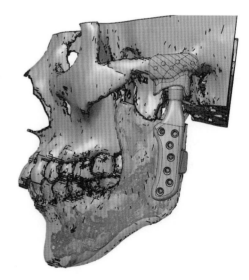

图 2-2-12 延伸部件的设计，包括关节窝假体的颧弓部件（黄色上半部分），下颌假体的下颌部件（蓝色），其参考颅颌面骨及关节应力分布、缺损大小等进行设计

图 2-2-13 钉孔设计，钉孔位置的确定要便于固定和参考颅颌面骨及关节应力分布设计

## 三、个性化颞下颌关节及颅颌假体的加工

本书涉及的假体的加工制造所选用的假体材料和制造过程均符合相关国际标准、国家标准及行业标准规定的外科植入物要求。选用钛合金粉、钴铬钼合金和超高分子量聚乙烯材料制造（图 2-2-14），并利用五轴精加工和金属 3D 打印机联合制造（图 2-2-15）。关节头部件和下颌部件利用莫氏锥度连接，组装成下颌假体。具体参照 YY/T 0640—2016、GB/T 16886.1—2011 等规定。

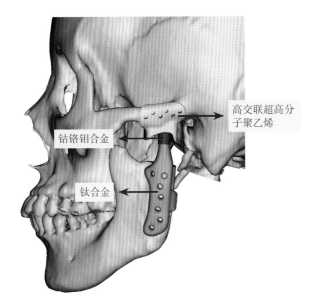

图 2-2-14　假体各部件的材料选用

关节窝假体选用高交联超高分子量聚乙烯，关节头部件选用钴铬钼合金，下颌部件选用钛合金

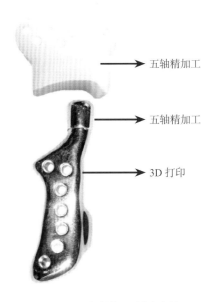

图 2-2-15　假体加工制造方法

关节窝假体和下颌假体的关节头部件选用五轴精加工制造，下颌假体的下颌部件选用 3D 打印制造

## 四、个性化颞下颌关节及颅颌假体的力学检测

对假体力学性能先后利用有限元分析进行部件力学分析和优化，按照相关标准规定对其静态力学、疲劳、磨损等力学性能进行检测并符合临床应用要求。

### （一）有限元分析

通过有限元的方法，模拟在最大咀嚼力的环境下，分析假体各部件的应力分布情况，确定其最大应力小于各材料的屈服强度。

### （二）下颌假体压缩实验

设计夹具，按解剖方向将下颌假体固定于力学测试仪器中，增加负载直到出现弯曲或断裂，确定其最大压力不低于 2 500N。具体参照 YY/T 0809.10—2022 等规定。

（三）疲劳实验

固定方法同上，负载 497N 到 0N、12Hz 为周期、循环 1 000 万次，确定在电镜和金相显微镜下观察其表面及内部无明显裂纹。具体参照 YY/T 0809.6—2010、YY/T 0809.8—2010 等规定。

（四）磨损实验

固定方法同上，并模仿单侧后牙咀嚼运动，在生理盐水中以 9kg 负载持续循环 500 万圈，确定其表面磨损率和体积磨损率分别不超过 0.01mm/ 百万圈和 0.39mm³/ 百万圈。具体参照 YY/T 0651.2—2008、YY/T 1426.2—2016 等规定。

## 五、个性化颞下颌关节及颅颌假体的消毒包装

假体加工制造完成后，金属部件采用高温高压灭菌，超高分子聚乙烯部件采用环氧乙烷灭菌并完成生物检测。具体参照 GB 18278.1—2015、GB 18279.1—2015、GB 18280.1—2015、GB 18280.2—2015、GB/T 16886.7—2015、GB/T 14233.1—2005 等规定。

将消毒好的产品标示"无菌"字样且妥善包装，使其在规定的贮存、运输和搬运条件下保持无菌。具体参照 YY/T 0640—2016 等规定。

## 六、个性化颞下颌关节及颅颌假体的数字化设计总流程

关节及颅颌假体应遵循医工结合、医工交互和医工协作的共同原则，申请单位传输完整患者资料。目前由笔者单位完成假体及其他相关产品设计，经申请单位确认后，实施加工、质控和后处理，最终将产品和手术设计图纸交付申请单位（图 2-2-16）。

（一）资料收集和评估

申请医院医师收集患者资料，包括临床症状、专科检查和影像学检查，如颌面部及咬合照片、颌面部 CT、关节磁共振成像（magnetic resonance imaging，MRI）、全景片、正侧位片、牙模型等，必要时还需增加耳颞锥形束 CT（cone beam CT，CBCT），髂骨或腓骨 CT 等。申请单位医师和笔者团队医师共同确定手术的适应证、可行性及假体应用的必要性。

（二）假体设计和研发

笔者团队根据患者资料，利用计算机辅助设计（computer aided design，CAD）和计算机辅助制造（computer aided manufacture，CAM）技术，设计手术切除方案、个性化假体及导板。申请医院医师、笔者团队医师及工程师进行定期的设计沟通和交流，确保假体的设计符合手术需求和患者期望。根据讨论结果，进一步对手术方案、假体及导板进行调整或修改，以适应患者的个体特点和需求。

## （三）假体加工与制造

手术方案、假体及导板得到笔者团队、申请医师和工程师的确认后，加工制造中心利用 3D 打印技术或计算机数控加工（computerized numerical control，CNC）技术制造个性化假体和导板，并完成生产。

## （四）质控和后处理

对于生产制造的假体，还要进行清洁、抛光和喷砂等后处理工艺加工，同时进行严格质量控制，主要包括外观、表面缺陷、表面粗糙度、内部质量、精度、样品力学检测等，具体参考 T/CAMDI 027—2024 等规定。然后在头模上试装，确定假体位置和贴合程度，符合要求后进行消毒包装，交付申请单位。特别注意的是申请医师、笔者团队医师及工程师在交付中重点沟通手术方案实施的具体细节、导板使用的基本原理及假体安装的基本步骤。

## （五）手术实施和指导

手术过程中，医师根据手术方案实施手术，先经定位导板辅助精准切除病变，再根据定位导板留下的钉孔优先固定，以实现假体精准安装。建议早期由笔者团队医师进行现场指导或辅助。

## （六）术后跟踪和评估

早期在笔者团队的指导下，对患者进行术后跟踪和评估，以监测假体的效果和患者的康复情况，并随时向笔者团队和工程师反馈术后结果，以了解假体疗效、指导未来的改进和优化。

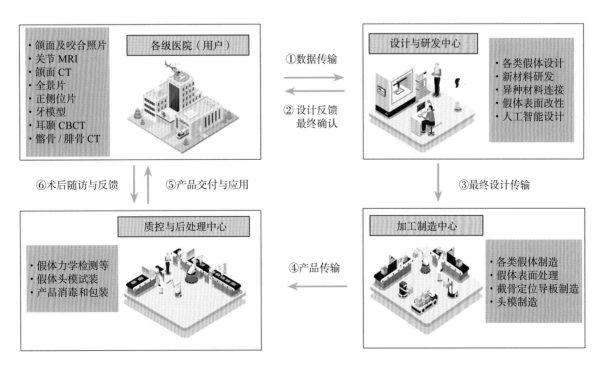

图 2-2-16　个性化关节及颅颌假体的应用流程

（郑吉驷　姜闻博　高　俊　包雅星）

## 66 戴尅戎院士说

　　为患者提供更好的治疗，是每一位参与个性化骨关节假体研发人员的初心。上海交通大学医学院附属第九人民医院骨科从上世纪 90 年代开始积极探索、勇于创新，助推了我国个性化骨关节假体的发展。进入 21 世纪，伴随生物力学、材料学、工程学和机械制造学等基础学科的进步，我院又在全国率先成立了医学 3D 打印中心，加速了个性化骨关节假体从设计到应用的转化。经过努力，九院医学 3D 打印中心相继成为上海交通大学医学院、上海交通大学、上海市以及国家发改委下属的协同创新和工程技术平台，并在全国建立了 60 余家医学 3D 打印分中心。围绕数字医学和 3D 打印技术，医学 3D 打印中心同时服务于骨科、口腔、眼、耳鼻喉、整复、血管外科、神经外科、普外科等临床科室，推动个性化医学的发展，更好地满足患者的个性化需求。

　　本章阐述了关节及颅颌假体的定义、分类、设计、制造等内容。这些是在上海交通大学医学院附属第九人民医院颞下颌关节团队及 3D 打印中心的共同参与下完成的。颞下颌关节是人体的重要关节，具备人体骨关节的共同特征。但由于其双侧联动，故又有其独特的生物力学特点。在笔者的拓展下，颞下颌关节假体上接颅底、下连下颌骨，进一步拓展到颅底 - 关节、关节 - 下颌骨联合假体，在满足不同患者、不同疾病的个性化需求的同时，还简化了手术复杂程度，使个性化关节及颅颌假体在临床上得到认可和推广。

　　本书介绍了各种假体的特点，能使读者一目了然，并快速理解假体设计的要点。模式图的设计不仅是患者治疗前后变化的隐喻，也预示着个性化假体的过去和未来。正是所有从业者的不忘初心和精益求精，实现了个性化假体发展之路上从过去到未来的转化。

　　综上所述，随着骨科关节假体临床应用的成熟，希望个性化颞下颌关节及颅颌假体在不久的将来，能够为国内广大患者解决疾病的痛苦，同时也要鼓励广大科研工作者，在研发的道路上日日深耕、潜心研究。

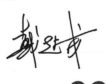

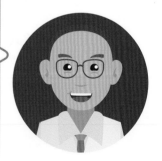

# 第三章

# 颞下颌关节疾病的
# 修复重建

　　本章阐述杨氏新分类第Ⅰ类，即颞下颌关节疾病（简称关节疾病），对于严重的关节疾病，关节修复重建（又称置换）是恢复该关节形态和功能的有效方法之一。自 20 世纪 50 年代起，颞下颌关节假体从半关节假体，逐步发展成 90 年代的全颞下颌关节假体（简称全关节假体），并较广泛地应用于临床。目前国外已有两款较为成熟的全关节假体。笔者团队自主研发了个性化全关节假体。

　　本章在对不可保存关节的颞下颌关节疾病的定义和分类、传统修复重建方法回顾的基础上，着重阐述个性化全颞下颌关节假体的创新修复重建方法和数字化设计总流程，并通过临床应用验证其安全性和有效性。

# 第一节　概　　述

关节置换适用于不可保存关节的各种关节疾病导致的关节缺损或缺失的重建。本节将介绍不可保存关节的颞下颌关节疾病的定义、分类、传统修复重建方法，着重讲述个性化全关节假体的设计类型、适应证、禁忌证和数字化设计流程。

## 一、不可保存关节的颞下颌关节疾病的定义

不可保存关节的颞下颌关节疾病是指无法用非手术方法和保存外科解决的关节疾病。若这些疾病是进行性发展、或有明显临床症状、或导致中重度牙颌面畸形和/或伴有上气道狭窄等严重影响患者生存质量的情况，则考虑进行关节置换。这些疾病包括：中晚期骨关节炎、严重的髁突吸收、关节强直、粉碎性骨折、关节肿瘤和第一、二鳃弓综合征等。

## 二、不可保存关节的颞下颌关节疾病的分类

关节缺损或缺失是指先天性、疾病发展和手术切除等导致的关节骨结构的部分损坏或完全缺失的情况，根据病灶范围，关节骨结构破坏程度和缺损部位分类如下：

### （一）髁突缺损

髁突缺损包括髁突头至下颌孔以上范围内的病变或缺损。这个范围内的病变处理不涉及下牙槽神经血管束，修复重建的设计方案和固定方法基本相同（图 3-1-1）。可选择的方案有自体骨移植和全关节假体置换。

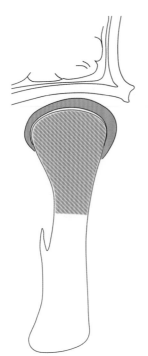

图 3-1-1　髁突缺损范围：从髁突顶部至下颌孔
（蓝色为关节盘，阴影为涉及的缺损范围）

（二）关节窝和关节结节缺损

　　关节窝和关节结节缺损包括关节窝内部、外侧缘、关节结节和颧弓后份的缺损。当缺损面积小于关节窝总面积的 50%（图 3-1-2），可保留残存关节窝或关节结节，大多无需硬组织修复，用软组织瓣（如颞筋膜脂肪瓣、游离脂肪）充填即可。反之，当缺损面积大于 50% 时，可考虑骨结构重建。

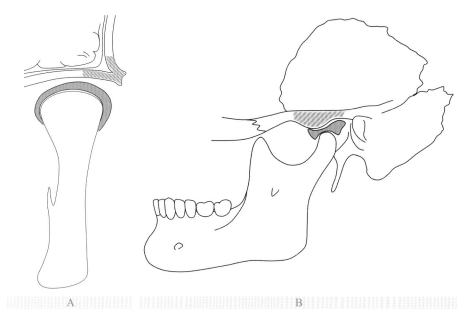

图 3-1-2　关节窝和关节结节缺损范围：穿孔面积小于关节窝的 50%（蓝色为关节盘，阴影为涉及的缺损范围）

A. 关节窝缺损范围　B. 关节结节缺损范围

（三）全关节缺损

　　髁突和关节窝等同时受累，适用全关节假体修复重建（图 3-1-3）。

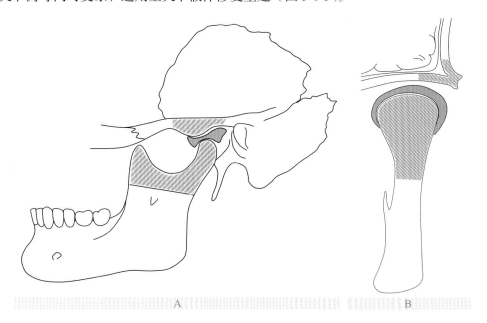

图 3-1-3　全关节缺损的范围（蓝色为关节盘，阴影为涉及的缺损范围）

A. 矢状位　B. 冠状位

## 三、不可保存关节的颞下颌关节疾病的传统修复重建方法

传统修复重建方法按照材料可分为自体骨和假体修复重建；按照方法可分为半关节和全关节置换。自体骨置换：①髁突置换用肋骨肋软骨、带蒂半胸锁关节或冠突；②关节窝置换用髂骨或颞骨。单独使用为半关节置换，合并使用为全关节置换。假体置换有关节窝假体置换和髁突假体置换，单独使用为半关节假体置换，合并使用为全关节假体置换。现在趋势是全关节假体置换，尤其是个性化全关节假体因按照缺损和结构设计更占优势，但对于生长发育期的儿童多选肋骨肋软骨，有全关节假体禁忌证者多选择带蒂半胸锁关节或肋骨肋软骨置换。

### （一）自体骨置换

采用自体冠突、肋骨肋软骨（图 3-1-4A）、带蒂半胸锁关节（图 3-1-4B）置换髁突；自体髂骨或颞骨置换关节窝（图 3-1-5）。其需供骨区，手术操作较复杂，且自体骨存在吸收、不稳定等风险。

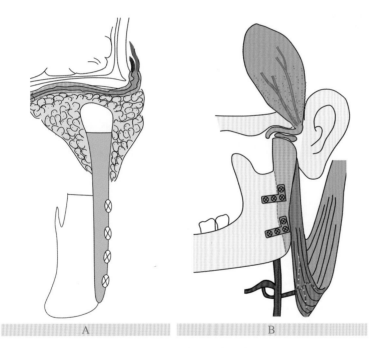

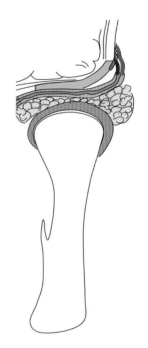

**图 3-1-4　自体骨置换髁突**

A. 肋骨肋软骨置换髁突（橙色为带蒂颞筋膜脂肪瓣，黄色为脂肪瓣，绿色及白色为肋骨肋软骨，蓝色为静脉，红色为动脉）　B. 带蒂半胸锁关节置换髁突（黄色为带蒂半胸锁关节，蓝色为关节盘，橙色为带蒂颞筋膜脂肪瓣）

**图 3-1-5　自体骨置换关节窝**

绿色为髂骨或颞骨，橙色为筋膜脂肪瓣，灰色为钛板，浅蓝色为关节盘，深蓝色为颞中静脉，红色为颞中动脉

### （二）假体置换

采用关节窝假体置换关节窝（图 3-1-6A），髁突假体置换髁突（图 3-1-6B）。单纯髁突假体置换存在关节窝和颅底骨吸收，甚至假体进入颅内风险。关节窝和髁突同时替换为全关节假体置换（图 3-1-7），现有标准型和个性化全关节假体两种。标准型全关节假体即成品，通常分大、中、小型尺寸；个性化全关节假体是根据患者关节及其周围骨结构特征的具体情况定制而成。广泛应用于临床的这两款假体均为国外制造，标准型全关节假体，需磨平骨表面或植骨以匹配假体安装，操作难度较大，易发生精准度不高和稳定性欠佳的问题；个性化全关节假体，国内因法律法规限制而无法应用。

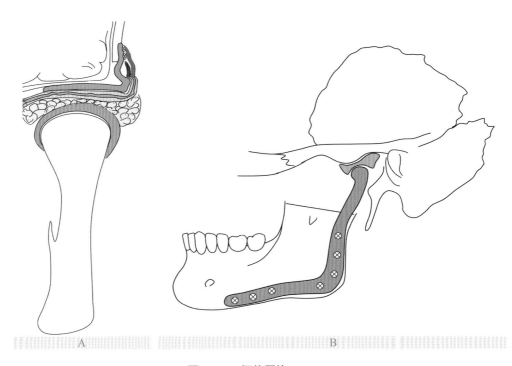

图 3-1-6　假体置换

A. 关节窝假体置换（橙色为带蒂筋膜脂肪瓣，黄色为脂肪瓣，绿色为关节窝假体，浅蓝色为关节盘，深蓝色为静脉，红色为动脉）
B. 髁突假体置换（灰蓝色为髁突假体，浅蓝色为关节盘）

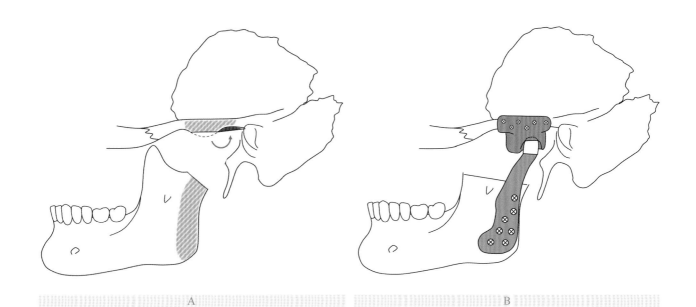

图 3-1-7　全关节假体置换（标准型）

A. 假体植入床制备，切除部分关节结节植入关节窝，并行关节结节和下颌支的骨面修整（红色为关节窝植骨，灰色阴影为骨面修整区）　B. 标准型全关节假体置换（蓝色为关节窝假体，灰蓝色和其上方白色为下颌假体）

## 四、个性化全颞下颌关节假体的创新修复重建方法

在深度探究国外两款假体设计和丰富临床应用经验的基础上，笔者结合国人关节结构和运动特征、数字化设计、3D 打印制造工艺，研发新型个性化全关节假体，其辅以数字化导板、内镜辅助固定等关键技

术，旨在实现精准、高效且稳定的全关节假体置换。依据关节缺损模型、手术操作及假体设计原则，本书介绍 3 型（但不限于）个性化全关节假体的设计，以应对不同的临床需求。

## （一）全关节假体的设计类型

**1. 经典型全关节假体**　整体形态与国外全关节假体相近，由关节窝假体和下颌假体组成。不同点在于关节窝假体选用超高分子量聚乙烯个性化制造，下颌假体选用钴铬钼合金关节头部件和钛合金下颌部件组成，钛合金下颌部件使用 3D 打印技术进行个性化加工。采用经典手术方案，即 2 个切口（耳颞前和下颌后）和颌间结扎（图 3-1-8）。

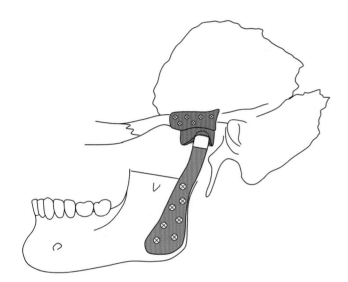

**图 3-1-8　经典型全关节假体**
蓝色为个性化超高分子量聚乙烯的关节窝假体，灰蓝色为钛合金的下颌部件，两者之间的白色为钴铬钼合金的关节头部件

**2. 下颌定位型全关节假体**　下颌假体的钛合金部件前后增加定位翼板实现外形创新，并用于术中精确定位。结合内镜固定技术，仅需耳颞前切口和穿颊小切口，无需颌间结扎，达到微创和防止感染的目的（图 3-1-9）。

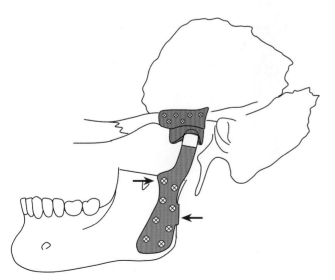

**图 3-1-9　下颌定位型全关节假体**
蓝色为个性化超高分子量聚乙烯的关节窝假体，灰蓝色为钛合金的下颌部件，两者之间的白色为钴铬钼合金的关节头部件，下颌部件前后增加定位翼板（红箭头），辅助下颌假体术中定位和固定

**3. 金属/非金属关节窝型全关节假体**　关节窝假体由金属和非金属两种材料组成，开创摩擦焊接工艺实现金属/非金属牢固连接，适用于关节窝缺损的病例，可使关节窝假体和自体骨有一定的骨结合，达到长期稳定的目的（图3-1-10）。

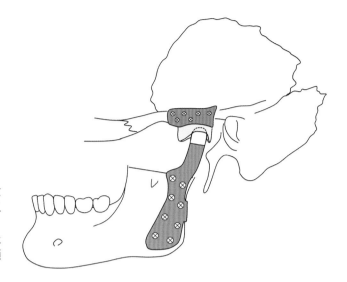

图 3-1-10　金属/非金属关节窝型全关节假体，其钛合金颧弓部件和超高分子量聚乙烯关节窝部件通过摩擦焊接工艺连接
浅蓝色为关节窝假体的钛合金颧弓部件，黄色为关节窝假体的超高分子量聚乙烯关节窝部件，灰蓝色为下颌假体的下颌部件，两者之间的白色为下颌假体的关节头部件

## （二）全关节假体的适应证

参见美国食品药品监督管理局认证报告、英国口腔颌面外科医师协会及日本发表的全关节假体植入临床共识及笔者团队多年的临床经验。全关节假体适应证如下。

1. 严重骨关节炎，非手术治疗无效，又有明显持续性症状（图3-1-11）。

2. 特发性髁突吸收，符合不可保存关节条件，且伴中、重度牙颌面畸形（图3-1-12）。

3. 关节强直，内侧无或无法保存残留髁突（图3-1-13）。

4. 自体骨移植后吸收或再强直（图3-1-14）。

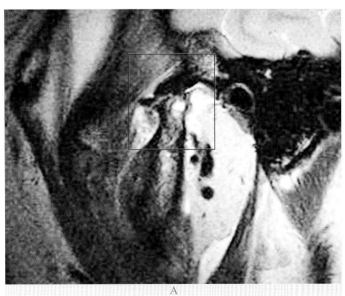
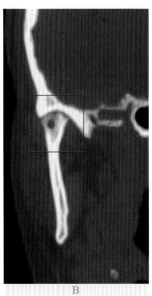

图 3-1-11　严重骨关节炎
A. 关节 MRI 示关节盘移位、穿孔，髁突破坏伴囊性变（红框）　B. 冠状面 CT 示髁突骨质破坏伴囊性变（红框）

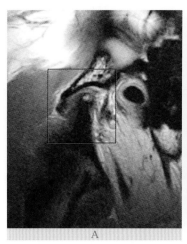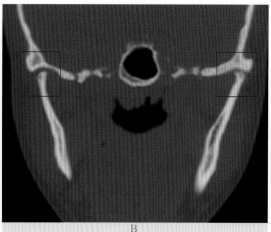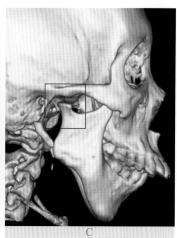

图 3-1-12　特发性髁突吸收

A. 关节 MRI 示关节盘移位，髁突短小（红框）　B. 冠状面 CT 示双侧髁突短小，无骨髓（红框）　C. CT 重建示髁突短小（红框），下颌骨顺时针旋转、后缩严重

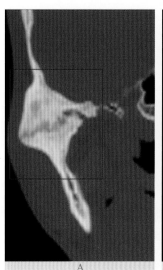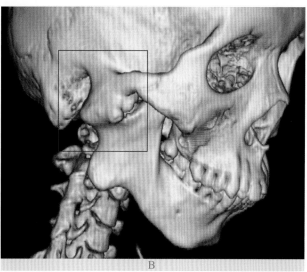

图 3-1-13　关节强直

A. 冠状面 CT 示骨性融合（红框），无髁突残存　B. CT 重建示骨性融合（红框），下颌后缩

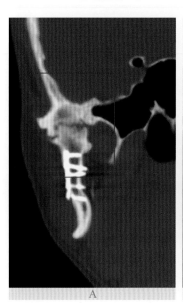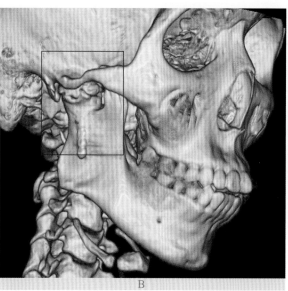

图 3-1-14　自体骨移植后再强直

A. 冠状面 CT 示肋骨与关节窝骨性融合（红框）　B. CT 重建示骨融合（红框）

5. 粉碎性髁突骨折，无法手术复位，预计将导致关节强直、下颌支严重缩短致牙颌面畸形（图 3-1-15）。

6. 静止期关节炎性疾病或慢性期风湿免疫性关节炎（图 3-1-16）。

7. 关节肿瘤及类肿瘤性疾病，无法保存髁突（图 3-1-17）。

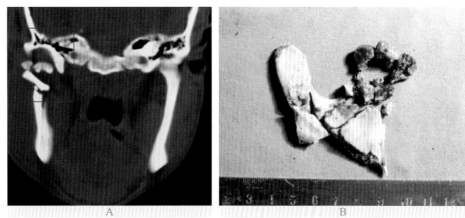
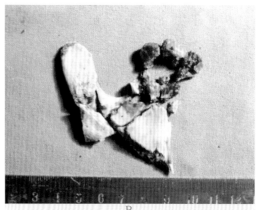

**图 3-1-15　粉碎性髁突骨折**

A. 冠状面 CT 示右侧髁突粉碎性骨折（红框）　B. 髁突和冠突粉碎性骨块标本

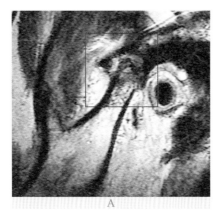
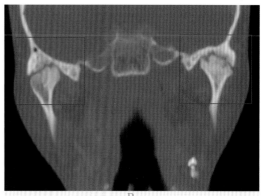

**图 3-1-16　风湿免疫性关节炎**

A. 关节 MRI 示关节盘缺失，骨破坏明显（红框）　B. 冠状面 CT 示双侧关节强直，伴骨质破坏（红框）

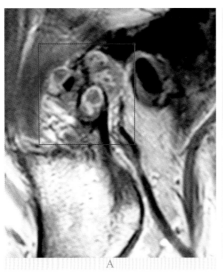
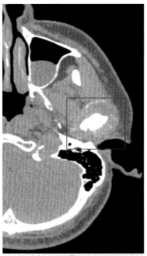
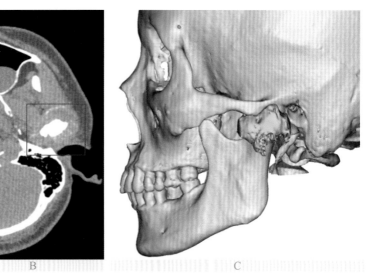

**图 3-1-17　关节肿瘤**

A. 关节 MRI 示关节腔内大量赘生物，髁突破坏（红框）　B. 轴向位 CT 示髁突周围钙化病灶，髁突硬化（红框）　C. CT 重建示关节及病灶（绿色）

（三）全关节假体的禁忌证

**1. 绝对禁忌证**

（1）对钛合金、钴铬钼合金及超高分子量聚乙烯内植物过敏者。

（2）急性感染病灶，慢性感染性疾病急性发作期。

（3）全身系统性疾病未控制者。

**2. 相对禁忌证**

（1）生长发育期骨骼接近成熟者。

（2）急性或慢性感染控制者。

（3）非重度磨牙症者。

（4）全身系统性疾病控制尚可者。

（5）关节周围营养条件差者慎用，如放疗后骨坏死。

## 五、个性化全颞下颌关节假体的数字化设计总流程

总流程以最常见的髁突缺损为例（图3-1-18），包括三方面：病灶截骨模拟手术；假体和导板设计；手术流程。

（一）病灶截骨模拟手术

**1. 病灶范围规划**    首先将患者头颅CT数据（层厚为0.625mm）导入设计软件中，重建所需的颌面部三维模型并标记缺损范围（图3-1-18 A1）。

**2. 截骨线设计**    ①髁突下截骨线：安全切除病灶，考虑到假体设计需预留空间，通常在髁突下截骨；②关节结节截骨线：若伴关节强直或关节结节病变或关节结节陡峭等情况，还要设计关节结节截骨线，以利于去除病灶和使关节窝假体就位稳定（图3-1-18 A2）。

**3. 缺损模型建立**    按截骨线去除病灶所留下的缺损。该模型将用于假体和导板设计（图3-1-18 A3）。

（二）假体及导板设计

**1. 全关节假体设计**    基于"缺损模型（图3-1-18 A3）"设计全关节假体，要点如下：①关节窝假体，其水平面与眶耳平面呈0~10°；②关节窝假体后缘距离骨性外耳道3~5mm；③关节头部件，位于关节窝部件的后方且中间位置；④下颌假体设计为个性化贴合下颌支骨面；⑤关节窝假体和下颌假体至少需5枚螺钉固定；⑥全关节假体设计完成后需进行医工交互，必要时需进一步修改和优化（图3-1-18 B1）。

**2. 截骨定位导板设计**    基于"截骨线设计（图3-1-18 A2）"进行截骨定位导板设计，具体包括：①髁突下截骨定位导板设计，需具备三种功能，一是定位引导功能；二是准确就位安装功能；三是导板固定钉孔与下颌假体最上方至少2个钉孔一致。②关节结节截骨定位导板，需具备三种功能，一是定位引导功能；二是准确就位安装功能；三是导板固定钉孔与关节窝假体至少2枚钉孔一致（图3-1-18 B2）。

**3. 导板与假体钉孔匹配**    将图3-1-18 B1和图3-1-18 B2通过图像重叠，根据假体的钉孔位置确定导板的钉孔位置，这样不但可以做到截骨精准，假体也能精准、简单和快速安装，而且无需颌间结扎（图3-1-18 B3）。

（三）手术流程

1. **关节结节截骨**　固定关节结节截骨定位导板后截骨，去除导板和截骨块（图 3-1-18 C1）。

2. **髁突下截骨**　固定髁突下截骨定位导板，截骨后去除导板，凿开截骨线，分离翼外肌，去除骨块。适当分离关节盘前后附着外侧部分，将关节盘缝合于内侧作为全关节假体内衬（图 3-1-18 C2）。

3. **关节窝假体安装**　依据关节结节截骨定位导板留下的 2 枚钉孔优先固定关节窝假体，确保准确性，再固定其他钉孔 3～4 枚（图 3-1-18 C3）。

4. **下颌假体安装**　依据髁突下截骨定位导板留下的 2 枚钉孔优先固定下颌假体，检查关节头位置和咬合关系，确保准确性，再固定其他钉孔 3～4 枚（图 3-1-18 C4）。

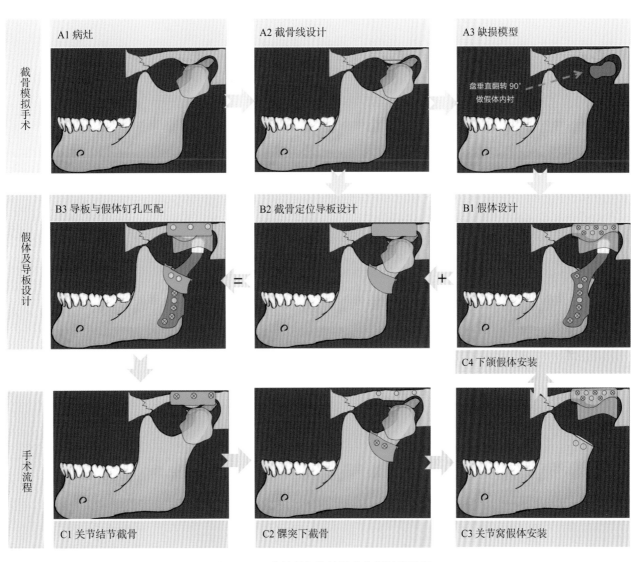

图 3-1-18　全关节假体的数字化设计总流程

A1. 根据 CT 数据进行三维重建，明确缺损范围（绿色）；A2. 设计截骨线；A3. 截骨后获得缺损模型；B1. 依据缺损模型设计关节窝假体（浅蓝色）和下颌假体（蓝色）；B2. 根据截骨线，设计截骨定位导板（绿色）；B3. 将假体钉孔位置转移至截骨定位导板上；C1. 手术流程，导板辅助关节结节截骨；C2. 导板辅助髁突下截骨；C3. 安装关节窝假体；C4. 安装下颌假体

（杨　驰　郑吉驷）

# 第二节　个性化全颞下颌关节假体的修复重建技术

本节通过 3 个临床病例诠释 3 型不同个性化全关节假体的临床效果。

临床病例 1 的假体为经典设计，由个性化超高分子量聚乙烯关节窝假体、钴铬钼和钛合金的下颌假体组成。手术采用常规的改良耳颞前加下颌后切口，配合颌间结扎，分别固定关节窝和下颌假体。

临床病例 2 的假体为外形创新，通过在下颌假体前后分别增加定位翼板，使其在术中能更加精准的定位，并结合数字化导板精准截骨定孔及采用内镜辅助固定下颌假体，可避免下颌后切口和颌间结扎。

临床病例 3 的假体为工艺创新，采用摩擦焊接工艺制备钛合金和超高分子量聚乙烯两种材质连接的关节窝假体，实现关节窝假体与关节窝骨质的骨结合，避免假体松动，以期获得长期稳定的效果。

## 一、临床病例 1：
## 　　经典型全颞下颌关节假体的设计与应用

### （一）患者情况

患者，男，76 岁。

**主诉：** 右侧耳前疼痛伴张口受限 2 年余。

**现病史：** 患者 2 年来右侧耳前疼痛、咀嚼无力及张口受限，非手术治疗 6 个月无效。

**既往史：** 高血压史，长期服药控制，最近血压 140/74mmHg。陈旧性心肌梗死病史，无特殊治疗，每日服用麝香保心丸 1 粒。12 年前肠息肉切除史，术顺。14 年前腿部脂肪瘤切除史，术顺。否认药物和食物过敏史。

**专科检查：** 面部基本对称，面部无肿胀，张口受限，张口度 18mm，张口型偏左。前牙深覆𬌗，口内咬合稳定，牙周、牙体情况尚可（图 3-2-1），耳前疼痛 VAS（0～10，0 代表进食无障碍；10 代表无法进食）评分为 8。

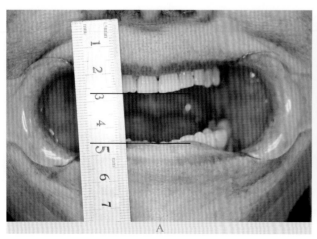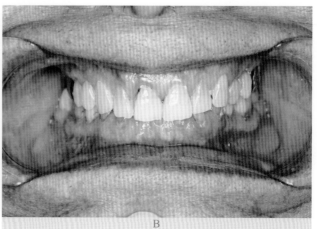

**图 3-2-1　专科检查**
A. 张口情况　B. 口内咬合

　　**影像学检查:** 全景片示,右侧髁突较左侧短小(图3-2-2);MRI示,右侧关节不可复性盘前移位伴髁突骨质异常,关节盘穿孔,关节腔积液(图3-2-3);CT示,右侧髁突骨质异常,且破坏严重(图3-2-4)。

　　**诊断:** 右侧关节骨关节炎伴关节盘前移位和穿孔。

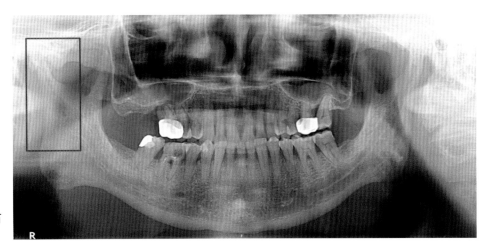

图 3-2-2　全景片(红框为右侧髁突)

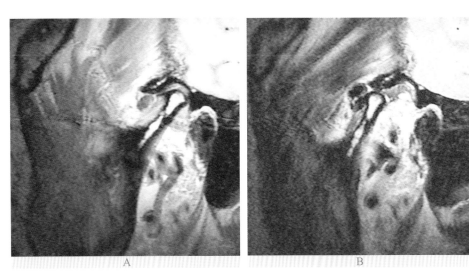

图 3-2-3　关节 MRI
A. 闭口位　B. 开口位

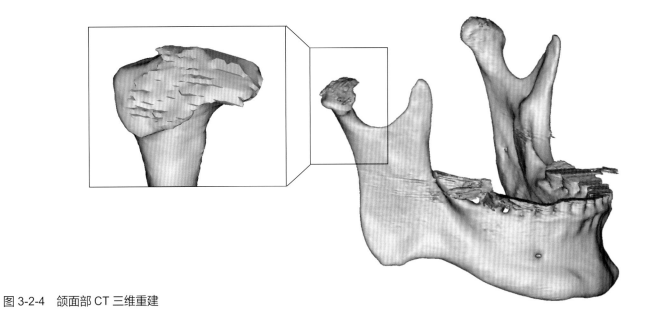

图 3-2-4　颌面部 CT 三维重建

（二）治疗方案

1. **总体治疗方案**　右侧病变髁突切除后，采用个性化全关节假体（经典型）进行修复重建。

2. **外科切除设计**

（1）切除范围设计：①病变的髁突（髁突头 - 髁突下）；②病变的关节结节。

（2）数字模拟手术：于髁突下平下颌切迹设计髁突截骨线，于关节结节上设计关节结节截骨线，并标记切除范围，获取截骨后缺损模型（图 3-2-5，图 3-2-6）。

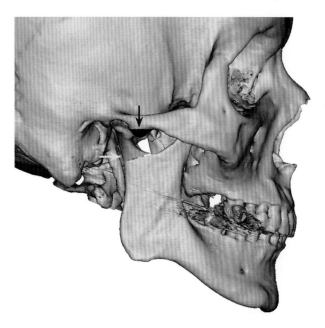
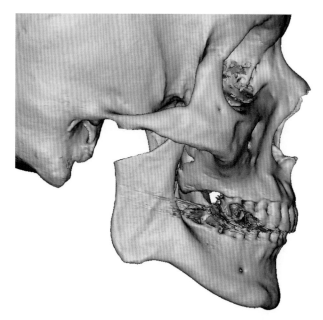

图 3-2-5　关节结节截骨线（红箭头）和髁突下截骨线（黄箭头）设计（棕色区域和紫色区域为切除范围）

图 3-2-6　缺损模型获取，截骨后形成的关节缺损模型

（三）经典型全关节假体与截骨定位导板设计与加工

1. **经典型全关节假体设计**

（1）核心部件的导入与摆放：导入并摆放关节窝核心部件与关节头核心部件，见第二章第二节二、个性化颞下颌关节及颅颌假体的设计中（一）核心部件的设计中的核心部件的定位（图 3-2-7）。

（2）关节窝与下颌延伸部件设计：设计原理见第二章第二节二、个性化颞下颌关节及颅颌假体的设计中（二）延伸部件的设计。设计关节窝假体，延伸部件与关节窝及颧弓骨面贴合紧密，注意钉孔数量至少6枚（图 3-2-8）；设计下颌假体，延伸部件与下颌支骨面贴合紧密，钉孔数量至少6枚（图 3-2-9）。

（3）钉孔深度测量：假体设计完成后，测量关节窝假体和下颌假体植入螺钉长度（假体厚度＋骨质厚度＝螺钉长度）（图 3-2-10）。

（4）假体制造及试装：制造工艺见第二章第二节三、个性化颞下颌关节及颅颌假体的加工。制造完成后，需在头模上试装，观察关节窝假体和下颌假体是否与骨面贴合且稳定，更需确定关节头是否位于关节窝假体的后中位（图 3-2-11）。

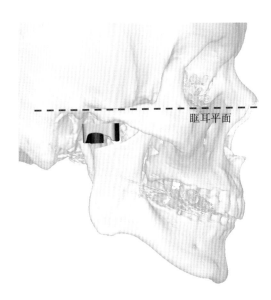

图 3-2-7　关节窝核心部件（黄色）与关节头核心部件（深灰色）位置的确定

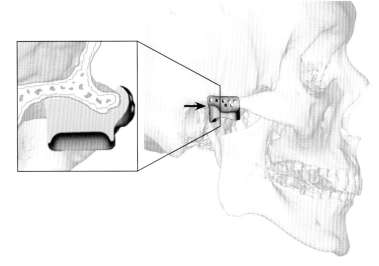

图 3-2-8　关节窝假体（黄色）设计

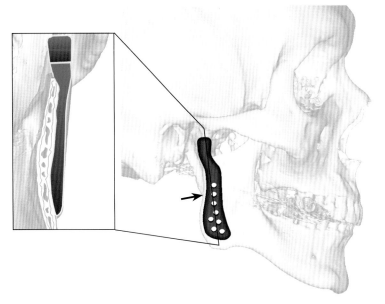

图 3-2-9　下颌假体（深灰色）设计

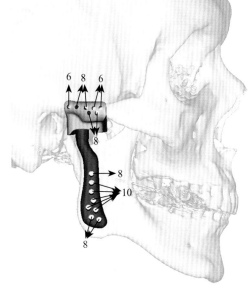

图 3-2-10　钉孔深度测量（单位：mm）

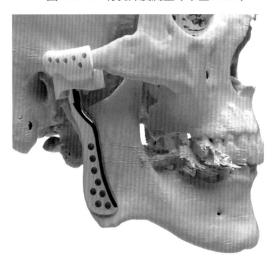

图 3-2-11　全关节假体加工及试装

### 2. 数字化截骨定位导板设计

（1）关节结节截骨定位导板设计：按照关节结节截骨线设计导板，用于术中精准截除病变关节结节，并设计钉孔（图 3-2-12）。

（2）髁突下截骨定位导板设计：按照髁突下截骨线设计导板，用于术中精准截除病变髁突，并设计钉孔（图 3-2-13）。

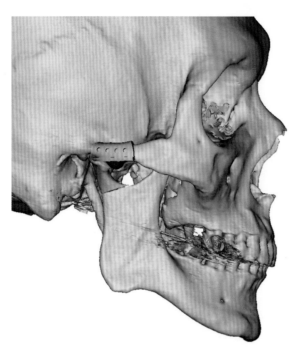 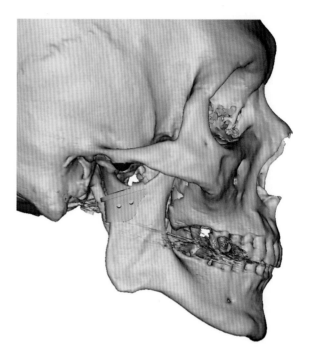

图 3-2-12　关节结节截骨定位导板（紫色）设计　　　　图 3-2-13　髁突下截骨定位导板（紫色）设计

## （四）手术流程

**1. 术前检查**　完善血常规、凝血功能、尿便常规、空腹血糖、肝肾功能、传染病检查、心电图、胸部 X 线片检查等。

**2. 术前准备**　签署知情同意书。必要时术前 1 个月进行牙周洁治和拔除患侧第三磨牙。耳周 4 指范围备皮，女性患者注意固定头发。常规准备钛钉、颌间牵引钉，导板消毒。

**3. 手术次序**

（1）手术进路：改良耳颞前切口，暴露关节；下颌后切口，暴露下颌角和下颌支。

（2）髁突下截骨：安装髁突下截骨定位导板，利用宽剥离器保护耳颞神经血管束和髁颈内侧颌内动静脉，再用摆动锯按照导板标识的位置和方向行髁突下截骨（图 3-2-14），切除病变髁突（图 3-2-15）。

（3）关节结节截骨：固定关节结节截骨定位导板，再用摆动锯按照导板标识的位置和方向行关节结节截骨（图 3-2-16）。

（4）假体安装：根据预先测量的钉孔深度，植入至少 5 枚螺钉固定关节窝假体（图 3-2-17），颌间结扎后，根据预测钉孔深度，植入至少 5 枚螺钉固定下颌假体（图 3-2-18）。假体固定完成后，松开颌间结扎，检查关节头是否位于关节窝假体中后位且咬合关系稳定。在下颌后切口的皮下，取大小为 1cm×3cm 游离脂肪，环绕下颌假体颈部并缝合固定，置引流逐层关创（图 3-2-19）。特别强调：口内外交替操作，一定要有两套器材，术者换手术衣和手套，重新消毒铺巾，严格按无菌原则操作，谨防术后感染。

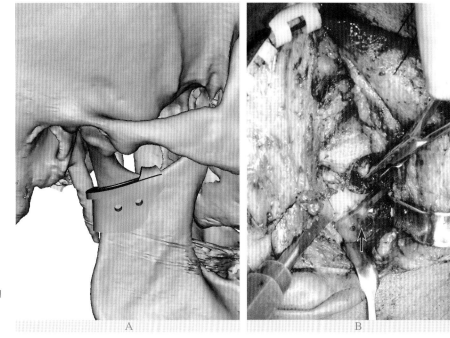
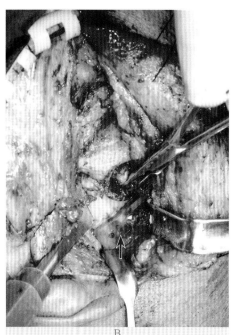

**图 3-2-14　导板（紫色）辅助髁突下截骨（红箭头）**
A. 设计图　B. 实际术中照片

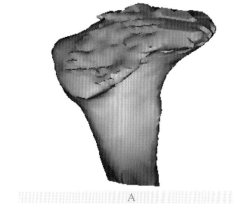
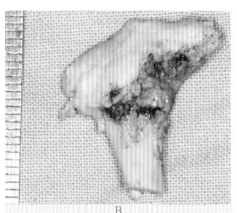

**图 3-2-15　精准切除髁突**
A. 设计图　B. 实际切除标本

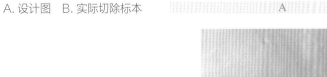

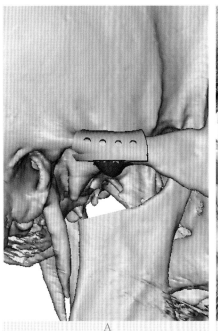
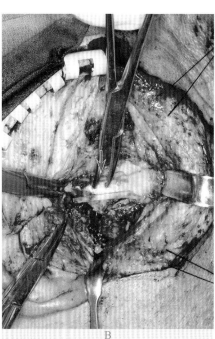

**图 3-2-16　导板（紫色）辅助关节结节截骨（紫箭头）**
A. 设计图　B. 实际术中照片

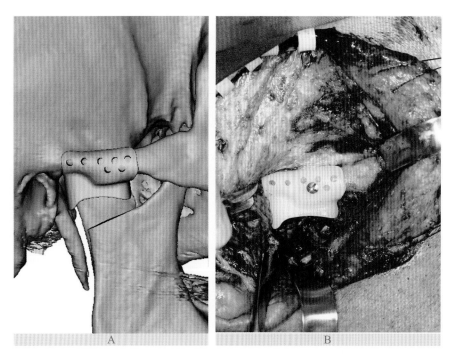

**图 3-2-17  关节窝假体（黄色）安装**

A. 设计图  B. 实际术中照片

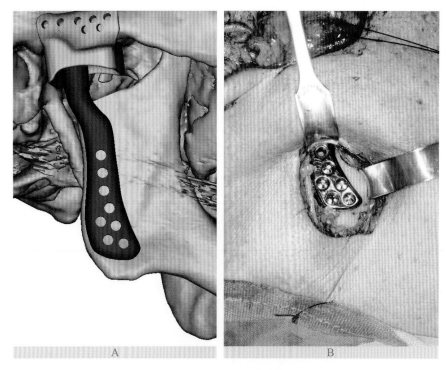

**图 3-2-18  下颌假体（深灰色）安装**

A. 设计图  B. 实际术中照片

**4. 术后医嘱与护理**　常规给予抗炎、消肿、营养支持治疗。术后 2～3 天拔除负压引流，并更换敷料。头面部加压包扎 1 周，术后 7～10 天拆线，复查全景片、头颅正侧位片和 CT，术后 1 个月内饮食忌酸。

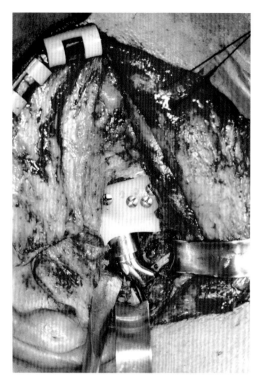

图 3-2-19　假体位置再确认和关创

（五）随访与预后

术后定期随访，分别进行外观（面型）、功能（张口度、张口型）、假体评价（安全性、准确性）。

**1. 术后即刻**　术中导板就位准确，假体安装顺利（图 3-2-20），术前设计与术后重建对比显示，假体就位精准（图 3-2-21）。术后假体安装误差分析显示，核心部件误差约 0.57mm，假体总体误差约 1.25mm（图 3-2-22，图 3-2-23）。

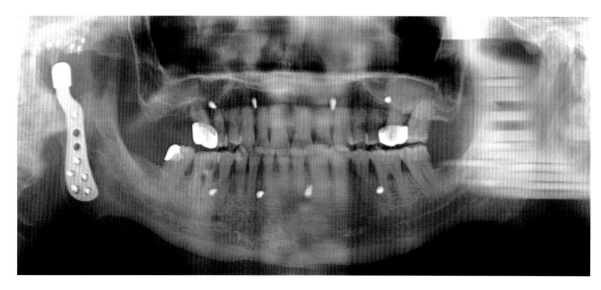

图 3-2-20　术后即刻全景片

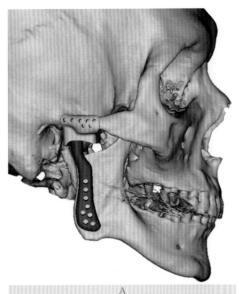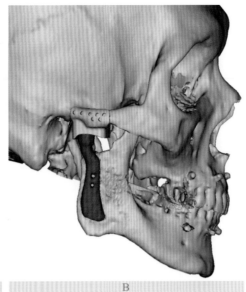

图 3-2-21　CT 重建对比显示，假体就位精准
A. 术前设计　B. 术后即刻

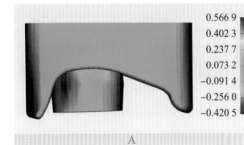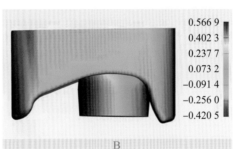

图 3-2-22　假体核心部件误差约 0.57mm
A. 外侧误差　B. 内侧误差

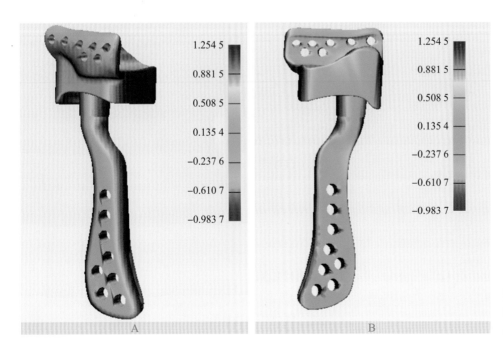

图 3-2-23　假体总体误差约 1.25mm
A. 外侧误差　B. 内侧误差

2. 术后6年随访

（1）主诉无不适，面型良好无异常，术区无红肿等反应。

（2）耳前疼痛改善，VAS评分至1。

（3）张口度改善至35mm，患侧侧方运动6mm，健侧侧方运动4mm，张口型向患侧偏斜4mm。

（4）咀嚼功能：正常进食。

（5）咬合关系：稳定，与术前相同（图3-2-24）。

（6）假体评价：假体无感染、排异、松动、移位、断裂、异位成骨、过敏等并发症（图3-2-25）。

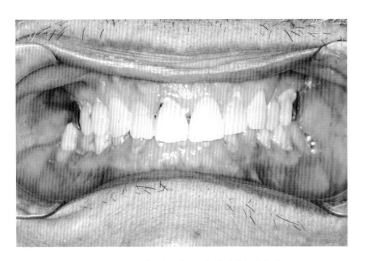

图3-2-24　术后6年口内咬合关系稳定

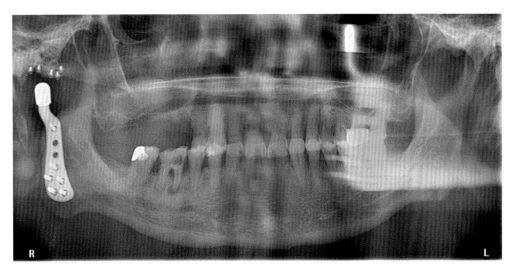

图3-2-25　术后6年全景片

（六）优势与不足

1. 优势

（1）假体临床应用的安全性和有效性：经6年随访，临床症状改善，下颌运动功能改善，咀嚼功能正常，维持原有咬合关系，无不良反应和并发症。

（2）加工理念较先进：采用3D打印制造个性化全关节假体。

**2. 不足**

（1）关节窝假体与骨面不能形成骨结合，只有靠螺钉固位，存在理论上的假体松动风险。

（2）下颌后切口是否可以不做，而仅用单一耳颞前切口就能完成所有手术过程。

（3）颌间结扎是否可以不做，就能精准安装假体，使手术更快捷、简便，同时也降低术后感染风险。

（4）本病例中分析的假体误差，除了植入误差，还包括制造误差、拟合误差，计算所得的是三者误差的总和，本书所有假体植入的误差计算均存在该问题，这也是亟待解决的问题。

## 二、临床病例 2：<br>下颌定位型全颞下颌关节假体的设计与应用

### （一）患者情况

患者，女，51 岁。

**主诉：** 右侧耳前疼痛伴张口受限 2 年余。

**现病史：** 患者 2 年来无明显诱因出现右侧耳前疼痛伴张口受限，下颌轻度左偏。

**既往史：** 19 年前外伤致锁骨、右侧大腿及小腿处骨折，术后恢复良好。否认系统性疾病史，否认药物和食物过敏史。

**专科检查：** 面部左偏，无明显肿胀区域，右侧耳前区压痛，疼痛 VAS 评分为 5（图 3-2-26）。张口受限，张口度 20mm，张口型偏右。口内咬合关系稳定，牙周、牙体情况尚可（图 3-2-27）。

**影像学检查：** MRI 示，右侧髁突肥大，关节盘穿孔，盘本体消失（图 3-2-28）；CT 示，右侧髁突形态异常（图 3-2-29）。

**诊断：** 右侧髁突肥大伴关节盘缺失。

**术后病理：** 镜下描述，骨质增生，表面骨及软骨、纤维组织增生，局部表面骨质吸收伴增生。病理诊断，"右髁突"骨质增生。

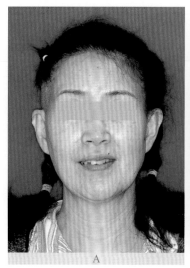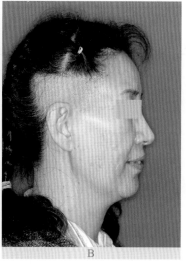

**图 3-2-26　口外检查**

A. 正面观　B. 侧面观

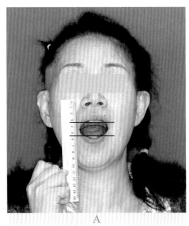
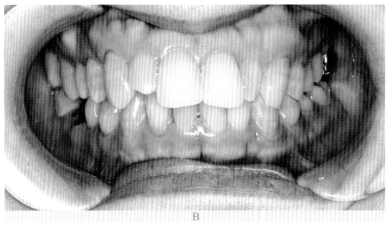

图 3-2-27　口内检查

A. 张口情况　B. 咬合关系

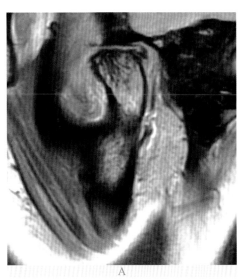
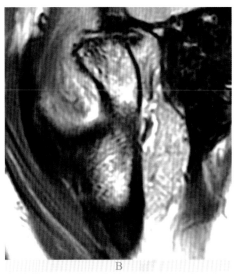

图 3-2-28　关节 MRI

A. 闭口位　B. 开口位

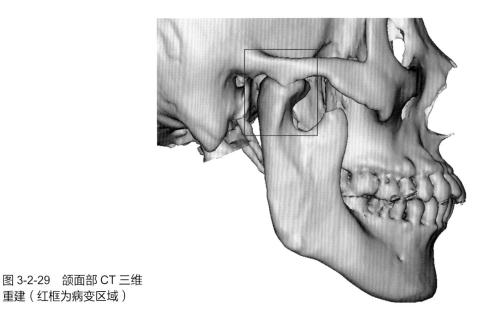

图 3-2-29　颌面部 CT 三维
重建（红框为病变区域）

（二）治疗方案

**1. 总体治疗方案**    右侧病变髁突切除后，采用个性化全关节假体（下颌定位型）进行修复重建。
**2. 外科切除设计**
（1）切除范围设计：髁突下截骨去除病变髁突，并切除部分关节结节。
（2）数字模拟手术：见本章第二节临床病例1中（二）治疗方案中2.外科切除设计。

（三）下颌定位型全关节假体与截骨定位导板设计与加工

**1. 下颌定位型全关节假体设计**
（1）核心部件的导入与摆放：见第二章第二节二、个性化颞下颌关节及颅颌假体的设计中（一）核心部件的设计中2.核心部件的定位。
（2）下颌延伸部件设计：在本章第二节临床病例1中（三）经典型全关节假体与截骨定位导板设计与加工中1.经典型全关节假体设计的基础上，于下颌假体增加前翼板和后翼板，用于假体自主定位（图3-2-30）。
（3）钉孔深度测量：测量假体及下颌支厚度，确定各位点钉孔深度（图3-2-31）。
（4）假体制造及试装：见第二章第二节三、个性化颞下颌关节及颅颌假体的加工（图3-2-32）。

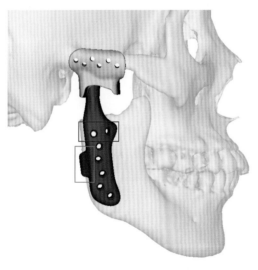

图 3-2-30    前后翼板定位方案（红框为前翼板，绿框为后翼板）

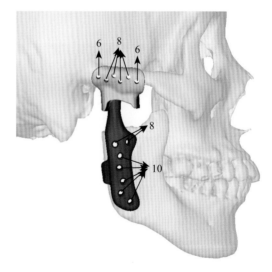

图 3-2-31    钉孔深度测量（单位：mm）

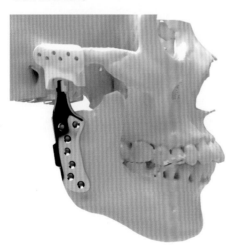

图 3-2-32    假体加工和试装

**2. 数字化截骨定位导板的设计**

（1）关节结节截骨定位导板设计：沿截骨线设计导板，并将关节窝假体钉道转移至导板上（图 3-2-33）。

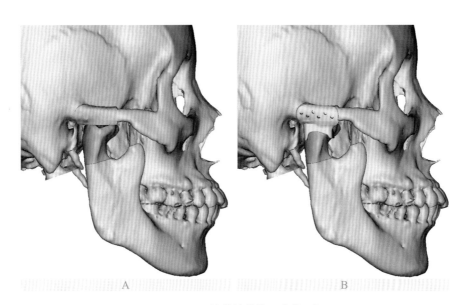

图 3-2-33　关节结节截骨定位导板
A. 导板（紫色）设计　B. 导板钉孔和关节窝假体（黄色）钉孔位置一致

（2）髁突下截骨定位导板设计：沿截骨线设计导板，并将下颌假体钉道转移至导板上（图 3-2-34）。

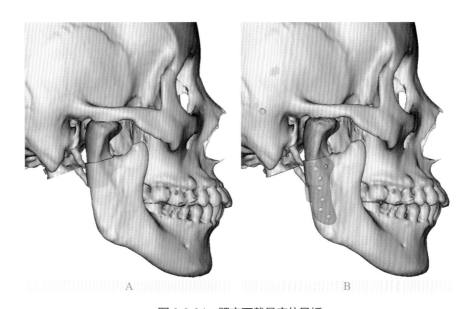

图 3-2-34　髁突下截骨定位导板
A. 导板（紫色）设计　B. 导板钉孔和下颌假体（灰色）钉孔位置一致

## （四）手术流程

**1. 术前检查**　见本章第二节临床病例 1 中（四）手术流程中 1. 术前检查。

**2. 术前准备**　见本章第二节临床病例 1 中（四）手术流程中 2. 术前准备。

### 3. 手术次序

（1）手术进路：采用改良耳颞前切口和穿颊小切口。

（2）髁突下截骨：安装髁突下截骨定位导板，行髁突下截骨，使用2枚螺钉固定导板，按导板规划截骨（图3-2-35），切除病变髁突（图3-2-36）。

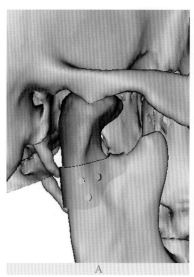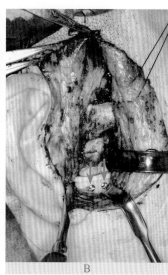

**图 3-2-35　髁突下截骨**
A. 设计图　B. 实际术中，安装髁突下截骨定位导板（白色），使用2枚螺钉固定导板（蓝箭头），这2个钉孔也是下颌假体优先固定的钉孔

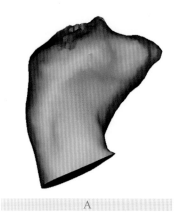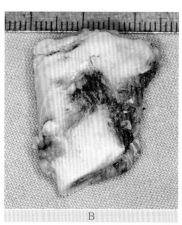

**图 3-2-36　切除标本对比**
A. 设计图　B. 实际标本

（3）关节结节截骨：安装关节结节截骨定位导板，行关节结节截骨，并确定固定孔（图3-2-37）。

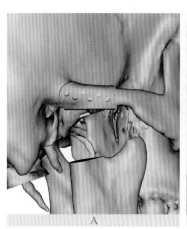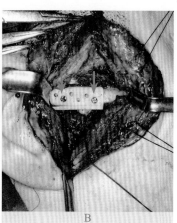

**图 3-2-37　关节结节截骨**
A. 设计图　B. 实际术中，安装关节结节截骨定位导板（白色），使用2枚螺钉固定导板（蓝箭头），这2个钉孔也是关节窝假体优先固定的钉孔

（4）假体植入：根据固定关节结节截骨定位导板预先留下的 2 个钉孔，植入并固定关节窝假体；结合下颌假体翼板的贴合情况，根据固定髁突下截骨定位导板预先留下的 2 个钉孔，植入并固定下颌假体（图 3-2-38）。

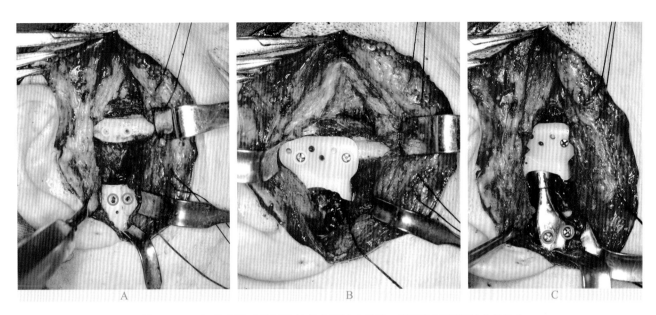

**图 3-2-38　假体安装（黄圈为关节窝假体定位孔，蓝圈为下颌假体定位孔）**
A. 导板预备的钉孔　B. 关节窝假体固定　C. 下颌假体固定

（5）内镜辅助下颌假体下部固定：利用内镜辅助固定下颌假体下部 3 ~ 4 枚螺钉（图 3-2-39），无需下颌切口，仅通过改良耳颞前切口和穿颊小切口，即可进行下颌假体固定。固定完成后，检查咬合关系达到预期，并确保关节头和关节窝的位置关系（图 3-2-40）。

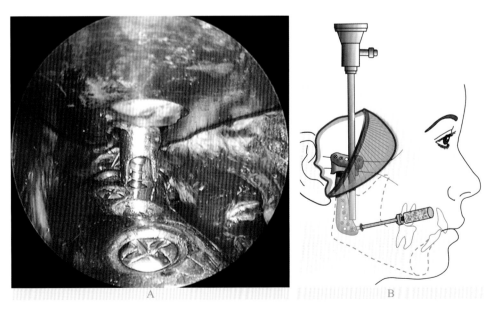

**图 3-2-39　内镜辅助固定下颌假体**
A. 实际术中　B. 模式图

（6）术区处理：在耳颞前切口的皮下，取大小为 1cm × 3cm 游离脂肪，环绕下颌假体颈部并缝合固定（图 3-2-41）。

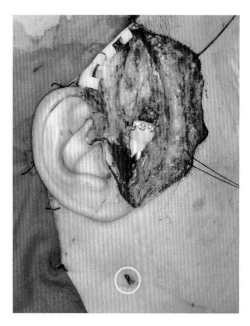 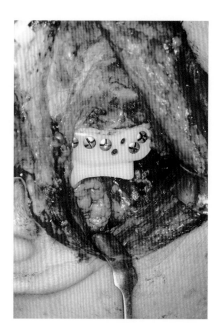

图 3-2-40　下颌定位型全关节假体在内镜和导板辅助下，仅通过改良耳颞前切口和局部小切口（黄圈）即可完成下颌假体固定　　　　图 3-2-41　耳颞前切口皮下游离脂肪移植

**4. 术后医嘱与护理**　见本章第二节临床病例 1 中（四）手术流程中 4. 术后医嘱与护理。

## （五）随访与预后

术后定期随访，分别进行外观（面型）、功能（张口度、张口型）、假体评价（安全性、准确性）。

**1. 术后即刻**　术中导板就位准确，假体安装顺利（图 3-2-42），术前设计与术后重建对比显示，假体就位精准（图 3-2-43）。术后假体安装误差分析显示，核心部件误差约 0.54mm，假体总体误差约 1.07mm（图 3-2-44，图 3-2-45）。

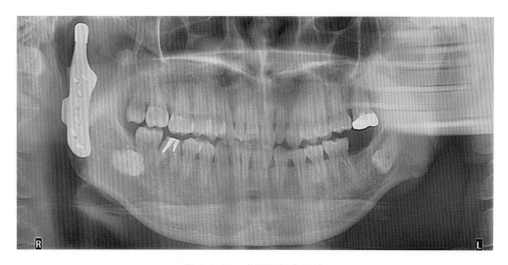

图 3-2-42　术后即刻全景片

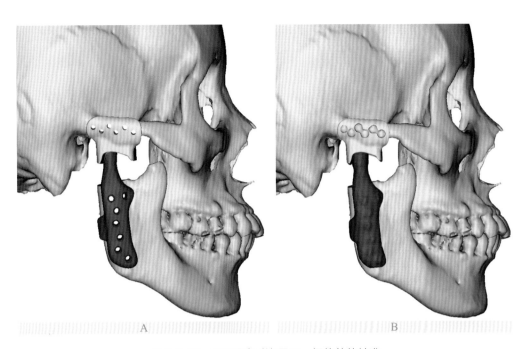

图 3-2-43 CT 重建对比显示，假体就位精准

A. 术前设计 B. 术后即刻

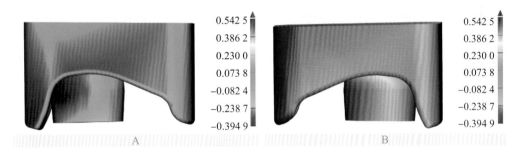

图 3-2-44 假体核心部件误差约 0.54mm

A. 外侧误差 B. 内侧误差

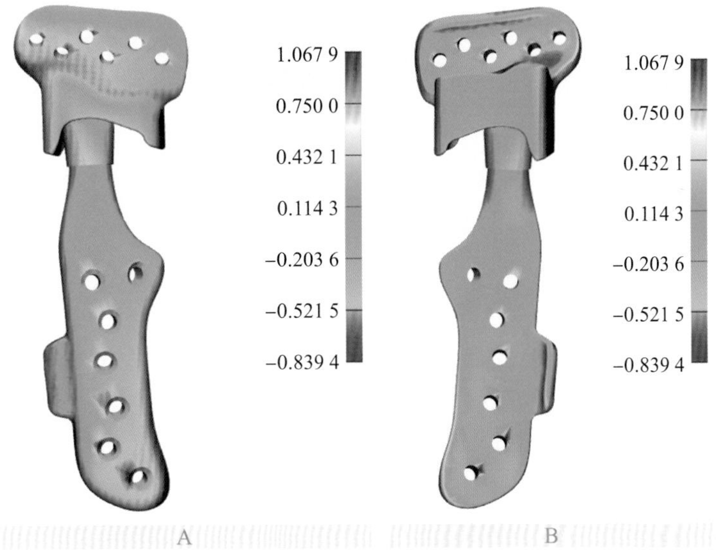

图 3-2-45 假体总体误差约 1.07mm

A. 外侧误差 B. 内侧误差

**2．术后1年随访**

（1）主诉无不适，面型良好无异常，术区无红肿等反应（图3-2-46）。

（2）耳前疼痛改善，VAS评分至1。

（3）张口度改善至32mm，患侧侧方运动6mm，健侧侧方运动6mm，张口型向患侧偏斜5mm。

（4）咀嚼功能：正常进食。

（5）咬合关系：稳定，与术前相同（图3-2-47）。

（6）假体评价：假体无感染、排异、松动、移位、断裂、异位成骨、过敏等并发症（图3-2-48，图3-2-49）。

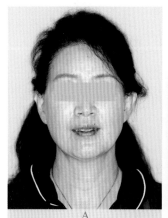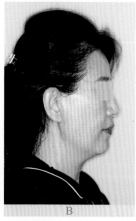

图3-2-46　术后1年随访面型良好

A.正面观　B.侧面观

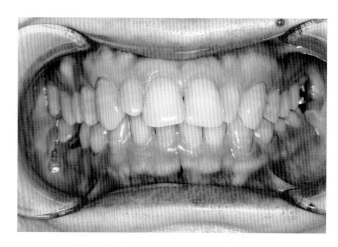

图3-2-47　术后1年口内咬合关系稳定

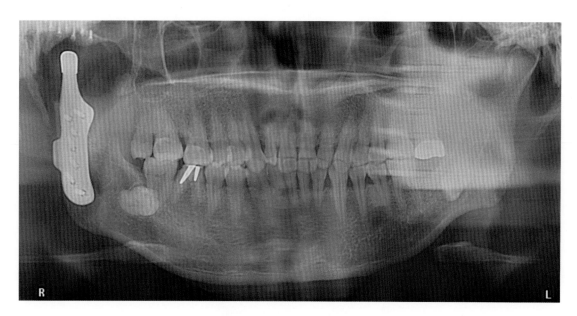

图3-2-48　术后1年全景片

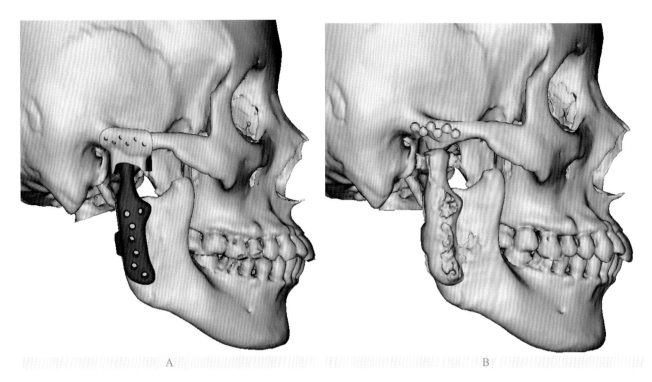

图 3-2-49　术后 1 年 CT 重建对比显示，假体就位精准

A. 术前设计　B. 术后 1 年

**3. 术后 3 年随访**　张口度改善至 38mm，耳前疼痛 VAS 评分改善至 0（图 3-2-50 ~ 图 3-2-53）。余同术后 1 年随访情况。

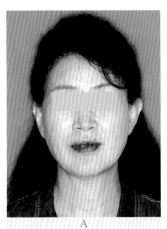
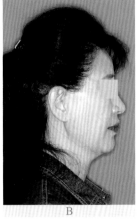

图 3-2-50　术后 3 年随访面型良好

A. 正面观　B. 侧面观

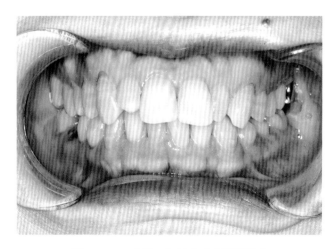

图 3-2-51　术后 3 年口内咬合关系稳定

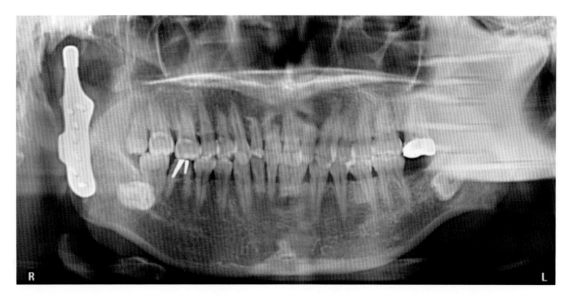

图 3-2-52　术后 3 年全景片

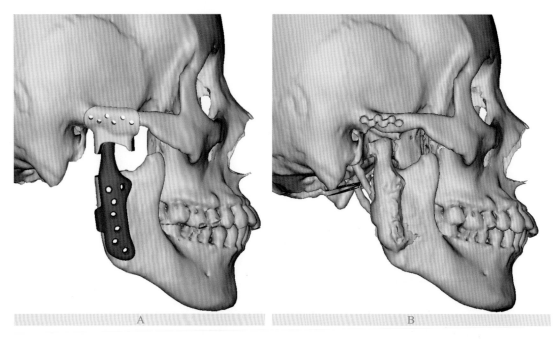

图 3-2-53　术后 3 年 CT 重建对比显示，假体就位精准

A. 术前设计　B. 术后 3 年

（六）优势与不足

1. **优势**　实现设计目标，下颌定位型全关节假体和截骨定位导板协同能实现较为精准地安装，突破经典方案，无需下颌后切口，无需颌间结扎，只需单切口结合内镜即可较为精准地固定下颌假体，使手术更微创、安全、省时，并减少术后感染风险。

2. **不足**

（1）翼外肌附着问题尚未解决，导致关节头滑行运动不足，表现在侧方、前伸运动恢复不佳，张口偏斜。

（2）关节窝骨结合问题尚未解决。

（3）核心部件的个体化设计尚未解决。

## 三、临床病例 3：
## 金属/非金属关节窝型全颞下颌关节假体的设计与应用

### （一）患者情况

患者，女，56 岁。

**主诉：** 右侧耳前疼痛、摩擦音伴张口受限 1 年余。

**现病史：** 患者 1 年前出现右侧耳前疼痛、摩擦音伴张口受限，非手术治疗 1 年无效。

**既往史：** 否认全身系统性疾病史。

**专科检查：** 右侧耳前区压痛明显，疼痛 VAS 评分为 6。可及摩擦音，张口度 17mm。口内咬合关系稳定，27、36 缺失（图 3-2-54，图 3-2-55）。

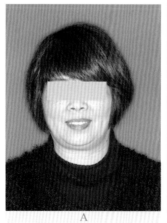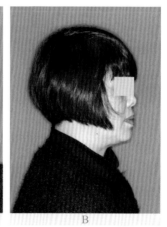

图 3-2-54　口外检查

A. 正面观　B. 侧面观

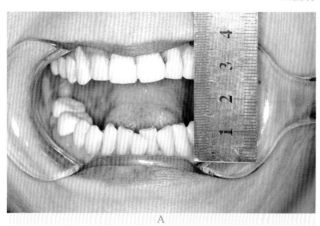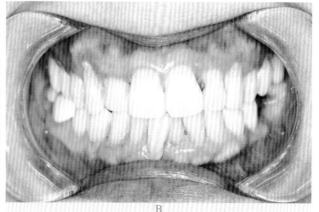

图 3-2-55　口内检查

A. 张口情况　B. 咬合关系

**影像学检查：** 全景片示，27、36 缺失（图 3-2-56）。关节 MRI 示，右侧髁突骨质破坏严重伴囊性变，关节盘前移位、变形伴穿孔（图 3-2-57）。颌面部 CT 示，右侧髁突骨质改变（图 3-2-58）。

**诊断：** 右侧关节骨关节炎伴关节盘前移位及穿孔。

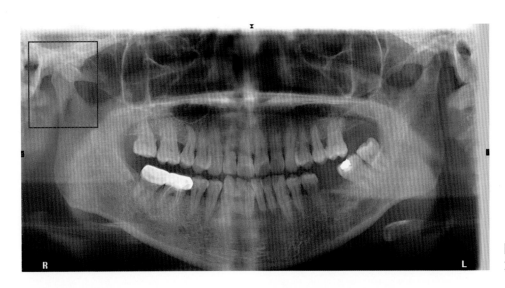

图 3-2-56　全景片（红框为髁突骨质改变）

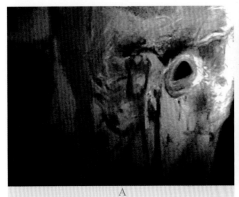 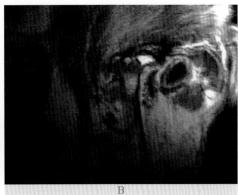

图 3-2-57　关节 MRI
A. 闭口位　B. 开口位

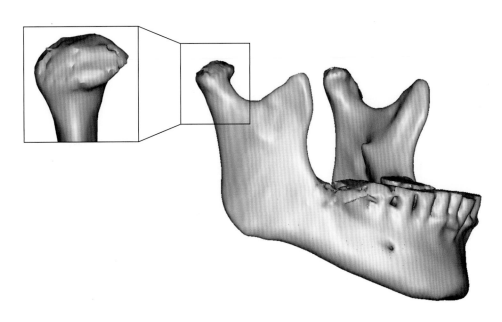

图 3-2-58　颌面部 CT 三维重建

（二）治疗方案

**1. 总体治疗方案**　右侧病变髁突切除后，采用个性化全关节假体（金属/非金属关节窝型）进行修复重建，实现关节窝假体和自体骨的骨结合。

**2. 外科切除设计**

（1）切除范围设计：见本章第二节临床病例1中（二）治疗方案2.外科切除设计。

（2）数字模拟手术：见本章第二节临床病例1中（二）治疗方案2.外科切除设计。

（三）设计与加工

**1. 数字模拟手术**　见本章第二节临床病例1中（三）经典型全关节假体与截骨定位导板设计与加工中1.经典型全关节假体设计。

**2. 金属/非金属关节窝型全关节假体设计、加工和试装**

（1）核心部件导入及摆正：为保证金属基底（1.5mm）及金属/非金属连接界面（1.5mm）的厚度，该关节窝核心部件较经典型假体的增加了3mm，即关节窝面下降3mm（图3-2-59）。

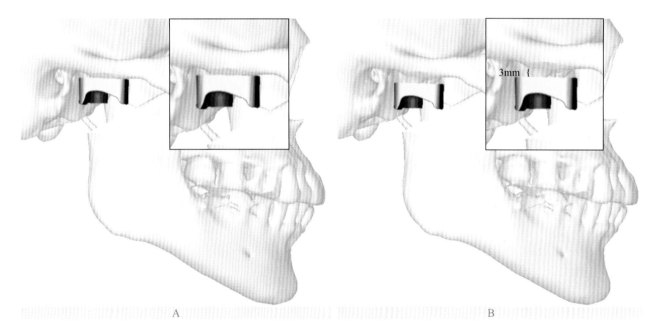

**图 3-2-59　核心部件位置确定**
A. 经典型关节窝假体的核心部件位置　B. 金属/非金属关节窝型假体的核心部件位置

（2）关节窝假体设计：为金属/非金属连接设计，连接界面厚度为1.5 mm，钛合金多孔孔径为900μm（图3-2-60）。

（3）采用搅拌摩擦焊接完成关节窝假体的金属/非金属间的连接，主要通过控制转速、时间和温度将超高分子量聚乙烯嵌入多孔钛合金结构中，从而实现牢固的金属和非金属的连接（图3-2-61）。

（4）假体制造及试装：见第二章第二节三、个性化颞下颌关节及颅颌假体的加工（图3-2-62）。

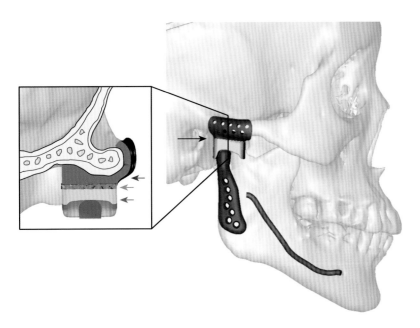

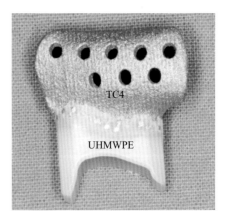

图 3-2-60　延伸部件设计（黑色）（红箭头为金属基底，绿箭头为连接界面，蓝箭头为非金属关节窝面）

图 3-2-61　关节窝假体的金属/非金属间的搅拌摩擦焊接

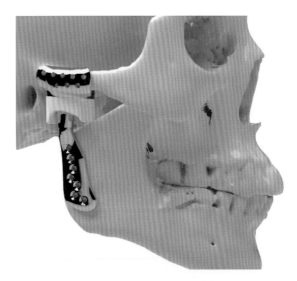

图 3-2-62　金属/非金属关节窝假体加工及试装

**3. 数字化截骨定位导板设计**　见本章第二节临床病例 1 中（三）经典型全关节假体与截骨定位导板设计与加工中 2.数字化截骨定位导板设计。

**（四）手术流程**

根据导板确定钉孔，安装关节窝假体，应先固定导板所确定的钉孔，再固定剩余钉孔（图 3-2-63）。下颌假体植入和固定及其余手术流程见本章第二节临床病例 1 和临床病例 2 中（四）手术流程。

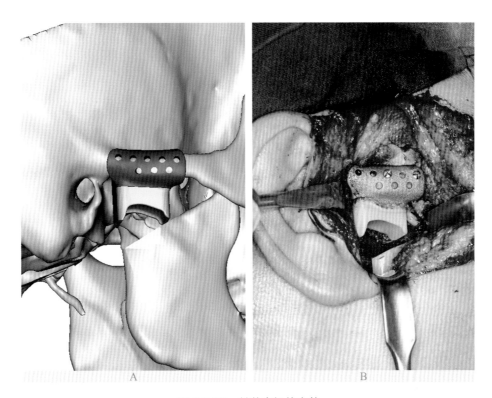

图 3-2-63　关节窝假体安装

A. 设计图　B. 实际术中照片

（五）随访与预后

术后定期随访，分别进行外观（面型）、功能（张口度、张口型）、假体评价（安全性、准确性）。

1. 术后即刻　术中导板就位准确，假体安装顺利（图 3-2-64），术前设计与术后重建对比显示，假体就位精准（图 3-2-65，图 3-2-66）。术后假体安装误差分析显示，核心部件误差约 0.43mm，假体总体误差约 0.89mm（图 3-2-67，图 3-2-68）。

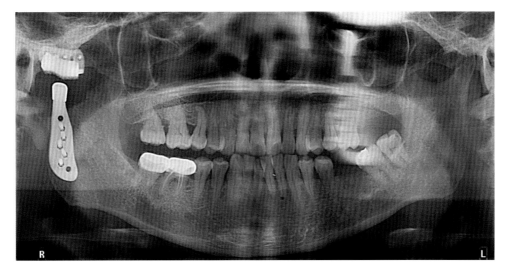

图 3-2-64　术后即刻全景片

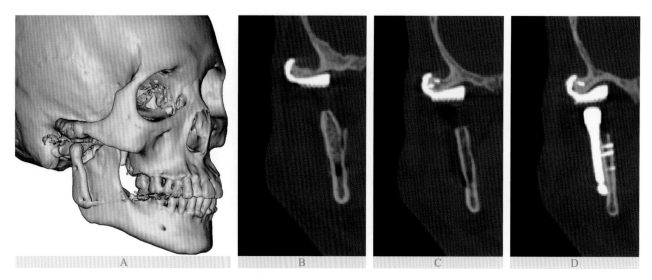

**图 2-2-65　术后即刻 CT**

A. 外侧面观　B. 冠状位 CT（前）　C. 冠状位 CT（中）　D. 冠状位 CT（后）

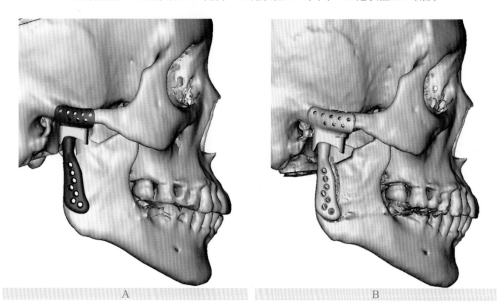

**图 3-2-66　CT 重建对比**

A. 术前设计　B. 术后即刻

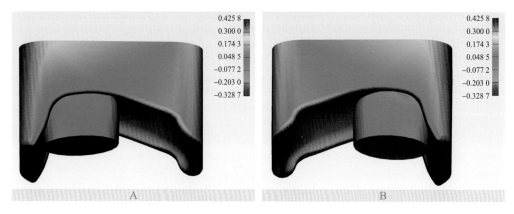

**图 3-2-67　假体核心部件误差约 0.43mm**

A. 外侧误差　B. 内侧误差

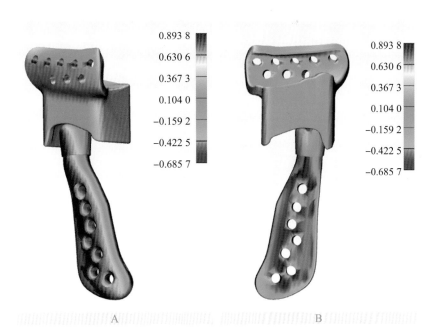

图 3-2-68　金属 / 非金属关节窝型全关节假体总体误差约 0.89mm

A. 外侧误差　B. 内侧误差

## 2. 术后 1 年随访

（1）主诉无不适，面型良好无异常，术区无红肿等反应。

（2）耳前疼痛改善，VAS 评分至 1。

（3）张口度改善至 27mm，患侧侧方运动 5mm，健侧侧方运动 3mm，张口型向患侧偏斜 3mm。

（4）咀嚼功能：正常进食。

（5）咬合关系：稳定，与术前相同。

（6）假体评价：无假体感染、排异、松动、断裂、移位、异位成骨、材料过敏等并发症（图 3-2-69）。

（7）假体骨结合：CT 示关节窝假体和关节窝骨质骨结合良好（图 3-2-70）。

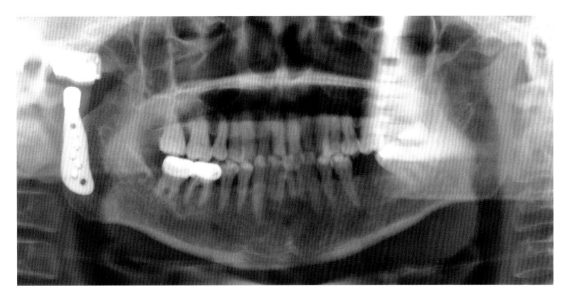

图 3-2-69　术后 1 年全景片

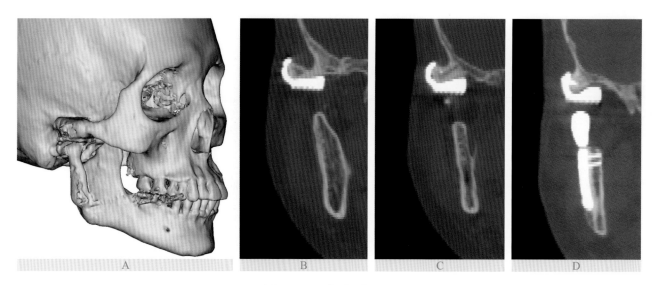

**图 3-2-70 术后 1 年 CT**
A. 外侧面观　B. 冠状位 CT（前）　C. 冠状位 CT（中）　D. 冠状位 CT（后）

**3. 术后 4 年随访**　张口度改善至 28mm。CT 示关节窝假体与关节窝骨质骨结合良好。余同术后 1 年随访情况（图 3-2-71 ~ 图 3-2-74）。

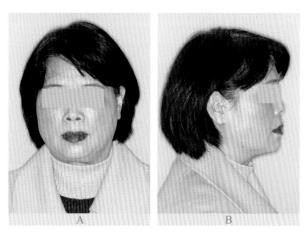

**图 3-2-71 术后 4 年随访面型良好**
A. 正面观　B. 侧面观

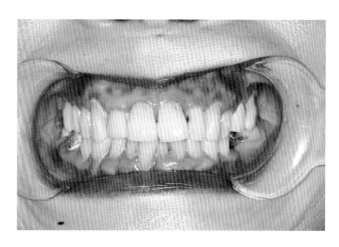

**图 3-2-72 术后 4 年咬合关系稳定**

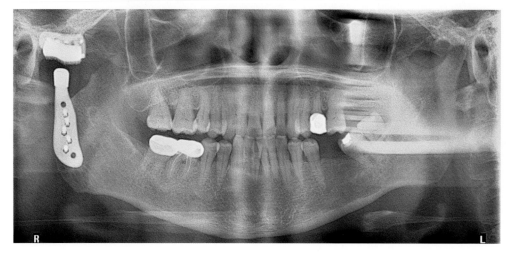

**图 3-2-73 术后 4 年全景片**

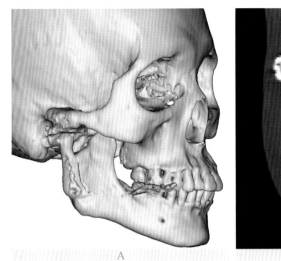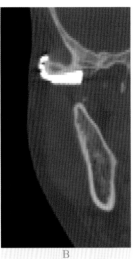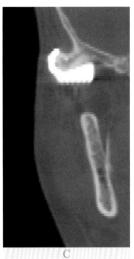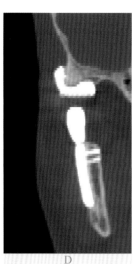

图 3-2-74 术后 4 年 CT

A.外侧面观 B.冠状位 CT（前） C.冠状位 CT（中） D.冠状位 CT（后）

（六）优势与不足

1. **优势** 与经典型关节窝假体相比，除具有其优点外，还赋予了骨结合能力，更加牢固。该假体的成功将为关节窝周围骨量不足的情况提供假体置换的可能性，更重要的是为大面积缺损（关节 - 颅底）的置换，提供了坚固的异种材料连接方式。总体而言，由于个性化假体操作简单，安装结果较为精准可控，有效解决了标准型假体的手术技术要求高、费时、易出现并发症等问题。

2. **不足**

（1）目前关节窝金属 / 非金属材料之间的连接界面厚度仍存在不确定性，界面的充填率有待进一步改善，金属内部的形态控制和碎屑清除问题尚需进一步研究。

（2）制作周期相对延长，费用也较高。

（3）假体连接界面较厚，使关节窝假体整体厚度增加，髁突截骨线更低，增加了操作难度；更重要的是，核心部件也出现降低，使得转动轴（旋转中心）更低，与生理状态的相距更远。

（杨　驰　张善勇　郑吉驷）

# 第三节　院 士 述 评

"

　　本章所展示的是我国自主研发的结合数字化设计、3D 打印技术、五轴精加工技术制造的个性化全关节假体。起自 2016 年 1 月，共 150 余侧个性化全关节假体的临床应用，最长使用病例已有 8 年，结果令人鼓舞，证明该假体的设计理念、制造工艺和手术操作等标准化流程的先进性和可靠性。主创人员经多代假体的研发和应用，不断提升假体质量，并且突破了国外提出和应用了 30 多年的经典手术方案，率先提出并成功实现无需第二切口和颌间结扎的全关节假体固定方法。经临床验证，该法不但使手术省时、微创，而且假体安装精准可靠，是具有先进理念为导向的重建修复体系，值得推崇。

　　全关节假体主要用于成年人，适应证广泛，故易于向包括基层医院在内的众多单位推广应用。当然，手术培训是非常必要的。

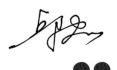

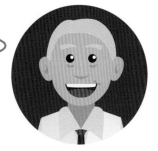

"

# 第四章

# 颞下颌关节源性牙颌面畸形的关节置换同期正颌

本章介绍杨氏改良分类第Ⅱb亚类，即不可保存关节的颞下颌关节疾病继发牙颌面畸形，需关节置换、正颌外科和正畸的联合诊治。本章将对不可保存关节的颞下颌关节源性牙颌面畸形的定义、关节置换同期正颌手术的分类和传统方法等进行概述，重点介绍个性化全颞下颌关节假体置换同期正颌手术的创新修复重建方法和数字化设计流程，再通过临床病例，展示个性化全关节置换同期正颌手术从术前设计到手术应用和术后随访的全过程，以提高关节外科、正颌和正畸等专科医师对该类疾病的认知程度和处理能力。

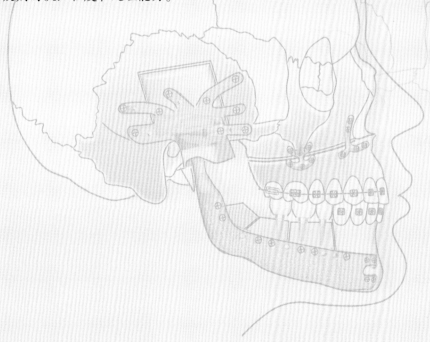

# 第一节  概  述

颞下颌关节疾病可继发不同程度的牙颌面畸形，如特发性髁突吸收、关节强直和关节肿瘤等常导致下颌后缩和 / 或偏斜，在治疗中，关节是否能够保留是首要问题。本节将介绍不可保存关节的颞下颌关节源性牙颌面畸形的定义、关节置换同期正颌手术的分类等基本概念，在总结传统手术方案及其常见并发症的基础上，提出个性化全颞下颌关节假体置换同期正颌手术的创新方案，以实现手术精准微创、操作安全简便和术后长期稳定。对关节置换同期正颌手术的流程也进行了相应的规范。

## 一、不可保存关节的颞下颌关节源性牙颌面畸形的定义

根据关节盘与髁突的形态和质量判断，关节结构已不具备保留价值的颞下颌关节疾病，被称为"不可保存关节"，同时又继发关节源性牙颌面畸形，即所谓"不可保存关节的颞下颌关节源性牙颌面畸形"，可采用关节置换 +/– 正颌正畸联合治疗方案，本章聚焦于此。

关节置换同期正颌手术是指修复关节的同时进行正颌手术，既解决关节问题，又纠正继发的颌骨畸形，同时改善牙列与咬合异常、上呼吸道狭窄等，一举多得。其中关节置换常用自体骨移植和全关节假体两种。由于正颌手术需移动下颌骨，将增大重建关节头的压应力，故自体骨易发生吸收（见本章临床病例 8），故全关节假体更具优势。个性化全关节假体较标准化全关节假体更便捷和精准。

## 二、颞下颌关节置换同期正颌手术的分类

颞下颌关节置换同期正颌手术总体上可分为以下两类：

第一类：关节置换的正颌作用。利用关节置换增高下颌支，前徙并旋转下颌骨（通常是逆时针旋转），以纠正下颌畸形。适用于单纯下颌骨后缩的矫正。

第二类：关节置换同期正颌手术。关节置换同期正颌手术（双侧置换 +/– 颏成形术、双侧置换 +/– 上颌骨 Le Fort I 型截骨术 +/– 颏成形术、单侧置换 + 对侧下颌支矢状劈开术 +/– 上颌骨 Le Fort I 型截骨术 +/– 颏成形术）。适用于双颌中、重度颌骨畸形的矫正。

本节以全关节假体为例，图 4-1-1 为手术的种类。

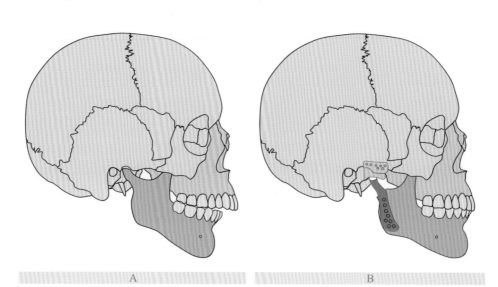

A                                    B

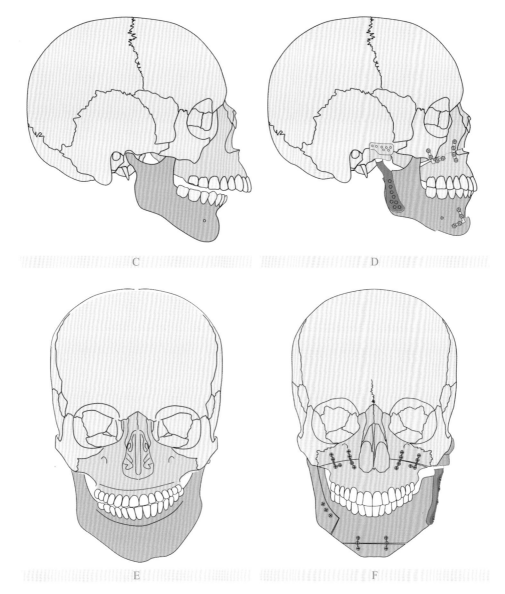

**图 4-1-1　手术种类**

A、B. 单纯关节置换的下颌骨正颌作用　C、D. 双侧关节置换同期上颌骨 Le Fort Ⅰ 型截骨术与颏成形术　E、F. 单侧关节置换同期上颌骨 Le Fort Ⅰ 型截骨术、对侧下颌支矢状劈开截骨术与颏成形术

## 三、颞下颌关节置换同期正颌手术的传统修复重建方法

关节手术同期正颌的历史可以追溯到 20 世纪 70 年代。始于关节强直继发牙颌面畸形的关节成型与下颌支垂直截骨手术（图 4-1-2），后又涌现出肋骨肋软骨重建关节同期健侧下颌支截骨术以恢复面型和咬合关系。早在 1980 年，Ian R. Munro 医生对 14 名半侧颜面萎缩患者进行了同期自体骨关节重建和上颌骨 Le Fort Ⅰ 型截骨手术（图 4-1-3）；此后，他又将该手术方案应用于关节强直的治疗。20 世纪 80—90 年代，关节重建同期双颌手术步入了较为成熟的发展期。

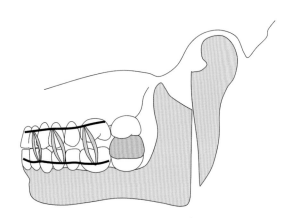

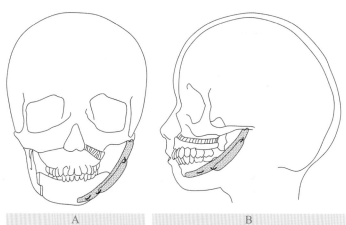

**图 4-1-2　垂直截骨同时调整下颌骨（褐色）位置**
增高口内最后一颗磨牙（蓝色），向前下移动下颌体，并通过颌间结扎来固定其位置（引自：POPESCU V. Vertical osteotomy of the ascending rami in mandibular retrognathism，1975）

**图 4-1-3　上颌骨 Le Fort Ⅰ型截骨术与下颌骨髁突、下颌支重建**
A. 正面观　B. 侧面观
通过上颌骨 Le Fort Ⅰ型截骨术，摆正上颌骨，然后通过骨移植（粉色）降低患侧下颌骨；健侧矢状劈开截骨术旋转下颌体（引自：MUNRO I R. One-stage reconstruction of the temporomandibular joint in hemifacial microsomia, 1980）

　　关节置换同期正颌手术带来的问题：①手术干扰问题：同时对下颌骨进行两种手术，易影响关节和颌骨定位的精准性，而手术的次序设计、数字化导板和定制型假体将有效解决这个问题；②无菌原则问题：口内外手术同期进行，应特别注意关节假体置换的无菌操作，口内外器械不能混用。

　　目前常用的重建方法是自体骨移植或标准型全颞下颌关节假体。这两种方案并没有解决上述常见问题，且分别有以下不足：①自体骨常见的来源有肋骨肋软骨（见本章临床病例 8）和下颌骨冠突（图 4-1-4），其突出的问题是游离植骨术后的吸收，导致牙颌面畸形或原有疾病（如关节强直）的复发率较高；②标准型假体有定位不精确、误差大，术后移位风险等问题（图 4-1-5）。

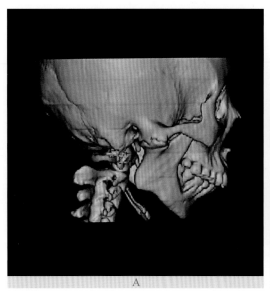

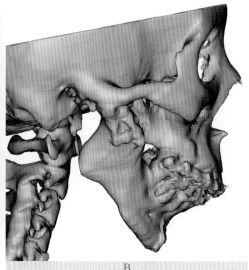

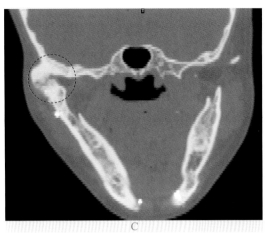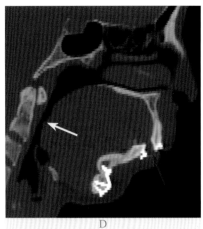

**图 4-1-4　冠突移植治疗关节强直术后复发**

A. 冠突移植术前，右侧关节强直、下颌后缩　B. 冠突移植术后 2 年，右侧关节强直复发、移植骨吸收导致下颌后缩复发　C. 关节强直复发，标注区域内可见右侧关节头与关节窝融合　D. 复发导致下颌后缩，前牙水平开𬌗（红箭头）、气道狭窄（黄箭头）

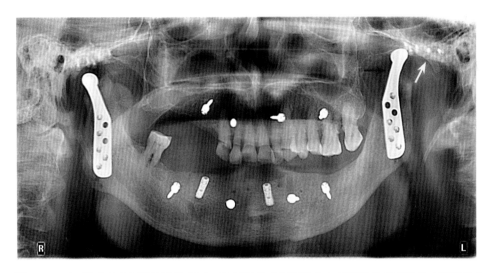

**图 4-1-5　标准型颞下颌关节假体术后，下颌假体（红箭头）向前脱出关节窝假体（黄箭头）**

## 四、个性化全颞下颌关节假体置换同期正颌手术的创新修复重建方法

为了实现两种手术的精准、稳定和操作简便，笔者团队创新性地将自主研发的 3D 打印个性化全关节假体应用在关节置换同期正颌手术中，通过结合数字化导板、内镜辅助固定等关键技术，较明显地提升了假体定位的准确性，避免了口外、口内术区反复切换的问题。

### （一）全关节置换同期正颌手术的适应证

**1. 关节盘前移位伴髁突吸收**　髁突 - 下颌支短小，下颌骨顺时针旋转、高角，双侧受累下颌骨后缩（骨性 Ⅱ 类）（图 4-1-6 A、B），单侧受累下颌骨偏斜或偏缩（图 4-1-6 D、E）。Ⅱ 类错𬌗可伴前牙开𬌗、上呼吸道狭窄等（图 4-1-6 A ~ C）。

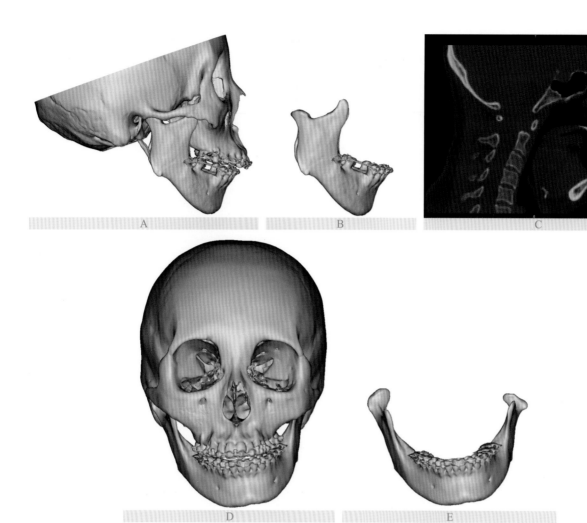

**图 4-1-6　髁突吸收或骨关节炎导致牙颌面畸形**
A~C. 双侧髁突吸收，下颌后缩、气道狭窄　D、E. 左侧髁突吸收，下颌偏斜

2. **骨关节炎**　晚期骨关节炎可伴有下颌骨后缩畸形，表现基本同髁突吸收。

3. **关节强直**　生长发育期的关节强直更易造成严重牙颌面畸形和上气道狭窄（图 4-1-7）。

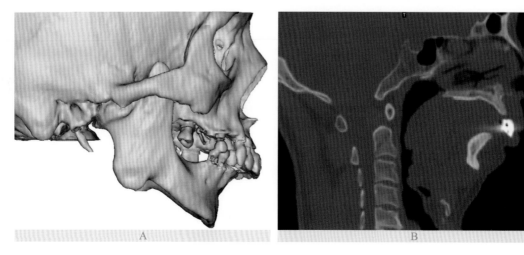

**图 4-1-7　关节强直导致牙颌面畸形**
A. 右侧关节强直，下颌后缩　B. 气道狭窄

**4. 粉碎性髁突骨折**　骨折块移位常导致下颌骨后缩和 / 或开𬌗；髁突骨折块无法复位固定（图 4-1-8 ）。

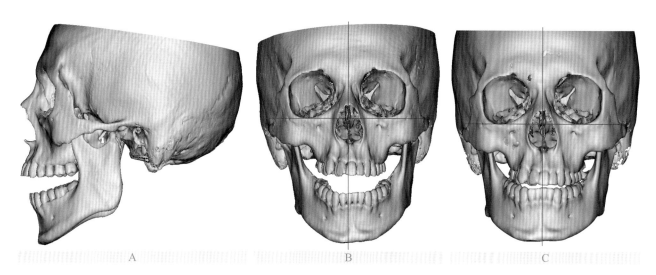

图 4-1-8　粉碎性髁突骨折
A. 侧面观：左侧粉碎性髁突骨折，下颌后缩　B. 正面观：下颌向患侧偏斜伴开𬌗　C. 术后正面观：下颌基本复位正常

**5. 陈旧性髁突脱位**　类似骨性Ⅲ类错𬌗畸形（图 4-1-9 ）。

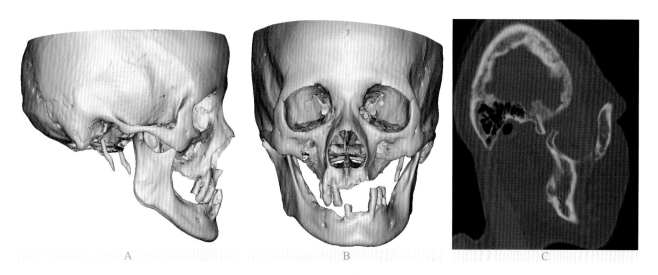

图 4-1-9　陈旧性脱位
A. 侧面观：右侧关节脱位，下颌前突　B. 正面观：下颌向健侧偏斜　C. 髁突脱位

**6. 发育性髁突增生**　骨性Ⅲ类错𬌗畸形（图 4-1-10 ）。
**7. 获得性髁突缺失**　手术或溶骨症等原因导致（图 4-1-11 ）。
**8. 关节肿瘤或类肿瘤病变**　种类多样，最常见的是髁突骨软骨瘤和滑膜软骨瘤病（图 4-1-12 ）。

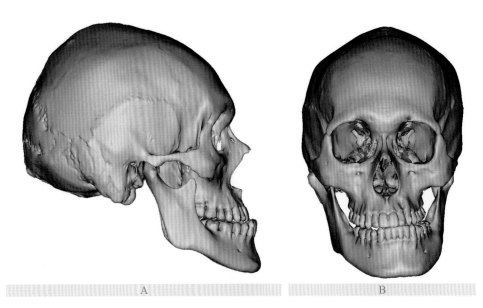

图 4-1-10 发育性髁突增生
A. 侧面观：右侧髁突增生，下颌前突　B. 正面观：下颌向左侧偏斜

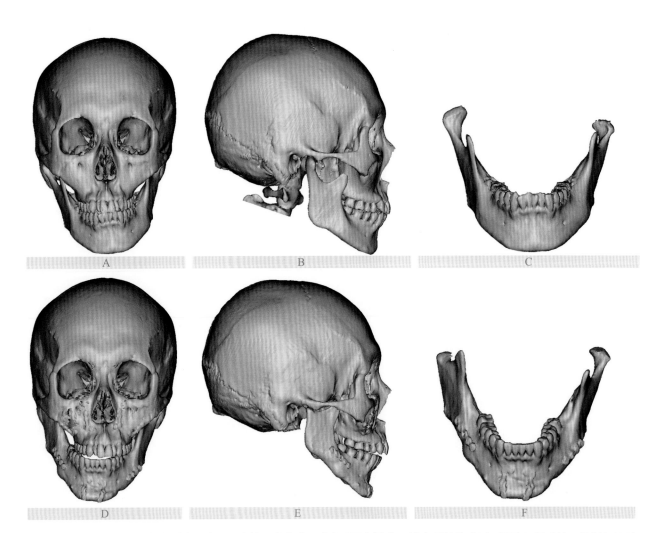

图 4-1-11 患者右侧髁突发育过度，由于不当的手术方式导致术后髁突缺失，并出现继发畸形，导致下颌后缩、偏斜与开𬌗
A~C. 正颌术前（诊断为右侧髁突肥大）　D~F. 正颌术后（右侧髁突高位切除＋双颌手术术后 2 年，右侧髁突吸收）

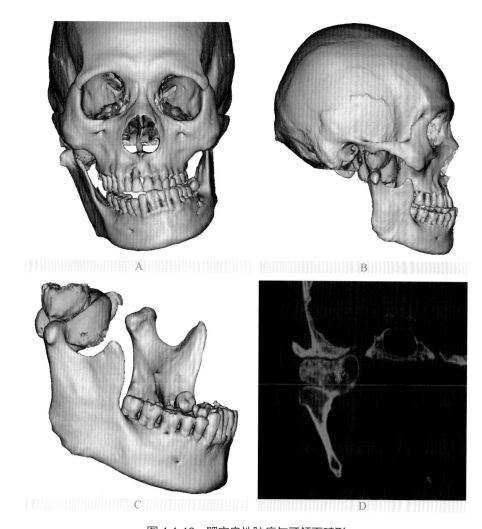

**图 4-1-12　髁突良性肿瘤与牙颌面畸形**
A.右侧髁突骨软骨瘤（绿色），下颌偏斜　B.下颌前突　C.瘤体（绿色）　D.冠状位瘤体截面

## （二）全颞下颌关节假体置换同期正颌手术的禁忌证

见第三章第一节四、个性化全颞下颌关节假体的创新修复重建方法中（三）全关节假体的禁忌证。

## （三）个性化全颞下颌关节假体置换同期正颌手术的术前准备

正颌外科术前需进行详尽的病史询问和记录、心理评估、方案沟通，以及全身检查和局部检查。全身检查重点注意重要脏器的情况。局部检查包括关节检查、面部检查、口腔及牙模型检查和影像学检查。具体包括：

1. **手术方案**　制订手术计划、预测手术效果。使用CT数据进行颌骨三维重建、模拟截骨、解除面部畸形、恢复正常颌骨位置，据此设计个性化全关节假体形态和位置。设计并打印截骨和 / 或定位导板、手术殆板。有需要的患者可以设计个性化的钛合金 3D 打印接骨板（见第五章）。

2. **术前正畸**　主要包括排齐牙列、去除牙性代偿与咬合干扰、调整牙弓形态等，使上下牙弓匹配，以便术中能获得广泛、稳定的咬合接触关系，为骨段移动至理想的位置做准备。

3. **术前植入物准备**    使用常规钛板进行骨块固定的患者，需要准备合适的钛板、钛钉，术前通过 CT 测量钉孔深度，充分预备，并提前包装、消毒灭菌。

4. **特殊器材**    正颌手术器械、动力设备，根据患者的情况设计颌间牵引装置，例如托槽、牵引钩、支抗钉或颌间牵引钉等。

## 五、个性化全颞下颌关节假体置换同期正颌手术的数字化设计总流程

本章聚焦的是个性化全关节假体置换同期正颌手术的设计与实践。其总流程包括正颌和关节截骨方案设计、假体和导板设计、手术流程三方面（图 4-1-13）。

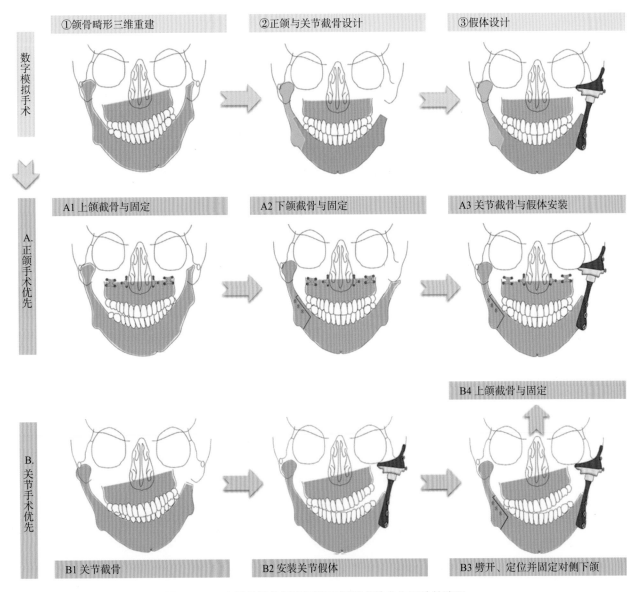

**图 4-1-13    全关节假体置换同期正颌手术数字化设计总流程**

灰色区域为上下颌骨，紫色区域为数字化设计下颌位置，浅蓝色区域为数字化设计健侧下颌支矢状截骨，深蓝色、黄色及灰白色区域为数字化设计患侧假体，图中第一行为数字化设计流程，第二行为正颌优先流程，第三行为关节假体优先流程，若下颌骨畸形较为严重、假体无法准确就位，则可先行对侧下颌骨劈开，松解下颌体后，利用中间𬌗板进行颌间结扎，确定下颌位置，再固定关节假体

（一）正颌和关节截骨方案设计

1. **测量分析**　对关节病变及颌骨畸形进行三维重建，并进行头影测量分析。
2. **截骨方案**　根据测量结果和牙列形态，确定上下颌骨最终位置和咬合关系，模拟正颌截骨及关节病变切除。

（二）假体和导板设计

1. **假体设计**　根据下颌骨最终位置、髁突截骨后下颌残端形态设计全关节假体。
2. **导板设计**　设计假体、正颌的截骨和 / 或定位导板（见第三章第一节中五、个性化全颞下颌关节假体的数字化设计总流程）。

（三）手术流程

1. **流程分类**　全关节假体置换同期正颌手术的实施流程有正颌优先和假体置换优先两种。
（1）正颌优先的手术流程：先行上颌手术，精准固定上颌骨后，根据终末咬合恢复下颌位置，然后固定关节假体。
（2）全关节假体优先的流程：首先完成耳颞前切口手术，包括髁突截骨、肿物切除、假体安装和脂肪瓣移植，关闭口外切口后，进行正颌手术。
2. **流程适应证**
（1）关节假体优先流程的适应证：术中由于关节动度、下颌骨形态、关节头不稳定等，难以准确施行上颌截骨、固定的情况，如严重髁突吸收继发的下颌后缩、关节强直等。该流程尤其适用于双侧关节同时进行假体重建的病例。单侧关节重建的病例，可在完成患侧关节病灶处理后，利用导板定位安装假体，关闭关节区域切口后，再行对侧下颌骨矢状劈开截骨；但若下颌骨畸形较为严重、假体无法准确就位，则可先行对侧下颌骨劈开，松解下颌体后，利用中间𬌗板进行颌间结扎确定下颌位置，再固定关节假体。
（2）正颌优先流程的适应证：上颌后牙段需要大量上抬时，若先行假体手术，则会因咬合干扰导致假体的关节头无法就位至关节窝。此时应先行上颌骨的截骨与固定，而最后进行关节假体的安装。

（杨　驰　谢千阳）

# 第二节　个性化全颞下颌关节假体置换同期正颌手术的修复重建技术

对于关节疾病继发牙颌面畸形的患者，在全关节假体修复重建的同时，还需进行同期正颌手术以纠正牙颌面畸形。本节展示 6 个临床病例，分别涵盖单纯全颞下颌关节假体置换的正颌作用、全颞下颌关节假体置换同期正颌手术治疗髁突肿瘤伴偏突颌畸形、全颞下颌关节假体置换同期正颌手术治疗关节强直伴偏缩颌畸形、全颞下颌关节假体置换同期正颌手术治疗先天性牙颌面畸形、全颞下颌关节假体置换治疗自体骨移植吸收、全颞下颌关节假体置换同期正颌手术治疗正颌手术失败。

## 一、临床病例 4：
## 全颞下颌关节假体置换的正颌作用

### （一）患者情况

患者，男，26 岁。

**主诉：** 渐进性下颌后缩伴双侧耳前区杂音、疼痛 5 年余。

**现病史：** 5 年来患者自觉下颌后缩进行性加重，伴双侧耳前杂音、疼痛，每年 3 ~ 5 次，每次持续 1 周至 1 个月不等。

**既往史：** 患者自述体健，否认系统性疾病史，否认药物和食物过敏史。

**专科检查：** 面型基本对称，口角高度一致；下颌后缩，颏肌紧张；张口度 45mm，张口型居中。双侧第一磨牙为安氏Ⅱ类完全远中关系，前牙水平开𬌗，中线居中；36、46 残根，37、47 近中倾斜，21 死髓牙（图 4-2-1，图 4-2-2）；疼痛 VAS 评分为 4 分。

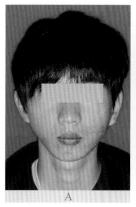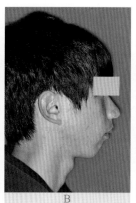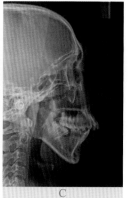

图 4-2-1　面型检查：面型基本对称，口角高度一致，下颌后缩，颏肌紧张；头颅侧位片示下颌后缩，前牙覆盖 11mm，髁突影像不清

A. 正面观　B. 侧面观　C. 头颅侧位片

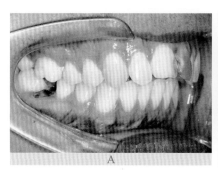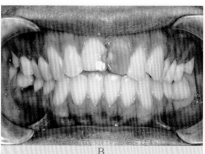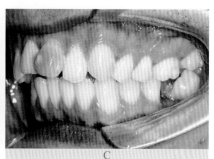

图 4-2-2　口内检查：双侧第一磨牙为安氏Ⅱ类完全远中关系，前牙水平开𬌗，中线居中；36、46 残根，37、47 近中倾斜，21 死髓牙

A. 右侧咬合　B. 正面咬合　C. 左侧咬合

**辅助检查：** MRI 示双侧髁突吸收，髁突细小，关节盘不可复性前移位。CT 示髁突顶部骨皮质连续性中断、骨质毛糙，髁突形态不规则（图 4-2-3）。

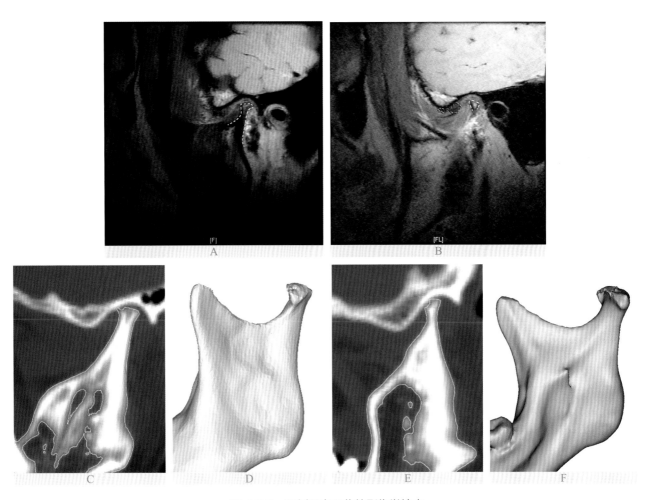

**图 4-2-3  双侧髁突吸收的影像学检查**

A. 左侧关节 MRI  B. 右侧关节 MRI  C. 左侧髁突 CT 矢状向截面  D. 左侧髁突 CT 重建  E. 右侧髁突 CT 矢状向截面  F. 右侧髁突 CT 重建

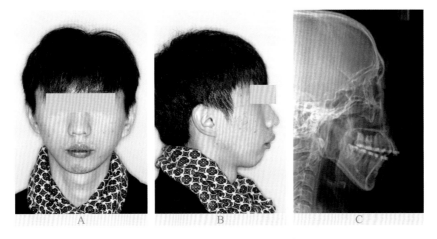

**图 4-2-4  术前正畸后面型检查**

A. 正面观  B. 侧面观  C. 头颅侧位片

**诊断：** 双侧关节不可复性盘前移位，髁突吸收；骨性Ⅱ类，下颌后缩；牙列不齐、前牙开𬌗，36、46残根。

**术前正畸：** 经过13个月的术前正畸（图4-2-4～图4-2-6），制订手术方案。

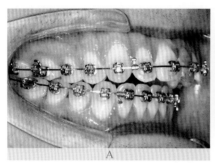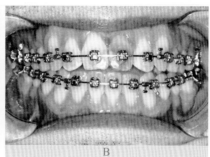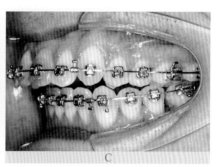

图 4-2-5　术前正畸后口内检查：正畸去代偿，关闭下颌缺牙间隙、内收下前牙
A. 右侧咬合　B. 正面咬合　C. 左侧咬合

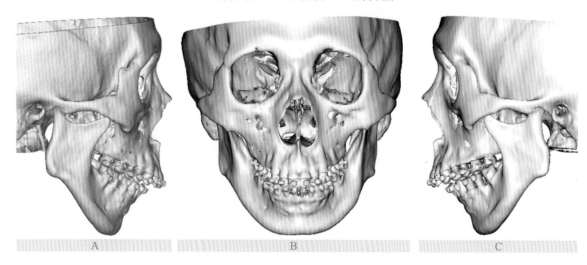

图 4-2-6　术前正畸后 CT 三维重建示骨性Ⅱ类，下颌后缩
A. 右面观　B. 正面观　C. 左面观

## （二）治疗方案

**1. 总体治疗方案**　双侧全关节假体置换。切除严重吸收的髁突，全关节假体修复，利用假体置换延长下颌支、前徙，并逆时针旋转下颌骨，起到下颌支矢状劈开的作用。

**2. 外科切除设计**　切除髁突，预留全关节假体置换空间。

**3. 重建方案**　个性化全关节假体置换。

## （三）全关节假体与截骨定位导板设计与加工

下颌骨的位置确定最为关键（图4-2-7），再按常规设计假体和导板（图4-2-8）。假体制造及试装见第二章第二节中三、个性化颞下颌关节及颅颌假体的加工。

**设计：** 根据咬合关系恢复下颌位置，将双侧后牙恢复至中性咬合关系，前牙浅覆𬌗、浅覆盖，在此基础上进一步逆时针旋转下颌骨使双侧后牙小开𬌗1～2mm作为过矫正空间。下颌支增高12mm，下颌切牙向前移动10mm，颏下点前移17mm，下颌平面逆时针旋转5°。

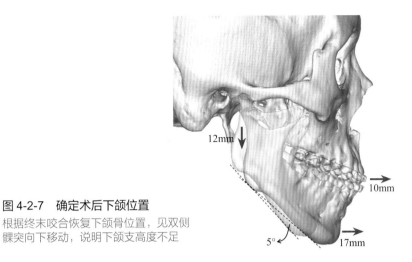

图 4-2-7 确定术后下颌位置

根据终末咬合恢复下颌骨位置，见双侧髁突向下移动，说明下颌支高度不足

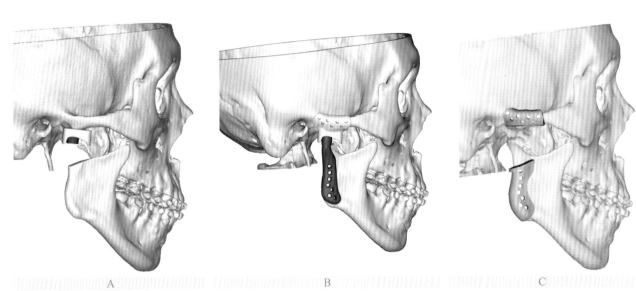
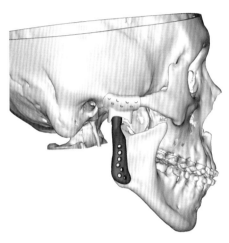
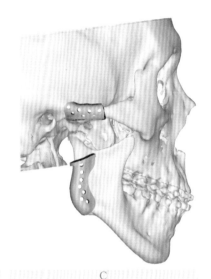

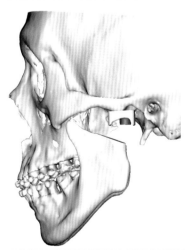
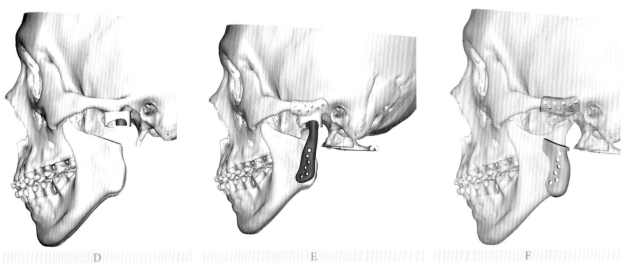
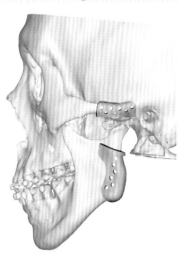

图 4-2-8 假体与导板设计

A. 摆放右侧假体核心部件（黄色为关节窝核心部件，深灰色为关节头核心部件） B. 设计右侧关节窝和下颌假体（黄色为关节窝假体，深灰色为下颌假体） C. 设计右侧截骨定位导板（紫色） D. 摆放左侧假体核心部件 E. 设计左侧关节窝和下颌假体 F. 设计左侧截骨定位导板

## （四）手术流程

1. **术前检查**　见第三章第二节临床病例 1 中（四）手术流程中 1. 术前检查。
2. **术前准备**　备血 400ml，余见第三章第二节临床病例 1 中（四）手术流程中 2. 术前准备。
3. **手术次序**
（1）手术进路：采用耳颞前切口和穿颊小切口。
（2）关节假体植入床处理：髁突下截骨和关节结节截骨，制备植入床。
（3）全关节假体安装：见第三章第二节临床病例 1 中（四）手术流程中 3. 手术次序。
4. **术后医嘱与护理**　见第三章第二节临床病例 1 中（四）手术流程中 4. 术后医嘱与护理。

## （五）随访与预后

术后定期随访，分别进行外观（面型）、功能（张口度、张口型）、假体评价（安全性、准确性）。
1. **术后即刻**　术中假体安装顺利，咬合关系稳定，出血量 300ml，时间 3h 30min；术前设计与术后
CT 重建拟合，核心部件的最大误差约 0.46mm，整体最大误差约 1.31mm（图 4-2-9，图 4-2-10）。术后面
型与咬合关系明显改善，术后即刻被动张口度 40mm（图 4-2-11，图 4-2-12）。

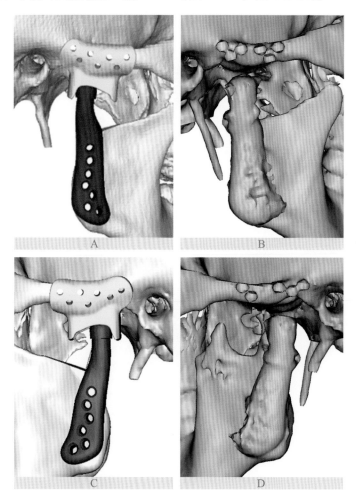

图 4-2-9　术后假体三维重建（术后由于金属假体伪影、高分子材料透射性强的影响，重建后需要根据钉孔位置将假体的数字化模型匹配到重建模型上，以便于分析误差）

A. 右侧假体设计方案　B. 右侧假体术后重建　C. 左侧假体设计方案　D. 左侧假体术后重建

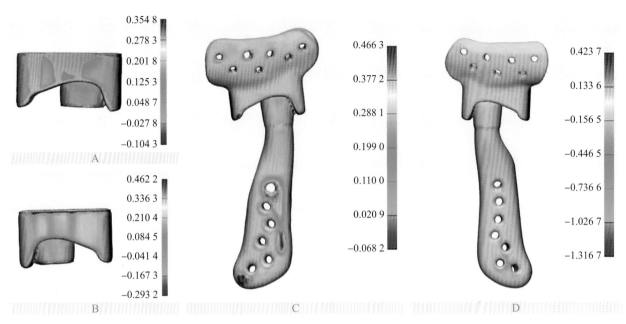

图 4-2-10 术后假体位置与设计比较，核心部件最大误差约 0.46mm，整体最大误差约 1.31mm

A. 左侧核心部件误差　B. 右侧核心部件误差　C. 左侧整体误差　D. 右侧整体误差

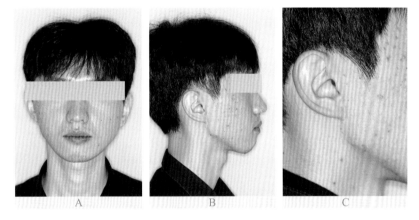

图 4-2-11 术后 3 个月面型检查：颏部居中，下颌位置改善，且手术瘢痕不明显

A. 正面观　B. 侧面观　C. 右侧耳前特写

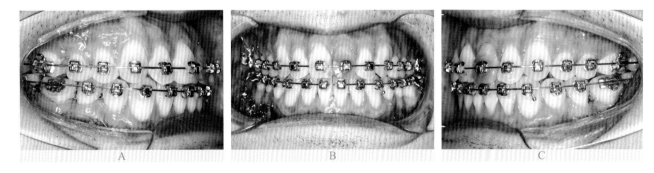

图 4-2-12 术后 3 个月口内检查：安氏 I 类咬合关系，牙尖交错𬌗关系良好，后牙尚存在 0.5mm 之内的小开𬌗

A. 右侧咬合　B. 正面咬合　C. 左侧咬合

## 2. 术后 3 年随访

（1）主诉无不适，面型良好，术区无红肿等反应。

（2）耳前疼痛改善明显，VAS 评分为 1。

（3）张口度 37mm，向右侧方运动 3mm、向左侧方运动 4mm。

（4）咀嚼功能：正常进食。

（5）面型和咬合关系：面型改善，无可见瘢痕；咬合关系良好（图 4-2-13，图 4-2-14）。

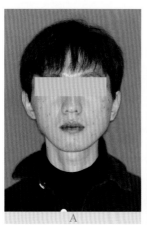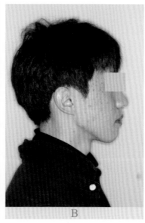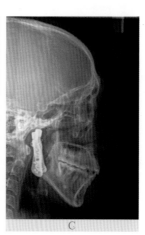

**图 4-2-13　术后 3 年面型稳定**
A. 正面观　B. 侧面观　C. 头颅侧位片

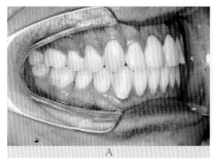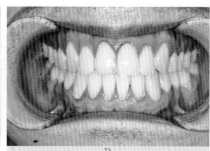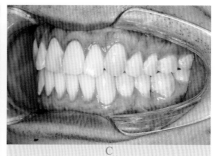

**图 4-2-14　术后 3 年后牙咬合紧密，咬合关系稳定**
A. 右侧咬合　B. 正面咬合　C. 左侧咬合

（6）假体评价：术后 3 年全景片显示假体无感染排异、松动、断裂、材料过敏等并发症，假体与骨结合良好（图 4-2-15）。

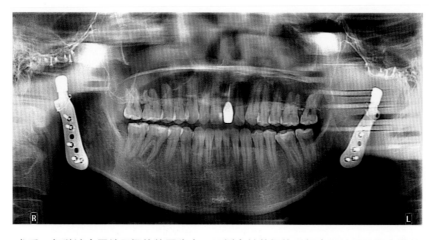

**图 4-2-15　术后 3 年随访全景片示假体位置稳定，双侧全关节假体颈部金属丝用于固定翼外肌附着骨块**

（六）优势与不足

**1. 优势**

（1）安全性和稳定性：经 3 年随访，无不良反应和并发症，且咬合关系稳定。

（2）减小手术创伤：关节置换手术虽然为耳颞前切口，但是经美容切口设计配合内镜下固定，术后瘢痕不明显。手术出血少，口内无手术切口。

（3）常规需要通过双侧下颌支矢状劈开来恢复下颌位置和咬合关系，而本案通过全关节置换即可实现。

（4）当下颌支高度严重不足及角度改变过大时，标准型假体难以获得充分固位区域。通过数字化设计和制造的个性化假体可获得极佳的力学固位。

**2. 不足**

（1）仅适用于下颌骨畸形需要矫治的患者，伴有上颌骨畸形的患者多需双颌手术。

（2）尽管固定翼外肌附着骨块于关节假体颈部，试图保存翼外肌功能，但术后张口度较术前减小 5mm，侧向及前伸运动尚不理想。

## 二、临床病例 5：
## 全颞下颌关节假体置换同期正颌手术治疗髁突肿瘤伴偏突颌畸形

（一）患者情况

患者，男，27 岁。

**主诉：** 渐进性下颌左偏伴右侧耳前疼痛 5 年余。

**现病史：** 患者 5 年来下颌逐渐向左侧偏斜，近 1 年来频发右侧耳前区阵痛，于外院检查发现右侧髁突肿物。

**既往史：** 患者自述体健，否认系统性疾病史，否认药物和食物过敏史。

**专科检查：** 下颌颏下点左偏 25mm，上唇中线左偏，口角左高右低。张口度 40mm，张口型偏左。右侧第一磨牙为安氏 Ⅲ 类完全近中关系，前牙反𬌗，下牙列中线左偏，左侧第一磨牙为安氏 Ⅰ 类咬合关系，35 至 37 舌倾（图 4-2-16，图 4-2-17）；疼痛 VAS 评分为 6 分。

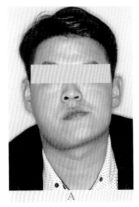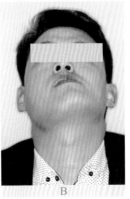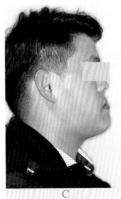

图 4-2-16　面型检查

A. 正面观　B. 颏顶位观　C. 侧面观

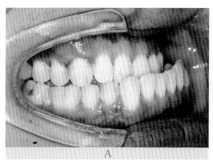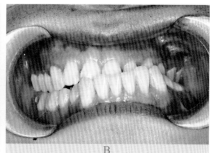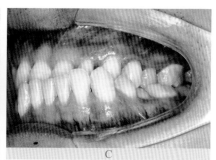

**图 4-2-17　口内检查**
A. 右侧咬合　B. 正面咬合　C. 左侧咬合

**辅助检查：** 定位片检查示下颌左偏，右侧下颌支长度较对侧增加，髁突体积增大，下颌前突，前牙反𬌗。CT 检查示右侧髁突骨软骨增生肥大，界限不清晰；肿物向内侧突起、向前彭隆、骨质硬化至下颌孔上方（图 4-2-18，图 4-2-19）。

**诊断：** 右侧髁突骨软骨瘤可能；偏突颌畸形。

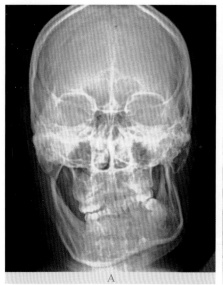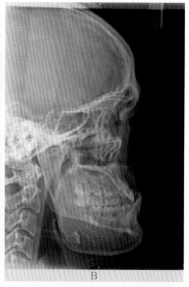

**图 4-2-18　定位片检查**
A. 头颅正位片　B. 头颅侧位片

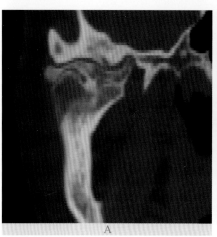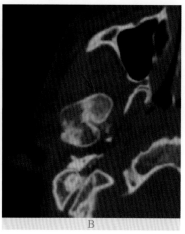

**图 4-2-19　CT 检查示右侧髁突骨软骨增生肥大（红箭头），界限不清晰；肿物向内侧突起、向前彭隆、骨质硬化至下颌孔上方**
A. 冠状位　B. 轴向位

**术前正畸：** 经过 13 个月的术前正畸，制订手术方案（图 4-2-20～图 4-2-22）。

正畸去代偿后，面型无显著变化。由于去代偿，右侧后牙开𬌗，下牙列中线左偏 9mm。

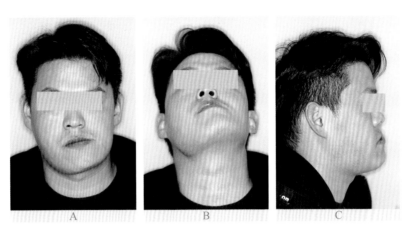

图 4-2-20　正畸后术前面型检查
A. 正面观　B. 颏顶位观　C. 侧面观

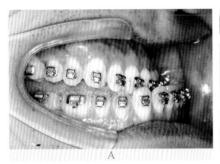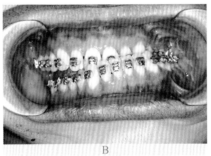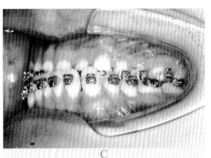

图 4-2-21　正畸后口内检查
A. 右侧咬合　B. 正面咬合　C. 左侧咬合

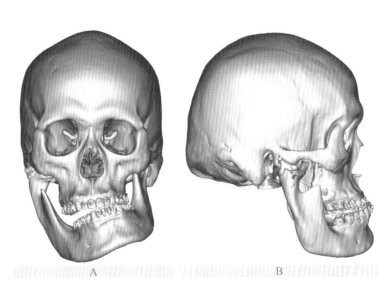

图 4-2-22　正畸后 CT 三维重建示下颌偏斜、前突畸形，前牙反𬌗，下颌牙列左偏，上颌牙列中线左偏，𬌗平面左高右低
A. 正面观　B. 侧面观

## （二）治疗方案

**1. 总体治疗方案**　右侧全关节假体置换同期正颌手术。关节肿物被切除后，全关节假体修复的同时，通过正颌纠正牙颌面畸形。

**2. 外科切除设计**　切除髁突肿物，预留假体空间。

**3. 重建方案**　个性化全关节假体置换。

**4. 正颌方案**　左侧下颌支矢状劈开截骨术，上颌骨 Le Fort Ⅰ 型截骨术；由于面部畸形严重，术后视软组织恢复情况设计Ⅱ期颏成形与轮廓修整。由于右侧髁突骨软骨瘤较大，引起𬌗平面偏斜严重（左高右低），难以进行假体置换优先的方案，故采用正颌优先方案，先将右侧上颌后牙上抬至正常位置，以便于后续植入全关节假体时获得合适的垂直高度。

## （三）正颌方案及全关节假体与截骨定位导板设计与加工

**1. 手术模拟与假体设计**（图 4-2-23 ~ 图 4-2-25）　首先摆正上颌（蓝色），恢复𬌗平面角；继而根据咬合关系复位下颌，恢复颏部及下颌下缘对称性，此时可见髁突肿物向上突入颅内。放置核心部件，根据以下原则设计下颌支截骨线：关节窝部件前缘翼板下缘距离前、下截骨线至少 3mm。根据颧弓和患侧下颌骨残端的形态，设计假体的颧弓及下颌部件。

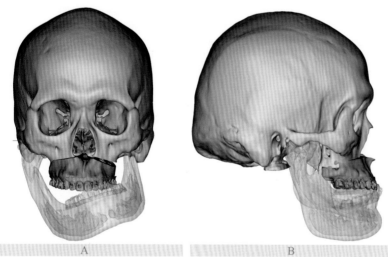

图 4-2-23　摆正上颌（蓝色），恢复𬌗平面角
A. 正面观　B. 侧面观

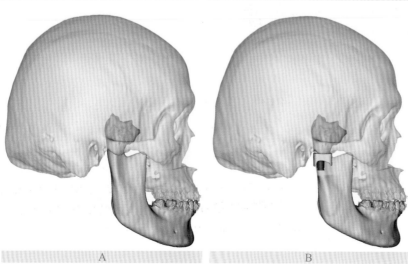

图 4-2-24　关节截骨与假体设计
A. 复位下颌位置，见髁突肿物（绿色）向上突入颅内　B. 放置核心部件，设计下颌支截骨线：关节窝前缘翼板下缘距离前、下截骨线至少 3mm（黄色为关节窝核心部件，深灰色为关节头核心部件）

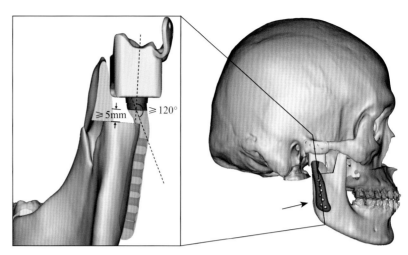

图 4-2-25　假体设计（黄色为关节窝假体，深灰色为下颌假体）

关节头部件下缘距离下方截骨线≥ 5mm，下颌部件与关节头部件冠状面夹角≥ 120°

**2. 数字化导板的设计**（图 4-2-26，图 4-2-27）　按照正颌手术方案，设计上、下颌截骨定位导板，标明截骨线与去骨范围。

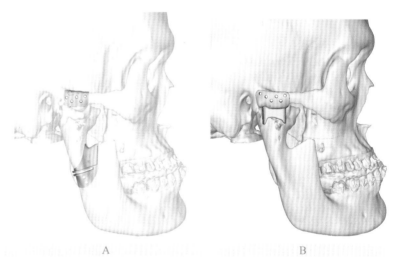

图 4-2-26　关节结节截骨定位导板设计

A. 截骨定位导板设计　B. 关节窝假体的钉孔位置作为导板钉孔设计的参考

设计关节窝、髁突截骨定位导板（紫色），注意导板钉孔和假体（黄色）钉孔位置应一致

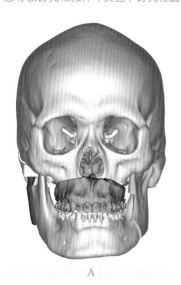
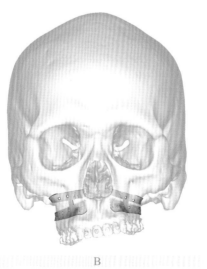
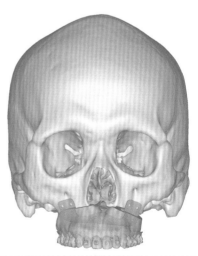

图 4-2-27　正颌方案与手术导板设计

A. 整体关节置换和正颌设计结果　B. 上颌截骨导板　C. 上颌定位导板

截骨导板（紫色）的钉孔与定位导板（橙色）的钉孔位置重合，可以引导上颌终末位置的摆放

3. **假体制造及试装**　制造工艺见第二章第二节中三、个性化颞下颌关节及颅颌假体的加工。

## （四）手术流程

1. **术前检查**　见第三章第二节临床病例 1 中（四）手术流程中 1. 术前检查。
2. **术前准备**　备血 400ml，余见第三章第二节临床病例 1 中（四）手术流程中 2. 术前准备。
3. **手术次序**　由于肿物过大，影响张口，手术时先切除肿物，才可行上颌截骨手术。
（1）关节手术进路：采用耳颞前切口、下颌下切口和口内切口。
（2）关节假体植入床处理：右侧髁突下截骨和关节结节截骨，制备植入床。
（3）正颌手术：导板辅助上颌骨 Le Fort Ⅰ型截骨术、左侧下颌支矢状劈开截骨术。
（4）颌间结扎。
（5）全关节假体安装。
（6）下颌假体颈部填塞腹部脂肪。

4. **术后医嘱与护理**　见第三章第二节临床病例 1 中（四）手术流程中 4. 术后医嘱与护理。此外，行颌间弹性牵引，并每日进行口腔护理。

## （五）随访与预后

术后定期随访，分别进行外观（面型）、功能（张口度、张口型）、假体评价（安全性、准确性）。

1. **术后即刻**　术中假体安装顺利，咬合关系稳定，出血量 600ml，时间 6h 45min；术后病理为"右侧髁突骨软骨瘤"。术前设计与术后 CT 重建拟合，关节假体整体最大误差约 2.08mm，核心部件的最大误差约 0.81mm（图 4-2-28）。术后疼痛、饮食得到改善；术后面型与咬合关系有所改善。术后张口度 38mm（图 4-2-29 ~ 图 4-2-31）。

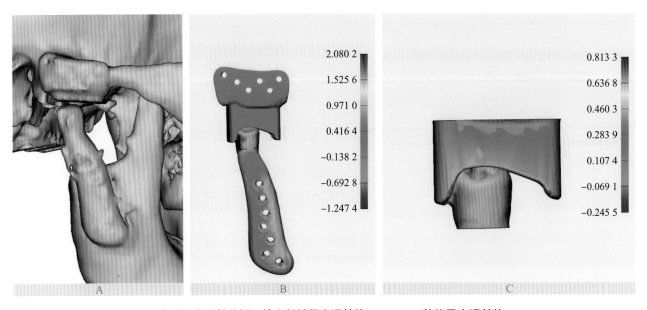

**图 4-2-28　术后假体误差分析：核心部件最大误差约 0.81mm，整体最大误差约 2.08mm**
A. 右侧全关节假体术后重建　B. 整体误差　C. 核心部件误差

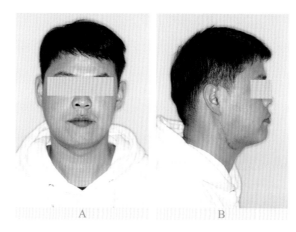

图 4-2-29　术后 1 个月面型检查：右侧咬肌区轻微肿胀，面型基本对称
A. 正面观　B. 侧面观

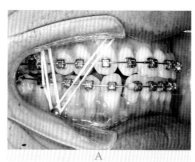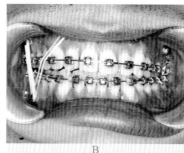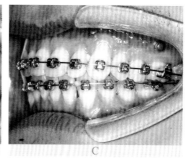

图 4-2-30　术后 1 个月口内检查：颌间牵引稳定下颌位置，牙尖交错𬌗关系良好
A. 右侧咬合　B. 正面咬合　C. 左侧咬合

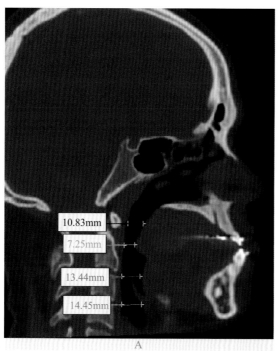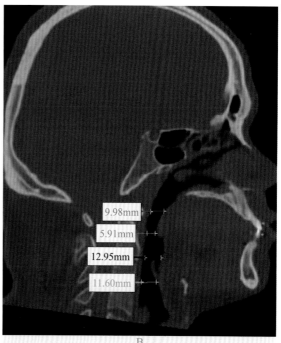

图 4-2-31　术前术后气道比较，上气道术后较术前缩窄 1.3mm，仍有 6mm 左右
A. 术前气道测量　B. 术后气道测量

### 2. 术后 1 年随访

（1）主诉无不适，面型良好，术区无红肿等反应。

（2）耳前疼痛消失，VAS 评分为 0。

（3）张口度 37mm，向右侧方运动 5mm、向左侧方运动 2mm。

（4）咀嚼功能：正常进食。

（5）关节 - 颌骨 - 咬合 - 面型协调，咬合关系稳定（图 4-2-32 ~ 图 4-2-34）。

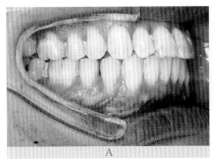 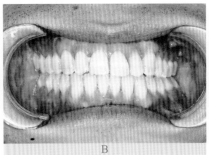 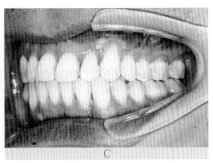

图 4-2-32　术后 1 年，正畸结束后的咬合为安氏 I 类咬合关系，牙尖交错𬌗关系良好

A. 右侧咬合　B. 正面咬合　C. 左侧咬合

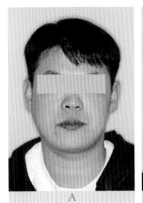 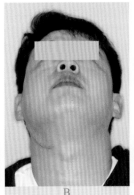 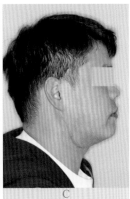

图 4-2-33　术后 1 年，正畸结束后面型稳定

A. 正面观

B. 颏顶位观

C. 侧面观

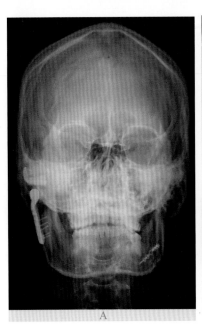 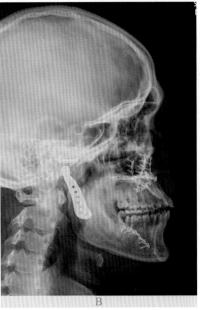

图 4-2-34　术后 1 年影像学检查：下颌基本对称；右侧假体位置与方案一致，上下颌骨呈骨性 I 类关系

A. 头颅正位片　B. 头颅侧位片

（6）假体评价：术后1年假体无感染、排异、松动、移位、断裂、异位成骨、过敏等并发症（图4-2-35）。

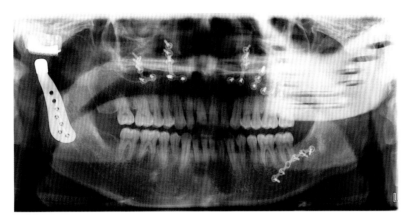

图 4-2-35　术后 1 年全景片示假体无松动、移位、脱位及断裂等

**3. 术后 3 年随访**　张口度 38mm，CT 示下颌固位柄外侧存在异位成骨，余同术后 1 年随访情况（图 4-2-36，图 4-2-37）。

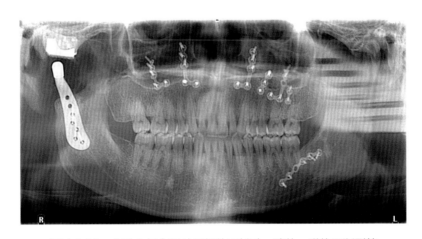

图 4-2-36　术后 3 年全景片示假体无松动、移位、脱位及断裂等

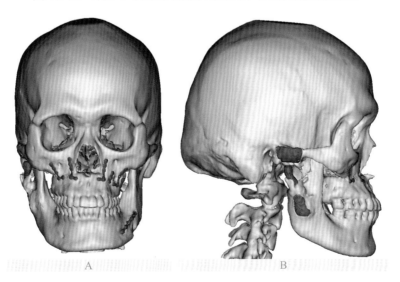

图 4-2-37　术后 3 年 CT 复诊示假体（深灰色）无松动、移位、脱位及断裂等

A. 正面观　B. 侧面观

（六）优势与不足

**1. 优势**

（1）在切除关节肿物的同时，恢复了患者的咬合关系、面型和关节功能。

（2）这类患者的关节肿物被切除后，若不同期进行咬合和面型的纠正，可出现严重的咬合紊乱和继发畸形，造成治疗周期长，会给患者带来多次手术的创伤。

**2. 不足**　本案假体位置与设计之间误差偏大，究其原因主要是本案颌骨畸形严重，而假体安装是最后一个手术步骤，随着误差逐步累积，最终体现在假体位置上。患者术后张口度较术前减小 2mm，可能与分离翼外肌附着后，翼外肌没有与人工关节头相结合有关。

## 三、临床病例 6：
## 全颞下颌关节假体置换同期正颌手术治疗关节强直伴偏缩颌畸形

（一）患者情况

患者，女，39 岁。

**主诉：** 无法张口伴下颌偏斜及后缩 30 余年。

**现病史：** 患者自幼无法张口，曾于外院就诊，诊断为"右侧关节强直"，遂来我院求治。自述有夜间打鼾史。

**既往史：** 患者自述体健，否认系统性疾病史，否认药物和食物过敏史。

**专科检查：** 下颌右偏、后缩，张口度 0mm。右侧第一磨牙为安氏Ⅱ类关系，左侧第一磨牙为安氏Ⅰ类咬合关系，21 缺失，22 残根（图 4-2-38，图 4-2-39）。

**辅助检查：** 全景片示右侧关节区骨融合，关节间隙消失。定位片示下颌后缩、骨性Ⅱ类，下颌右偏，右侧下颌支短小。CT 示右侧关节骨性强直，气道狭窄，颌骨畸形（图 4-2-40 ~ 图 4-2-43）。

**诊断：** 右侧关节强直；骨性Ⅱ类，下颌右偏；阻塞性睡眠呼吸暂停低通气综合征。

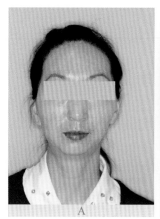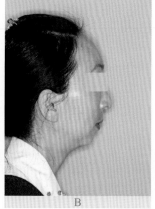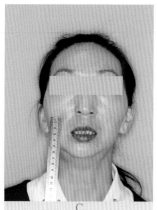

**图 4-2-38　面型检查：下颌右偏，张口度 0mm**

A. 正面观　B. 侧面观　C. 张口度

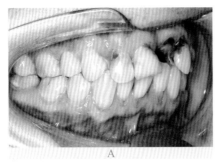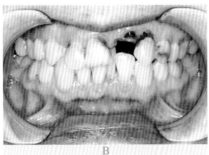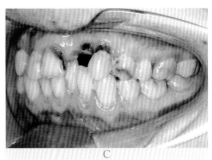

图 4-2-39　口内检查
A. 右侧咬合　B. 正面咬合　C. 左侧咬合

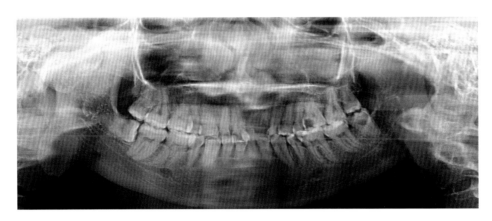

图 4-2-40　全景片示右侧关节区骨融合，关节间隙消失

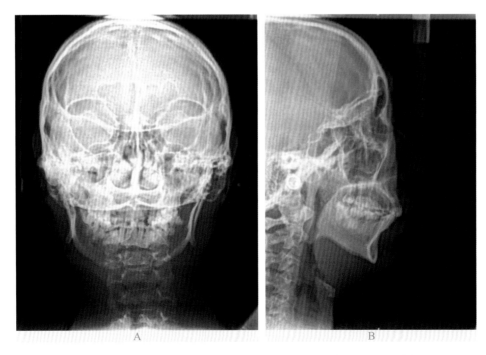

图 4-2-41　定位片示下颌后缩、骨性Ⅱ类，下颌右偏，右侧下颌支短
A. 头颅正位片　B. 头颅侧位片

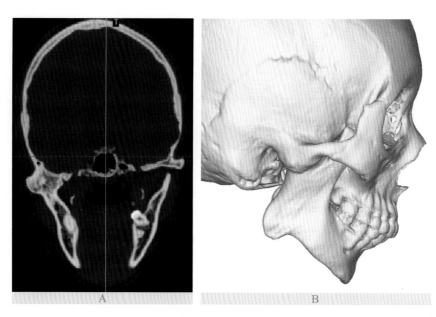

图 4-2-42　CT 示右侧关节骨性强直
A. 冠状位　B. 三维重建

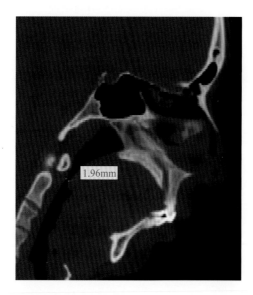

图 4-2-43　CT 矢状面示气道狭窄，
最窄处为腭咽气道，前后径不足
2mm

（二）治疗方案

1. **总体治疗方案**　右侧全关节假体置换同期正颌手术。解除强直，全关节假体修复患侧关节，同期正颌恢复上下颌骨位置。

2. **关节外科切除设计**　切除强直骨球，预留关节假体空间。

3. **关节重建方案**　个性化全关节假体置换。

4. **正颌方案**　上颌骨 Le Fort Ⅰ型截骨术，左侧下颌支矢状劈开截骨术，左侧冠突切除术；术后视软组织恢复情况设计Ⅱ期颏成形，进一步改善下颌后缩和上气道狭窄的情况。为确保关节假体及下颌的位置，并延长双侧下颌支高度，为上颌后牙下降、修正上颌𬌗平面角提供空间，该患者采取关节假体置换优先的方案。

（三）正颌方案及全关节假体与截骨定位导板设计与加工

1. **手术模拟与假体设计**　首先摆正上颌殆平面，恢复殆平面角；设计健侧下颌骨矢状劈开，继而根据咬合关系复位下颌，恢复颏部及下颌下缘对称性；然后患侧放置核心部件。最后，根据颧弓和患侧下颌骨残端的形态，设计假体的颧弓及下颌部件。

2. **数字化导板的设计和加工**　按照正颌手术方案，设计上、下颌骨截骨定位导板，表明截骨线与去骨范围，并依据最终颌骨位置设计个性化接骨板（图 4-2-44）。基本同第三章第二节临床病例 1 中（三）经典型全关节假体与截骨定位导板设计与加工中 1. 经典型全关节假体设计。

3. **假体制造及试装**　制造工艺见第二章第二节中三、个性化颞下颌关节及颅颌假体的加工。

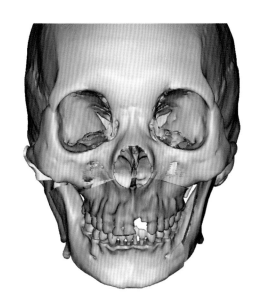

图 4-2-44　右侧全关节假体置换 + 左侧下颌支矢状劈开截骨术 + 上颌骨 Le Fort Ⅰ型截骨术
蓝色部分为上、下颌截骨后的骨块，黄色部分为关节窝假体，深灰色部分为下颌假体

（四）手术流程

1. **术前检查**　见第三章第二节临床病例 1 中（四）手术流程中 1. 术前检查。
2. **术前准备**　备血 400ml，余见第三章第二节临床病例 1 中（四）手术流程中 2. 术前准备。
3. **手术次序**　按图 4-2-45 所示顺序完成强直解除、假体安装、下颌支矢状劈开和上颌手术等步骤。
（1）关节手术进路：采用耳颞前切口、穿颊小切口和口内切口。
（2）关节假体植入床处理：右侧髁突下截骨和关节结节截骨，制备植入床。
（3）全关节假体安装。
（4）填塞腹部脂肪。
（5）正颌手术：左侧下颌支矢状劈开截骨术，颌间结扎，上颌骨 Le Fort Ⅰ型截骨术。
4. **术后医嘱与护理**　见第三章第二节临床病例 1 中（四）手术流程中 4. 术后医嘱与护理。此外，行颌间弹性牵引，并每日进行口腔护理。

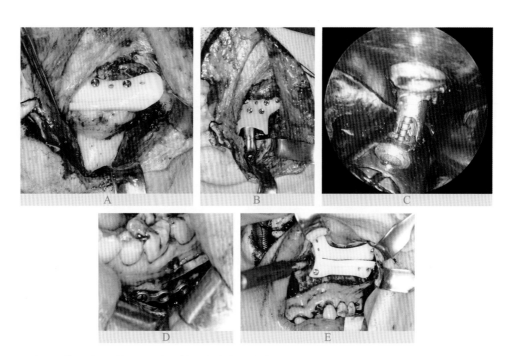

**图 4-2-45** 手术过程：第一步关节间隙手术；第二步安装关节窝假体；第三步固定下颌假体；第四步对侧下颌支矢状劈开与固定；第五步上颌截骨与固定

A. 关节间隙手术　B. 假体安装　C. 内镜辅助下颌假体下部固定　D. 对侧下颌固定　E. 上颌截骨定位导板引导下截骨

## （五）随访与预后

术后定期随访，分别进行外观（面型）、功能（张口度、张口型）、假体评价（安全性、准确性）。

**1. 术后即刻**　术中假体安装顺利，咬合关系稳定，出血量 700ml，时间 4h 30min；术前设计与术后 CT 重建拟合，核心部件的最大误差约 0.47mm，整体最大误差约 1.35mm（图 4-2-46，图 4-2-47）。术后 1 个月张口、咀嚼等下颌运动功能得到明显改善；张口度 30mm，下颌前移，面型基本对称（图 4-2-48 ~ 图 4-2-50）。颌骨对称，颏部后缩改善，但尚有不足（图 4-2-51）。

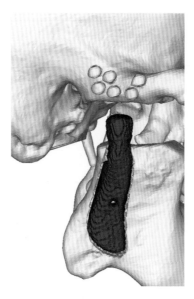

**图 4-2-46　术后即刻 CT 重建假体**

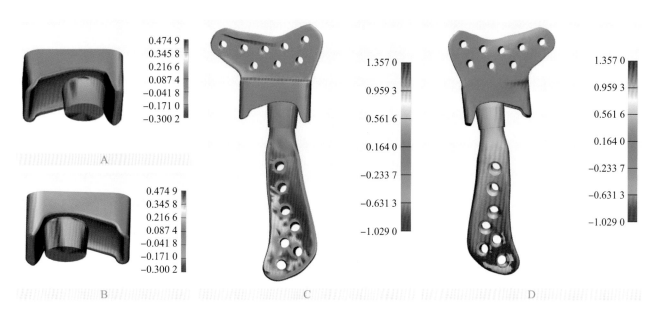

图 4-2-47　术后假体位置与设计比较，核心部件最大误差约 0.47mm，整体最大误差约 1.35mm
A. 核心部件内侧误差　B. 核心部件外侧误差　C. 整体内侧误差　D. 整体外侧误差

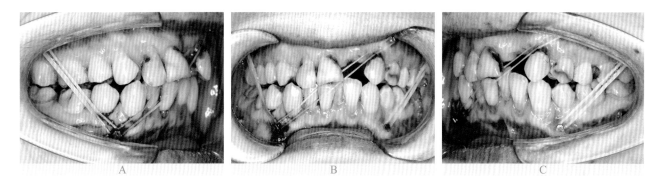

图 4-2-48　术后 1 个月口内检查：颌间牵引稳定下颌位置良好
A. 右侧咬合　B. 正面咬合　C. 左侧咬合

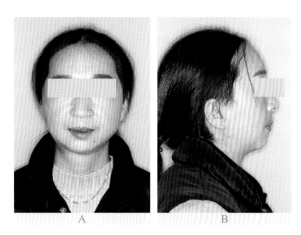

图 4-2-49　术后 1 个月面型检查：面型基本对称，但颏部略后缩
A. 正面观　B. 侧面观

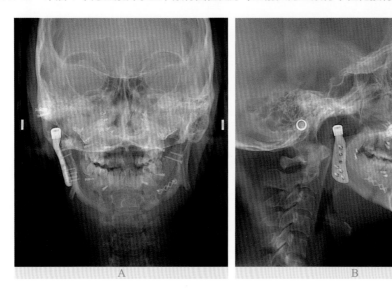

图 4-2-50 术后 1 个月全景片示上下颌骨固位良好（红箭头为上颌骨个性化接骨板），关节假体位置可

图 4-2-51 术后 1 个月定位片示颌骨基本对称，下颌明显前移，但尚有不足
A. 头颅正位片 B. 头颅侧位片

2. **术后 1 年** 拆除接骨板，行颏成形进一步前徙下颌。

3. **术后 5 年随访**

（1）主诉无不适，面型良好，术区无红肿等反应。

（2）关节 - 颌骨 - 咬合 - 面型协调，咬合关系稳定（图 4-2-52）。

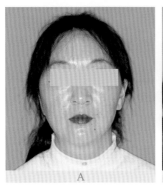
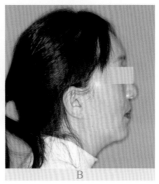

图 4-2-52 假体术后 5 年、颏成形术后 4 年，面型对称，颏部形态明显改善
A. 正面观
B. 侧面观：耳前区无可见瘢痕

（3）下颌运动张口度 37mm，向右侧方运动 5mm，向左侧方运动 3mm。

（4）假体评价：术后 5 年无并发症，下颌柄假体与骨结合情况良好（图 4-2-53，图 4-2-54）。

（5）咀嚼功能：正常饮食，无睡眠呼吸障碍（腭咽气道最窄处由术前 1.96mm 扩大至 4.38mm（图 4-2-54）。

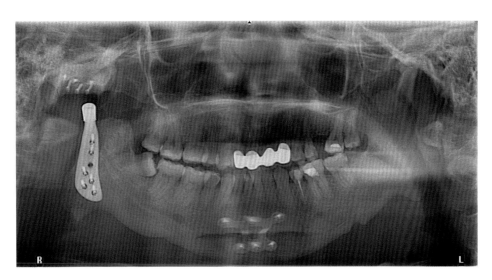

图 4-2-53　术后 5 年全景片示拆除上颌骨、左侧下颌体部接骨板与钛钉，关节假体、颏成形钛板固位良好

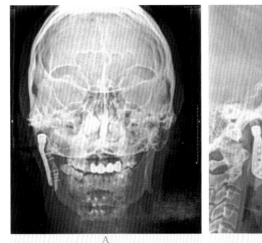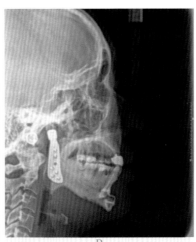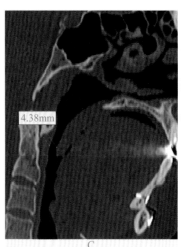

图 4-2-54　术后 5 年定位片示颌骨对称，侧貌显著改善
A. 头颅正位片　B. 头颅侧位片　C.CT 矢状面

（六）优势与不足

**1. 优势**

（1）关节强直，尤其是多年强直，关节区和下颌支骨面崎岖不规则，个性化全关节假体因地势而建，无需磨骨或小修即可就位，实现快速简便关节置换。

（2）由于关节强直常伴颌骨畸形，关节置换时，同期要延长下颌支高度，若采用自体肋骨软骨瓣，会因受力大而吸收，而关节假体承载负荷的能力强，可以有效避免之。

（3）本案为了关节置换和同期正颌手术的精准性，所有手术过程均采用数字化控制，同时全关节假体和上颌骨 Le Fort Ⅰ型接骨板均为个性化假体，方能将误差减少到最低。

**2. 不足** 患者因关节强直，长期无下颌运动，致使肌骨系统术中移动幅度有限，如何彻底松解关节及软组织的相关技术需进一步探讨。另外，本案的上颌骨 Le Fort Ⅰ接骨板粗大，尚有较大的优化空间。

## 四、临床病例 7：全颞下颌关节假体置换同期正颌手术治疗先天性牙颌面畸形

### （一）患者情况

患者，女，20 岁。

**主诉：** 左颌面部瘦削畸形 20 年余。

**现病史：** 患者自出生时发现左颌面部瘦削畸形，伴左口角开裂，诊断为"左侧第一、二鳃弓综合征"，3 岁时于当地医院行"左面横列畸形矫正术"。随生长发育，左面部瘦削畸形逐渐加重。

**既往史：** 患者自述体健，否认系统性疾病史，否认药物和食物过敏史。

**专科检查：** 下颌后缩并向左偏斜，左脸有瘢痕，闭唇颏肌紧张。口内正畸去代偿中，上、下牙列中线均偏离面中线。前牙深覆盖，距离 3.8mm。左侧第一磨牙为近中关系，右侧第一磨牙为远中关系（图 4-2-55，图 4-2-56）。

**辅助检查：** X 线示左侧下颌骨发育异常（图 4-2-57，图 4-2-58）。CT 三维重建示左侧关节正常结构缺失，颏部后缩并向左偏斜（图 4-2-59）。

**诊断：** 左第一、二鳃弓综合征；偏缩颌畸形。

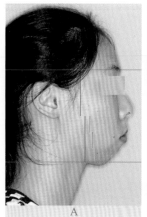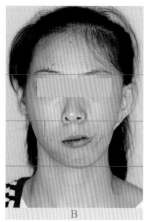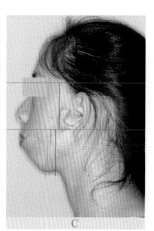

图 4-2-55　术前面型检查：正畸完成后，面中与面下比例略大于 1∶1，上唇高与颏唇高比例大于 1∶2，下颌后缩并向左偏斜；左脸有瘢痕；闭唇颏肌紧张

A. 右面观　B. 正面观　C. 左面观

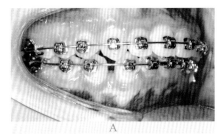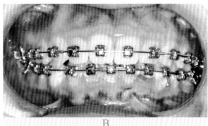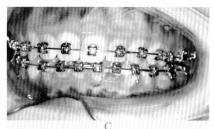

图 4-2-56　口内检查
A. 右侧咬合　B. 正面咬合　C. 左侧咬合

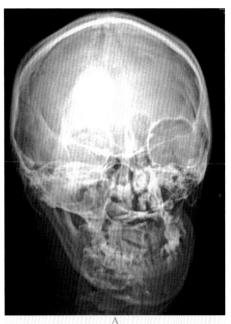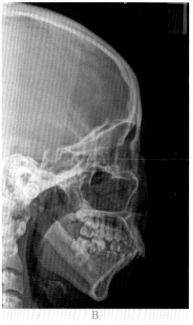

图 4-2-57　术前定位片示下颌左偏、后缩
A. 头颅正位片　B. 头颅侧位片

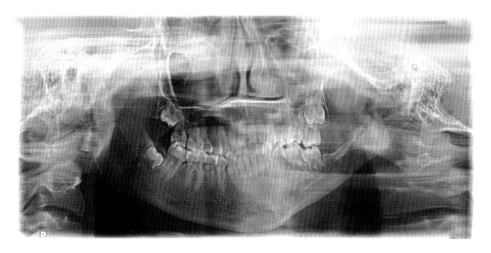

图 4-2-58　治疗前全景片示左侧下颌骨发育异常

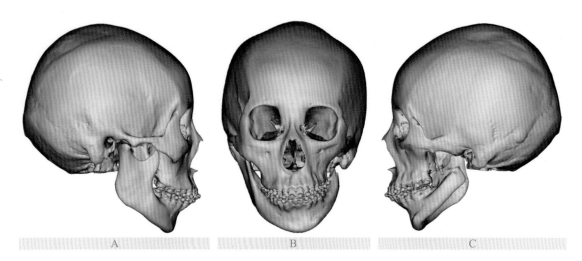

图 4-2-59    CT 三维重建示左侧关节正常结构缺失，颏部后缩并向左偏斜

A.右面观  B.正面观  C.左面观

（二）治疗方案

1. **总体治疗方案**    左侧全关节假体置换同期正颌手术。个性化全关节假体重建左侧关节，同期正颌恢复上下颌骨位置。

2. **重建方案**    个性化全关节假体置换。

3. **正颌方案**    上颌骨 Le Fort Ⅰ型截骨术，右侧下颌支矢状劈开截骨术。由于面部畸形严重，术后视软组织恢复情况设计Ⅱ期颏成形与面部脂肪充填。

（三）正颌方案及全关节假体与截骨定位导板设计与加工

1. **手术模拟与假体设计**    如图 4-2-60，图 4-2-61 所示，首先摆正上颌𬌗平面（蓝色），恢复𬌗平面角；设计健侧下颌骨矢状劈开（亮蓝色），继而根据咬合关系复位下颌，恢复颏部及下颌下缘对称性；然后患侧放置核心部件，黄色部分为关节窝假体，深灰色部分为关节头部件。最后，根据颧弓和患侧下颌骨残端的形态，设计假体的颧弓及下颌部件。

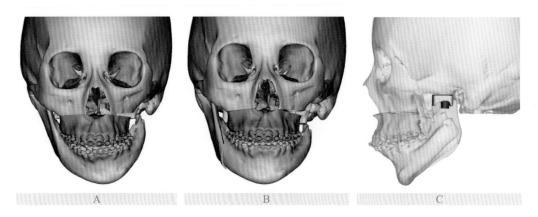

图 4-2-60    正颌方案与假体核心部件设计

A.摆正上颌（蓝色）  B.根据咬合关系复位下颌，设计健侧下颌骨矢状劈开（亮蓝色区域为术后右侧下颌支）  C.核心部件放置

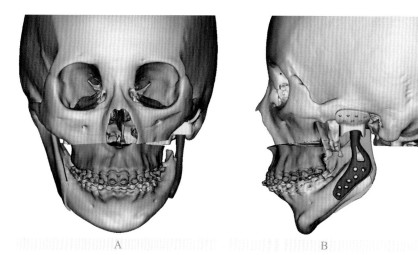
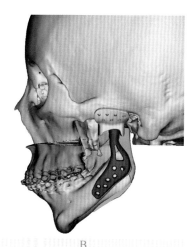

图 4-2-61　假体设计（黄色部分为关节窝假体，深灰色部分为下颌假体）
A. 正面观　B. 侧面观

　　**2. 数字化导板的设计和加工**　按照正颌手术方案，设计上、下颌截骨定位导板，标明截骨线与去骨范围，并依据最终颌骨位置设计个性化接骨板（图 4-2-62，图 4-2-63）。

　　**3. 假体制造及试装**　制造工艺见第二章第二节中三、个性化颞下颌关节及颅颌假体的加工。

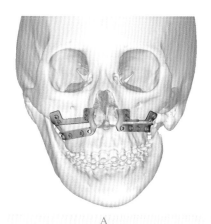
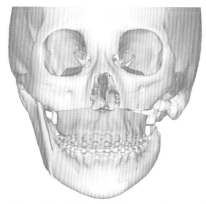
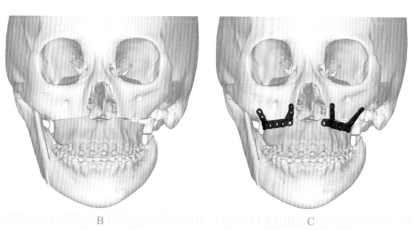

图 4-2-62　上颌截骨定位导板
A. 截骨定位导板（紫色）设计　B. 术后颌骨位置　C. 接骨板设计（深灰色）

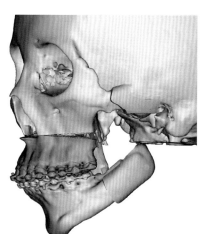
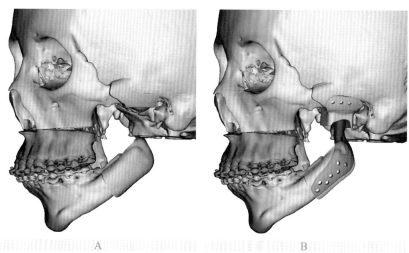

图 4-2-63　设计关节窝与下颌截骨定位导板（紫色）
A. 导板设计　B. 根据假体设计导板钉孔位置

## （四）手术过程

1. **术前检查**　见第三章第二节临床病例1中（四）手术流程中1.术前检查。
2. **术前准备**　备血400ml，余见第三章第二节临床病例1中（四）手术流程中2.术前准备。
3. **手术次序**

（1）手术进路：采用耳颞前切口、下颌切口和口内切口。

（2）优先安装关节假体（图4-2-64）。

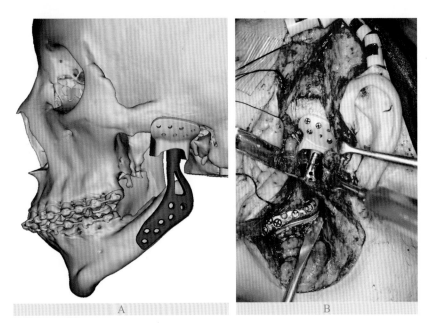

**图4-2-64　关节置换优先方案**
A.设计图（黄色部分为关节窝假体，深灰色部分为下颌假体）　B.实际假体植入

　　（3）完成后续正颌手术：正颌手术随后。先将对侧下颌支矢状劈开，颌间结扎固定；再行上颌骨Le Fort Ⅰ型截骨术，利用截骨定位导板辅助截骨，完全松解上颌骨块后，完成个性化接骨板固定（图4-2-65）。

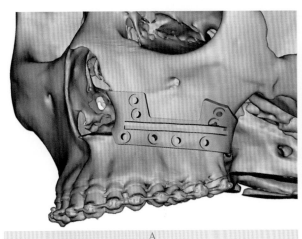
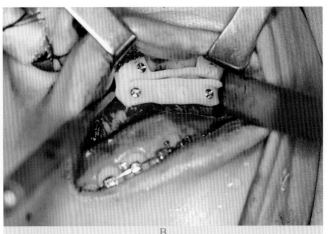

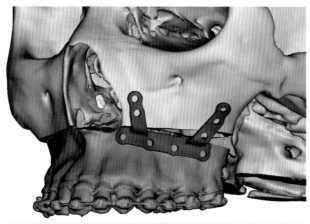
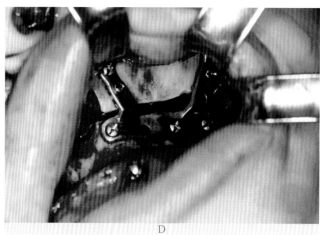

图 4-2-65　正颌手术截骨与固定
A. 截骨设计　B. 截骨定位导板安放　C. 接骨板设计　D. 接骨板就位

**4. 术后医嘱与护理**　见第三章第二节临床病例 1 中（四）手术流程中 4. 术后医嘱与护理。此外，行颌间弹性牵引，并每日进行口腔护理。

（五）随访与预后

术后定期随访，分别进行外观（面型）、功能（张口度、张口型）、假体评价（安全性、准确性）。

**1. 术后即刻**　假体安装顺利，终末咬合稳定，出血量 620ml，时间 5h 45min；术前设计与术后 CT 重建拟合，核心部件的最大误差约 0.47mm，整体最大误差约 1.47mm（图 4-2-66，图 4-2-67）。

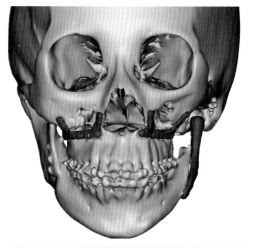
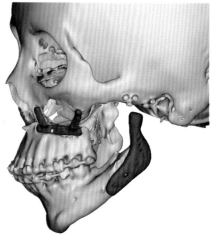

图 4-2-66　术后即刻 CT 重建示左侧关节全关节假体就位良好，上颌接骨板位置准确
A. 正面观　B. 左面观

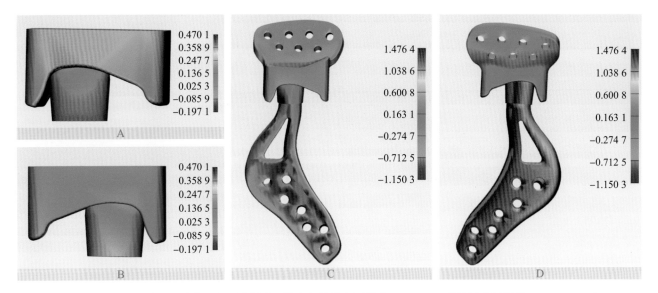

图 4-2-67　术后假体位置与设计比较，核心部件最大误差约 0.47mm，整体最大误差约 1.47mm

A. 核心部件内侧误差　B. 核心部件外侧误差　C. 整体内侧误差　D. 整体外侧误差

## 2. 术后半年随访

（1）主诉无不适，面型良好，术区无红肿等反应（图 4-2-68）。

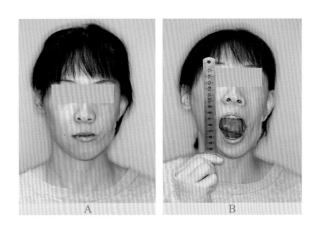

图 4-2-68　术后半年复查：张口度 35mm，面型基本对称

A. 正面观　B. 张口度

（2）关节 - 颌骨 - 咬合 - 面型协调，咬合关系稳定（图 4-2-69）。

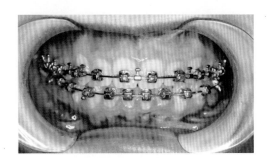

图 4-2-69　术后半年复查：口内咬合关系稳定，浅覆𬌗浅覆盖，上下牙列中线对齐

（3）下颌运动张口度 37mm，向右侧方运动 3mm、向左侧方运动 6mm。

（4）咀嚼功能：正常饮食。

（5）假体评价：术后半年假体无并发症。

3.术后 2 年随访　假体无感染排异、松动、断裂、异位成骨、材料过敏等并发症，假体与骨结合良好（图 4-2-70）。为进一步改善面部外形，患者于整形外科拆除左侧上颌留置钛板，并植入个性化 PEEK 假体。

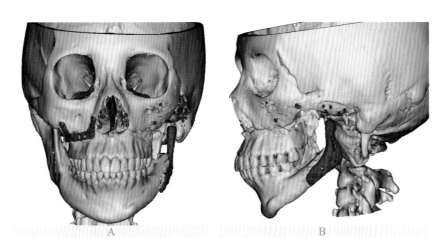

图 4-2-70　术后 2 年随访
A. CT 正面观　B. CT 左面观

（六）优势与不足

1.优势

（1）随着假体结构的优化，假体优先的手术流程优势越来越明显。这样的手术流程避免了口内、口外手术切换，先完成口外切口相关手术，关创后再进行口内手术，避免了对全关节假体术区造成污染的可能，降低了全关节假体术后感染的风险。

（2）针对第一、二鳃弓综合征等严重颌面部畸形，常规标准型假体无法满足修复重建要求，此时，个性化假体优势彰显。本病例中，患侧关节正常结构消失，采用个性化假体，在恢复关节功能的同时，纠正面型，以实现关节 - 颌骨 - 咬合三位一体的综合治疗。

（3）个性化正颌手术使用接骨板，使手术中可以准确定位上颌骨，配合个性化全关节假体，增加了整体准确性，具有安装简单、操作便捷的优势，从而缩短手术时间，减少出血和创伤。

2.不足　术后软组织形态不佳是本案尚未解决的问题。对于复杂严重的牙颌面畸形，往往需要多次手术。

# 五、临床病例 8：
## 全颞下颌关节假体置换治疗自体骨移植失败

（一）患者情况

患者，女，25 岁。

**主诉：** 双侧关节肋骨肋软骨置换及正颌术后咬合紊乱伴下颌后缩 2 年余。

**现病史：** 6 年前因下颌后缩于我院就诊，诊断为双侧特发性髁突吸收，行双侧肋骨肋软骨瓣、上颌骨 Le Fort Ⅰ 型截骨术。术后 2 年出现下颌骨进行性后缩，咬合紊乱。自述有夜间打鼾史。

**既往史：** 患者自述体健，否认系统性疾病史，否认药物和食物过敏史。

**专科检查：** 下颌后缩，上颌前突。双侧第一磨牙为安氏Ⅱ类咬合关系，下颌后缩，深覆盖（图 4-2-71 ~ 图 4-2-73，图 4-2-75 ~ 图 4-2-78）。

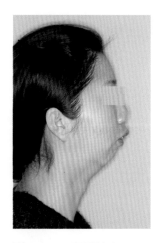 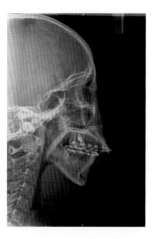

图 4-2-71　面型检查：下颌后缩，上颌前突　　图 4-2-72　头颅侧位片示下颌后缩，气道狭窄

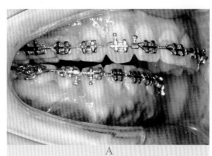 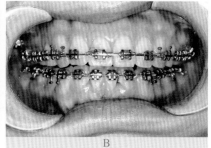 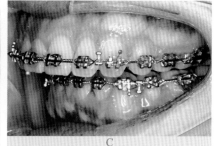

图 4-2-73　口内检查：双侧第一磨牙为安氏Ⅱ类咬合关系，下颌后缩，深覆盖
A. 右侧咬合　B. 正面咬合　C. 左侧咬合

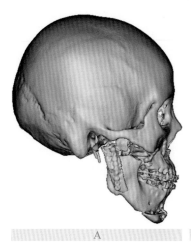 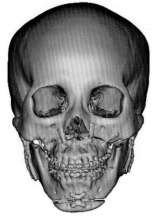 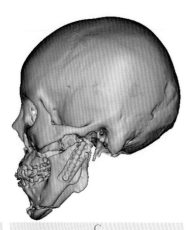

图 4-2-74　肋骨肋软骨瓣、上颌骨 Le Fort Ⅰ 型截骨术、颏成形术后 1 个月 CT 重建
A. 右面观　B. 正面观　C. 左面观

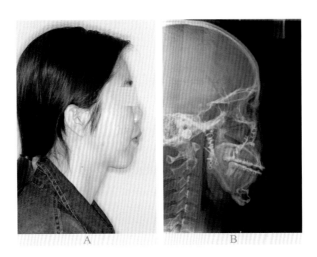

图 4-2-75　肋骨肋软骨瓣术后 3 个月面型检查：下颌后缩显著改善，气道宽度较术前有所增加
A. 侧面观　B. 头颅侧位片

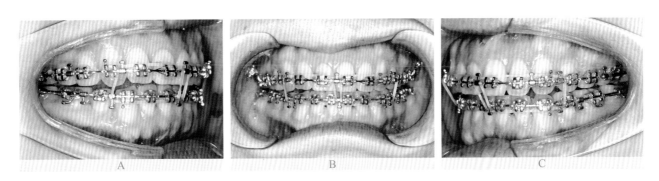

图 4-2-76　肋骨肋软骨瓣术后 3 个月口内检查：轻力牵引中，咬合关系基本稳定
A. 右侧咬合　B. 正面咬合　C. 左侧咬合

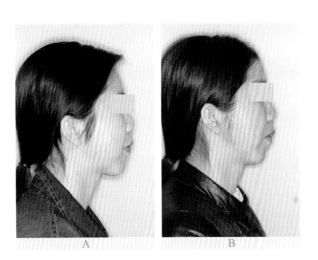

图 4-2-77　肋骨肋软骨瓣术后口外检查
A. 肋骨肋软骨瓣术后 3 个月　B. 肋骨肋软骨瓣术后 1.5 年，下颌后缩复发

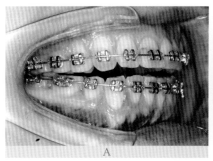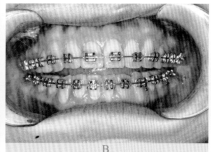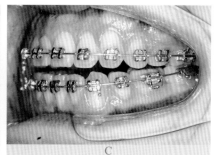

图 4-2-78 肋骨肋软骨瓣术后 1.5 年口内检查：伴随下颌后缩的复发，出现前牙开𬌗，经长时间 Ⅱ 类牵引效果不佳
A. 右侧咬合 B. 正面咬合 C. 左侧咬合

**影像学检查：** 定位片及颌面部 CT 示下颌后缩、气道狭窄（图 4-2-72，图 4-2-74，图 4-2-79，图 4-2-80，表 4-2-1）。

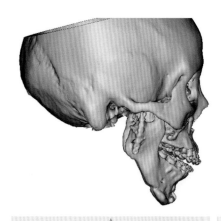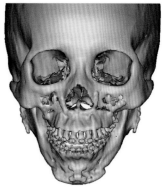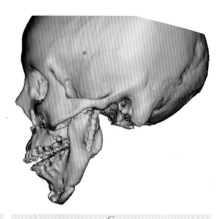

图 4-2-79 肋骨肋软骨瓣术后 1.5 年 CT 三维重建示下颌后缩复发，前牙开𬌗，移植骨吸收，钛板残端与关节结节接触
A. 右面观 B. 正面观 C. 左面观

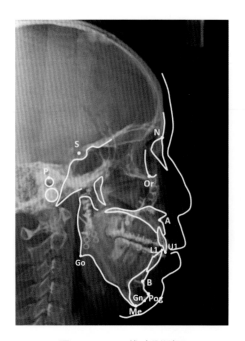

图 4-2-80 X 线头影测量

表 4-2-1 X 线头影测量数据　　单位：°

| 测量指标 | 测量值 |
| --- | --- |
| | 术前 |
| ANB | 7.3 |
| SNA | 83.2 |
| SNB | 75.9 |
| GoGn-SN | 49.6 |
| OP-SN | 25.5 |
| U1-L1 | 128.1 |

　　**诊断：**肋骨肋软骨瓣移植术后吸收；骨性Ⅱ类畸形，下颌后缩；前牙开𬌗；阻塞性睡眠呼吸暂停低通气综合征。

### （二）治疗方案

　　**1. 总体治疗方案**　去除移植骨与钛板，制备关节假体置换空间；双侧个性化全关节假体置换，同时矫正颌骨畸形。

　　**2. 外科切除设计**　取出肋骨瓣固定钛板，修整下颌支外侧骨面，制备植骨床。

　　**3. 重建方案**　双侧个性化全关节假体置换。

### （三）全关节假体与截骨定位导板设计与加工

　　**1. 手术模拟与假体设计**（图 4-2-81 ～ 图 4-2-83）

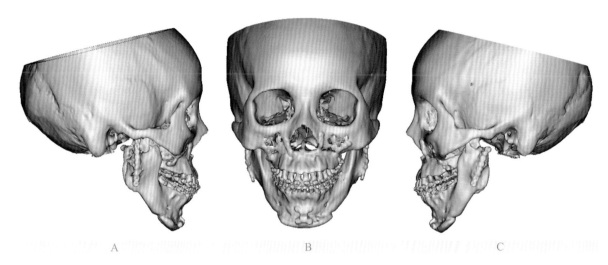

图 4-2-81　根据恢复正常的咬合关系重新定位下颌，此时可见双侧下颌支残端均远离关节窝
A. 右面观　B. 正面观　C. 左面观

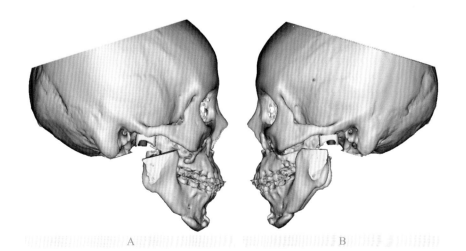

图 4-2-82　确定假体核心部件位置
A. 右面观　B. 左面观

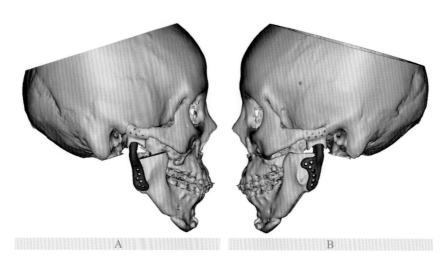

**图 4-2-83    关节窝固定及下颌柄部件设计**
A. 右面观    B. 左面观

**2. 假体制造及试装**    制造工艺见第二章第二节中三、个性化颞下颌关节及颅颌假体的加工。

## （四）手术流程

**1. 术前检查**    见第三章第二节临床病例 1 中（四）手术流程中 1. 术前检查。
**2. 术前准备**    备血 400ml，余见第三章第二节临床病例 1 中（四）手术流程中 2. 术前准备。
**3. 手术次序**
（1）手术进路：采用耳颞前切口和下颌下切口。
（2）关节假体植入床处理：去除移植骨与钛板，关节结节截骨，制备植入床。
（3）颌间结扎。
（4）全关节假体安装。
（5）下颌假体颈部填塞腹部脂肪。
**4. 术后医嘱与护理**    见第三章第二节临床病例 1 中（四）手术流程中 4. 术后医嘱与护理。

## （五）随访与预后

术后定期随访，分别进行外观（面型）、功能（张口度、张口型）、假体评价（安全性、准确性）。
**1. 术后即刻**    术中导板就位准确，假体安装顺利，术前设计与术后重建对比显示，假体就位精准。术后假体安装误差分析显示，核心部件的最大误差约 1.78mm，假体整体的最大误差约 1.86mm（图 4-2-84）。
**2. 术后 1 年随访**
（1）主诉无不适，面型良好，术区无红肿等反应（图 4-2-85）。
（2）关节 - 颌骨 - 咬合 - 面型协调，正畸治疗结束，咬合关系稳定（图 4-2-86）。夜间打鼾症状明显改善。
（3）张口度 35mm，向右侧方运动 3mm、向左侧方运动 3mm。
（4）咀嚼功能：正常饮食。
（5）假体评价：术后 1 年假体无感染、排异、松动、移位、断裂、异位成骨、过敏等并发症，术后较术前下颌位置明显改善，手术效果稳定（图 4-2-87，表 4-2-2）。

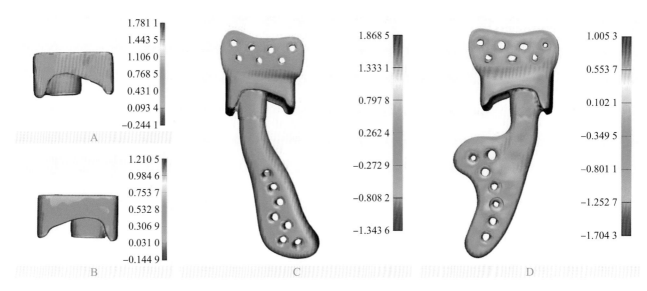

图 4-2-84 术后假体位置与设计比较，误差小于约 2mm

A. 右侧核心部件误差 B. 左侧核心部件误差 C. 右侧整体误差 D. 左侧整体误差

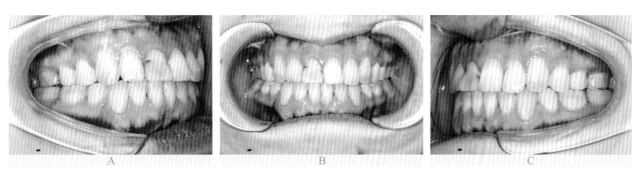

图 4-2-85 术后 1 年拆除托槽后侧貌与头颅侧位片

A. 侧面观 B. 头颅侧位片

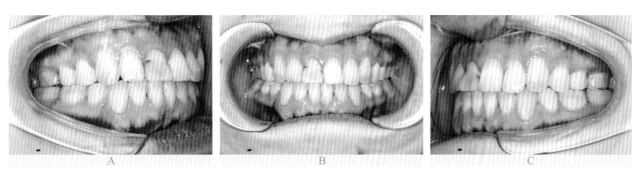

图 4-2-86 术后 1 年正畸治疗结束，咬合稳定

A. 右侧咬合 B. 正面咬合 C. 左侧咬合

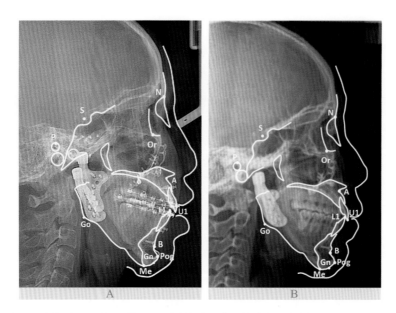

图 4-2-87　术后即刻与术后 1 年 X 线头影测量比较，术后较术前下颌位置明显改善，手术效果稳定

A. 术后即刻头颅侧位片　B. 术后 1 年头颅侧位片

表 4-2-2　术前、术后即刻、术后 1 年头影测量数据比较　　　　　　　　单位：°

| 测量指标 | 随访时间 | | |
|---|---|---|---|
| | 术前 | 术后即刻 | 术后 1 年 |
| ANB | 7.3 | 6.5 | 5.9 |
| SNA | 83.2 | 82.8 | 83.0 |
| SNB | 75.9 | 76.3 | 77.1 |
| GoGn-SN | 49.6 | 43.2 | 46.1 |
| OP-SN | 25.5 | 19.9 | 22.9 |
| U1-L1 | 128.1 | 120.9 | 120.1 |

3. 术后 2.5 年随访　张口度 38mm，余同术后 1 年随访情况（图 4-2-88 ～ 图 4-2-91，表 4-2-3）。

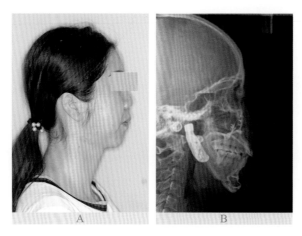

图 4-2-88　术后 2.5 年面型检查：面型稳定

A. 侧面观　B. 头颅侧位片

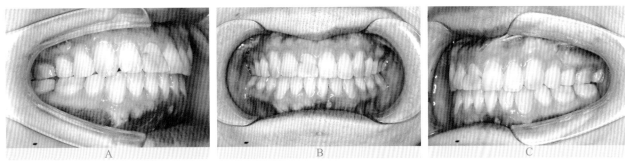

图 4-2-89　术后 2.5 年口内检查：咬合稳定，开𬌗无复发

A. 右侧咬合　B. 正面咬合　C. 左侧咬合

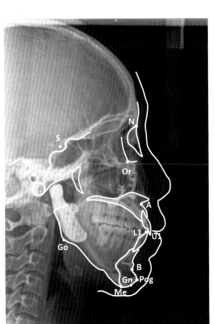
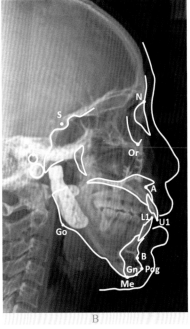

图 4-2-90　术后 1 年与术后 2.5 年 X 线头影测量比较，术后下颌位置长期稳定

A. 术后 1 年头颅侧位片　B. 术后 2.5 年头颅侧位片

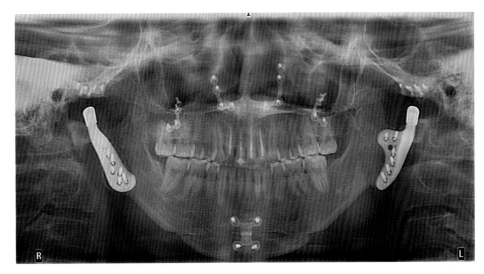

图 4-2-91　术后 2.5 年全景片示双侧关节假体稳定，颏成形截骨愈合良好

表 4-2-3  术后即刻、术后 1 年、术后 2.5 年 X 线头影测量数据比较          单位：°

| 测量指标 | 随访时间 | | |
|---|---|---|---|
| | 术后即刻 | 术后 1 年 | 术后 2.5 年 |
| ANB | 6.5 | 5.9 | 5.8 |
| SNA | 82.8 | 83.0 | 82.3 |
| SNB | 76.3 | 77.1 | 76.4 |
| GoGn-SN | 43.2 | 46.1 | 44.0 |
| OP-SN | 19.9 | 22.9 | 21.4 |
| U1-L1 | 120.9 | 120.1 | 121.8 |

（六）优势与不足

**1. 优势**

（1）关节假体置换是自体骨移植吸收的有效治疗手段。

（2）本案的左侧下颌支较短，个性化假体的非常规设计可弥补骨量不足的固定问题。

（3）下颌骨前伸 + 下颌支增长 + 大幅度逆时针旋转可加大重建关节的应力，假体较自体骨移植有更好的稳定性。

**2. 不足**  第一次正颌手术 +/- 关节置换手术失败的原因千变万化，如何总结归纳、寻找最合理的补救方案尚需时日。本案的假体安装误差较大，还需进一步完善。

# 六、临床病例 9：
# 全颞下颌关节假体置换同期正颌手术治疗正颌手术失败

（一）患者情况

患者，女，38 岁。

**主诉：** 正颌术后下颌左偏 1 年。

**现病史：** 1 年前于外院行左侧髁突和骨软骨瘤切除术、上颌骨 Le Fort Ⅰ 型截骨术、右侧下颌支矢状劈开截骨术，术后出现前牙开𬌗，遂于我院就诊。

**既往史：** 患者自述体健，否认系统性疾病史，否认药物和食物过敏史。

**专科检查：** 口角左高右低。张口度 35mm，张口型偏左。前牙开𬌗，双侧第一磨牙为安氏 Ⅲ 类咬合关系，上牙列中线右偏 2mm，下牙列中线左偏 1mm（图 4-2-92，图 4-2-93）。

**影像学检查：** 全景片（外院双颌手术术前）示左髁突骨软骨瘤，伴颌骨畸形，32、42 缺失。颌面部 CT 三维重建示正颌术后，颌骨畸形（前牙开𬌗，下颌后缩）（图 4-2-94 ~ 图 4-2-97）。

**诊断：** 正颌术后；颌骨畸形（下颌偏斜、下颌后缩）；前牙开𬌗。

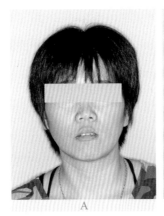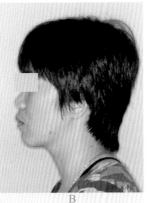

图 4-2-92　口外检查：口角左高右低，张口度 35mm，张口型偏左
A. 正面观　B. 侧面观

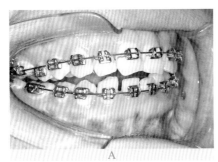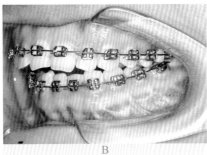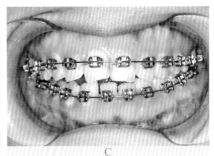

图 4-2-93　口内检查：前牙开𬌗，双侧第一磨牙为安氏Ⅲ类咬合关系，上牙列中线右偏 2mm，下牙列中线左偏 1mm
A. 右侧咬合　B. 正面咬合　C. 左侧咬合

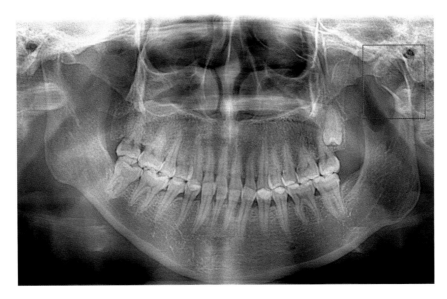

图 4-2-94　全景片（外院双颌手术术前）示左侧髁突骨软骨瘤，伴颌骨畸形，32、42 缺失

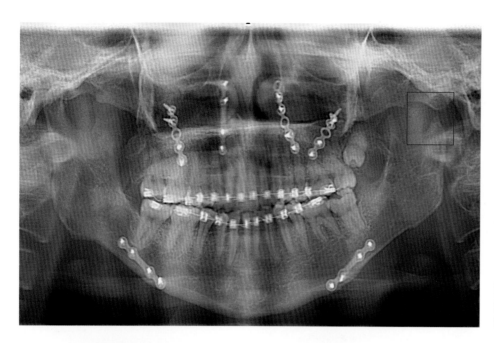

图 4-2-95　全景片（外院双颌手术术后）示左侧髁突头缺失

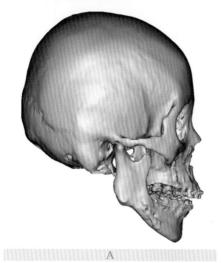
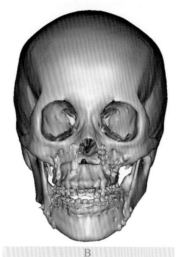
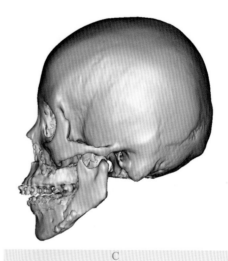

图 4-2-96　颌面部 CT 三维重建示正颌术后，颌骨畸形（前牙开𬌗，下颌后缩）
A. 右面观　B. 正面观　C. 左面观

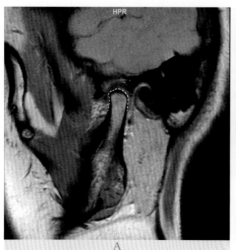
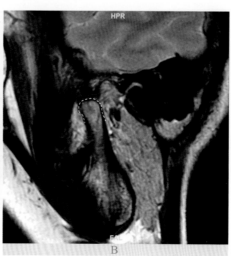

图 4-2-97　关节 MRI 示右侧关节盘髁关系正常
A. 闭口位　B. 开口位

（二）治疗方案

**1. 治疗方案**　共有 2 种方案。

左侧全关节假体置换同期正颌手术。患者髁突肿瘤切除未同期修复导致下颌偏斜与咬合紊乱。现提供的重建和正颌方案如下：

（1）方案①：单颌手术方案，即个性化全关节假体置换（金属 - 非金属连接关节窝假体），右侧下颌支矢状劈开截骨术，摆正下颌。该方案的不足是无法纠正上牙列中线。

（2）方案②：双颌手术方案，即上颌骨 Le Fort I 型截骨术，左侧个性化全关节假体置换（金属 - 非金属连接关节窝假体），右侧下颌支矢状劈开截骨术，摆正下颌。该方案可纠正上牙列中线，但创伤较大。

最终，患者因拒绝双颌手术，选择方案①，术前已充分告知患者该方案的局限性。

**2. 重建方案**　左侧个性化全关节假体置换。

**3. 正颌方案**　右侧下颌支矢状劈开截骨术。

（三）全关节假体与截骨定位导板设计与加工

**1. 手术模拟与假体设计**（图 4-2-98 ~ 图 4-2-100）

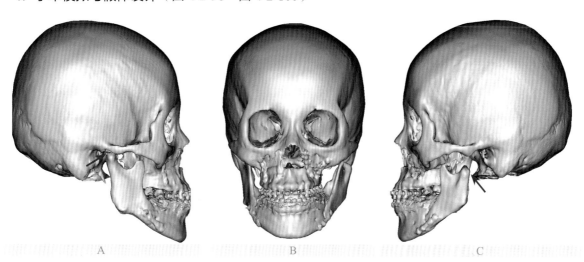

图 4-2-98　确定术后下颌位置，根据咬合关系重新定位下颌，此时可见双侧髁突均远离关节窝（红箭头示），其中左侧尤为严重
A. 右面观　B. 正面观　C. 左面观

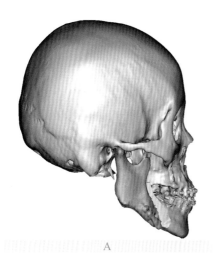

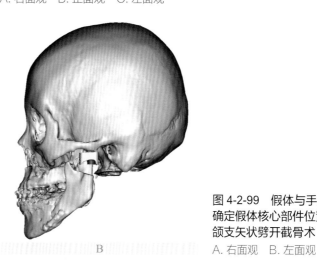

图 4-2-99　假体与手术设计，左侧确定假体核心部件位置，右侧行下颌支矢状劈开截骨术
A. 右面观　B. 左面观

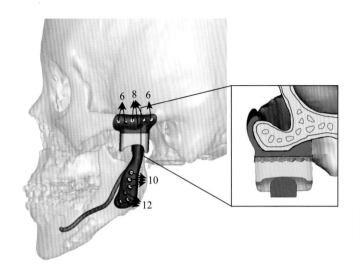

图 4-2-100 颧弓与下颌部件设计，以及钉孔深度测量，关节窝假体为金属 - 非金属连接设计

**2. 假体制造及试装** 制造工艺见第二章第二节中三、个性化颞下颌关节及颅颌假体的加工。

## （四）手术流程

**1. 术前检查** 见第三章第二节临床病例 1 中（四）手术流程中 1. 术前检查。

**2. 术前准备** 备血 200ml，余见第三章第二节临床病例 1 中（四）手术流程中 2. 术前准备。

**3. 手术次序**

（1）关节手术进路：采用耳颞前切口、下颌下切口。

（2）关节假体植入床处理：髁突下截骨和关节结节截骨，制备植入床。

（3）正颌手术：右侧下颌支矢状劈开截骨术。

（4）颌间结扎。

（5）关节假体安装。

（6）下颌假体颈部填塞下颌后脂肪。

**4. 术后医嘱与护理** 见第三章第二节临床病例 1 中（四）手术流程中 4. 术后医嘱与护理。此外，行颌间弹性牵引，并每日进行口腔护理。

## （五）随访与预后

术后定期随访，分别进行外观（面型）、功能（张口度、张口型）、假体评价（安全性、准确性）。

**1. 术后即刻** 术中导板就位准确，假体安装顺利（图 4-2-101，图 4-2-102），术前设计与术后重建对比显示，假体就位精准（图 4-2-103）。术后假体安装误差分析显示，核心部件最大误差约 1.31mm，整体最大误差约 1.47mm（图 4-2-104，图 4-2-105）。

**2. 术后 1 年随访**

（1）主诉无不适，面型良好，术区无红肿等反应。

（2）关节 - 颌骨 - 咬合 - 面型协调，咬合关系稳定（图 4-2-106）。

（3）张口度 37mm，向右侧方运动 3mm、向左侧方运动 6mm（图 4-2-107）。

（4）咀嚼功能：正常饮食。

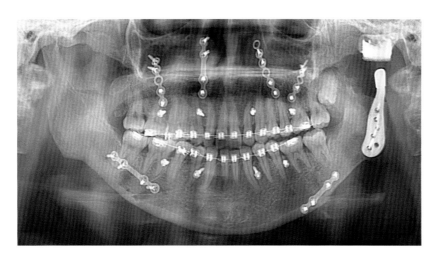

图 4-2-101　术后即刻全景片

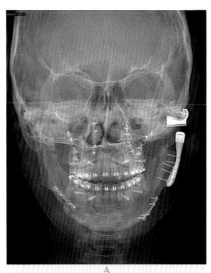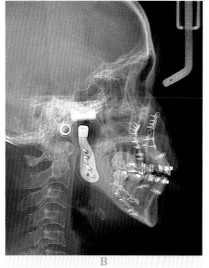

图 4-2-102　术后即刻定位片
A. 头颅正位片　B. 头颅侧位片

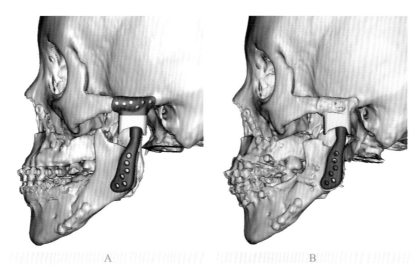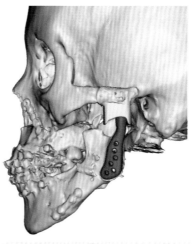

图 4-2-103　CT 重建对比显示，假体就位精准
A. 术前设计　B. 术后即刻

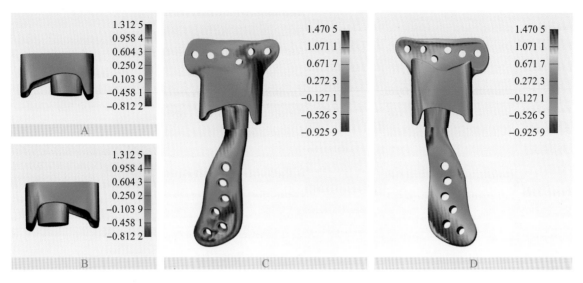

图 4-2-104　术后假体位置与术前设计比较，核心部件最大误差约 1.31mm，整体最大误差约 1.47mm，误差主要存在于下颌假体的髁突头部件

A. 核心部件外侧面误差　B. 核心部件内侧面误差　C. 整体外侧面误差　D. 整体内侧面误差

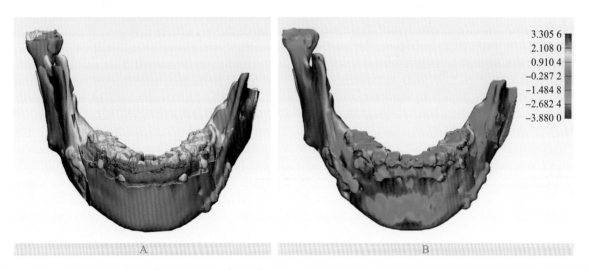

图 4-2-105　术后下颌骨（灰色）位置与设计（蓝色）比较，误差主要存在于右侧下颌支（与设计相比向前、向外偏移）

A. 下颌骨拟合图　B. 下颌骨误差分析

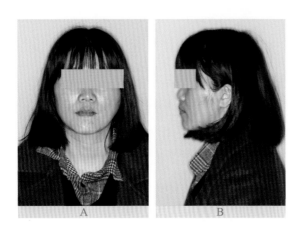

图 4-2-106　术后 1 年口外检查：面型对称
A. 正面观　B. 侧面观

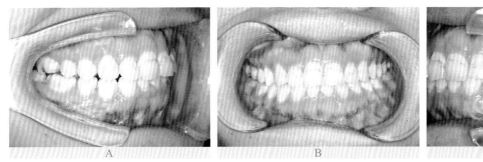

图 4-2-107 术后 1 年口内检查：咬合关系稳定

A. 右侧咬合 B. 正面咬合 C. 左侧咬合

（5）假体评价：术后 1 年假体无感染、排异、松动、移位、断裂、异位成骨、过敏等并发症（图 4-2-108，图 4-2-109）。

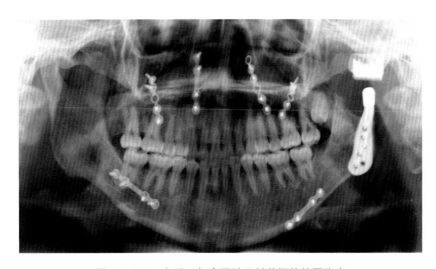

图 4-2-108 术后 1 年全景片示关节假体位置稳定

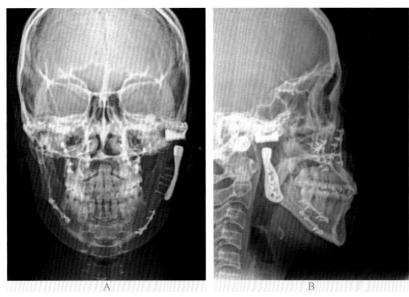

图 4-2-109 术后 1 年定位片

A. 头颅正位片 B. 头颅侧位片

**3. 术后3年随访** 张口度38mm，余同术后1年随访情况（图4-2-110，图4-2-111）。

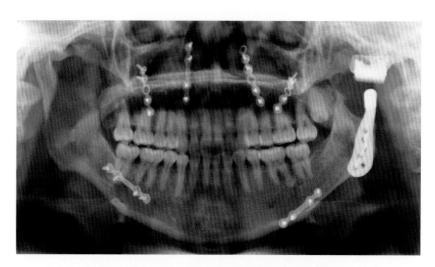

图4-2-110 术后3年全景片示关节假体位置稳定

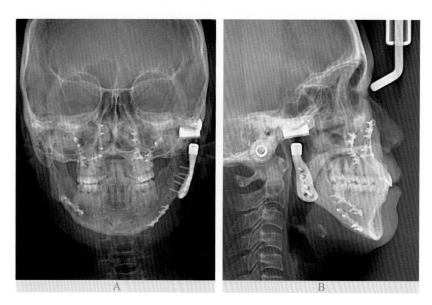

图4-2-111 术后3年定位片
A.头颅正位片 B.头颅侧位片

（六）优势与不足

1. **优势** 通过关节重建和对侧下颌支矢状劈开截骨术解决了开𬌗和颌骨畸形问题，说明关节稳定性对正畸-正颌治疗至关重要。

2. **不足** 本案中患者下颌仍然有轻度右偏，假体最大误差接近1.5mm，这个误差较大，最好控制在1mm以内。

（张善勇 谢千阳 马志贵）

# 第三节　院 士 述 评

　　通过关节置换与同期正颌手术一并解决关节疾病和颌骨畸形是一种较先进的理念，但也会面临一些挑战和问题。①流程问题：先做哪种手术为妥？本章所述流程较好诠释了这一问题，值得推荐。②精准问题：两种手术都涉及"关节 - 颌骨 - 咬合"骨性结构，是否存在互相干扰、误差放大、影响精准性的问题？实践证明，个性化假体的应用可以控制这一问题。③感染风险：关节置换（Ⅰ类切口）与正颌手术（Ⅱ类切口）同期进行是否会增加关节假体的感染风险？理论上会，故在实际操作中要有防范措施，如本章提到的口内外器械不能混用等。此外，关节置换优势还在于：①单纯关节假体置换就能进行下颌骨的上下前后左右位置的大幅度调整，实现下颌支矢状劈开截骨术的目标，这源于关节假体具有超强承载应力而不变形的能力。个性化假体还具备以下优势，如安装更精准，操作更快捷，使复杂手术简单易行，易于传播；②如何解决正颌术后因关节疾患而复发的问题，是一个非常棘手的医源性问题，个性化关节假体为解决这一难题提供了可能性和有效性。

　　最后，本章阐述的理念和技术也将为推动正颌外科、正畸学科和整形外科的发展提供一些启示！

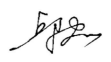

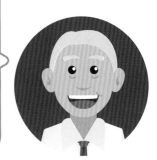

# 第五章

# 颞下颌关节源性牙颌面畸形的关节保存与正颌

本章阐述杨氏新分类第Ⅱa亚类，即可保存关节的颞下颌关节疾病继发牙颌面畸形，可采用关节保存手术与正颌正畸联合治疗。本章将对可保存关节的颞下颌关节源性牙颌面畸形的定义、保存性关节手术与正颌手术联合治疗模式、与保存性关节手术合用的正颌手术的传统固定技术、个性化正颌手术用接骨板的创新固定技术等进行概述；结合病例展示，着重阐述正颌手术用系列个性化接骨板的设计要点和规范手术操作。旨在探讨关节保存性手术后，正颌手术如何保持关节形态和功能的稳定，以避免并发症的发生。

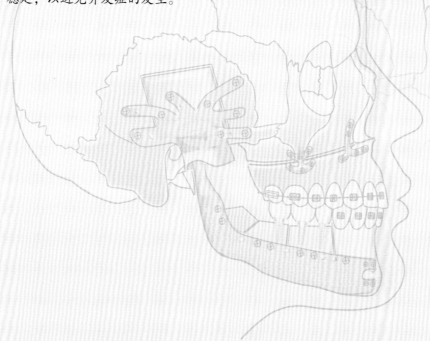

# 第一节  概  述

在可保存关节的关节疾病继发牙颌面畸形的治疗中，如何做到关节保存性手术与正颌手术互不干扰是临床医师面临的课题。本节将介绍可保存关节的颞下颌关节源性牙颌面畸形的定义、保存性关节手术与正颌手术联合治疗模式、正颌手术的传统固定技术及其存在问题等基本概念，提出个性化正颌手术用接骨板的创新固定技术，以实现正颌手术精准到位，并能维系关节的稳定。对关节保存性手术与正颌手术的流程也进行了相应的规范。

## 一、可保存关节的颞下颌关节源性牙颌面畸形的定义

根据关节盘与髁突的形态和质量，将具有保存价值的关节伴发的牙颌面畸形称为"可保存关节的颞下颌关节源性牙颌面畸形"。可保存关节包括：①关节强直的内侧有髁突头和关节盘；②一些关节肿瘤，如带蒂髁突骨软骨瘤，正常髁突范围大于50%；③关节盘移位符合复位条件；④稳定的关节盘移位与髁突吸收等。

## 二、保存性关节手术与正颌手术联合治疗模式

与保存性关节手术同期或分期常用的正颌手术有上颌 Le Fort I 型截骨术、下颌骨矢状劈开截骨术和颏成形术。

保存性关节手术同期或分期正颌的联合治疗模式：①同期手术，即通过关节盘复位、外侧成形（关节强直）或单纯瘤体摘除（如骨软骨瘤）等手术方式保留盘-髁-肌复合体，并同期正颌手术。②分期手术，即先行保存性关节手术，分期再正颌手术。尤其适用于青少年患者，如青少年关节盘移位髁突吸收伴牙颌面畸形的患者，可先行盘复位，等成人后，若还有中重度颌骨畸形且关节稳定，再正颌。③成人稳定的关节盘移位与髁突吸收，进行 unloading 的正畸正颌，其关键在于治疗过程中尽可能保持髁突位置不变和宜采用不增大关节应力的治疗方法。成人髁突吸收稳定的基本条件有：①患者生长发育已完成；②无临床症状；③髁突骨皮质连续完整；④关节无活动性退变；⑤关节盘后区有类盘样改变；⑥2次间隔6个月以上的临床及影像学随访证实无关节及牙颌面进行性改变。

## 三、与保存性关节手术合用的正颌手术的传统固定技术

上颌 Le Fort I 型截骨、下颌支矢状劈开截骨和颏成形是与保存性关节手术合用的最常见的正颌手术。目前截骨后常使用成品的钛板和/或钛钉进行骨块固定，也有报道使用3D打印技术制造个性化钛板进行固定。

（一）上颌 Le Fort I 型截骨固定方法

1. **多块小钛板固定**    一般是两侧梨状孔外缘各一块、颧牙槽嵴处各一块（图5-1-1）。术中若需预弯，会增加手术时间，降低钛板力学强度；易发生钛板不贴合，出现骨块轻微移位，致使精确度下降（图5-1-2）。

2. **3D打印钛板固定**    根据术前设计的截骨位置，设计和3D打印制造个性化钛板，可避免术中预弯过程，但设计大多较为粗放、体积过大，不但影响骨愈合，而且力学并不符合人体特征（图5-1-3）。

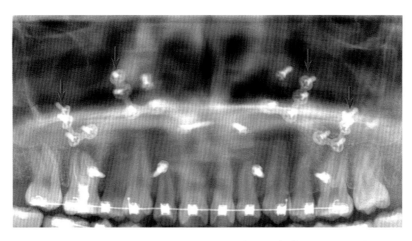

图 5-1-1 较理想的上颌骨 Le Fort I 型截骨术的固定（需要 4 块小钛板，沿双侧鼻额支柱、颧突支柱固定）（红箭头为术中弯制的成品钛板）

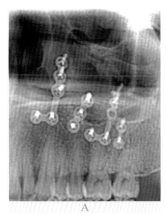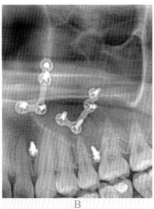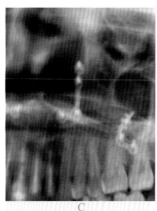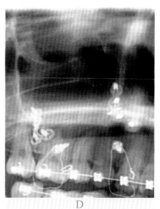

图 5-1-2 上颌骨 Le Fort I 型截骨术钛板固定的常见问题
A. 固定钛板过多 B. 后牙区钛板位置过于靠前 C. 前牙区钛板桥体过长 D. 术中钛板难以贴合或过度弯折

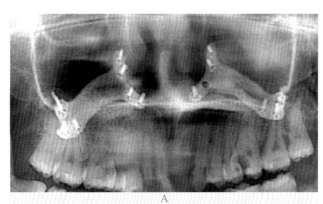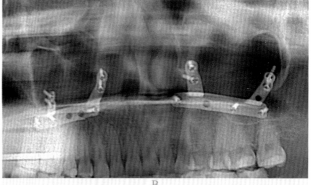

图 5-1-3 不同设计的用于上颌 Le Fort I 型截骨固定的 3D 打印钛板
A. 宽型上颌 Le Fort I 型截骨固定的接骨板 B. 下缘连接型上颌 Le Fort I 型截骨固定的接骨板

　　虽说该手术与髁突没有直接相关性，但关节手术和双颌手术同期进行时，还是会互相影响，因而其截骨和移动的准确性和固定的稳定性是重要的，即上下颌骨与关节同期手术也是互惠而成的问题。

## （二）下颌骨矢状劈开截骨的固定方法

1. **小钛板固定** 多是一块4孔钛板（图5-1-4A）。
2. **长螺钉固定** 选用2~3枚长螺钉，在磨牙后进行双层骨皮质固定（图5-1-4B）。
3. **混合固定** 小钛板固定，再配合1~2枚长螺钉固定（图5-1-4C）。

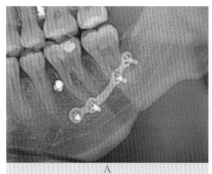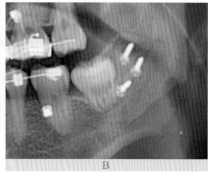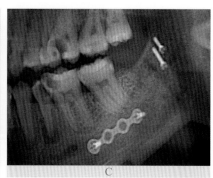

**图5-1-4 下颌骨矢状劈开截骨的固定**

A.钛板固定 B.长螺钉固定 C.混合固定

　　上述3种固定方法都有可能使髁突位置变化，从而造成下颌支外翻、髁突移位和旋转，进而导致髁突吸收，易发生于偏颌畸形（图5-1-5）和缩颌畸形的下颌骨正颌手术（图5-1-6）。

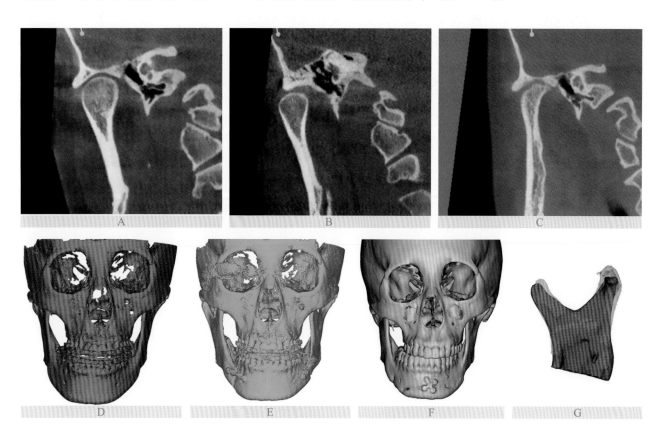

**图5-1-5 偏颌畸形的下颌骨矢状劈开固定不当，导致髁突吸收、下颌偏斜复发**

A.术前CT冠状位 B.术后即刻CT冠状位，可见髁突向外侧脱位 C.术后半年CT冠状位，可见髁突吸收 D.术前CT三维重建 E.术后即刻CT三维重建，可见下颌中线摆正，而右侧髁突向外移位 F.颏成形术后半年CT重建，可见下颌偏斜和咬合紊乱复发 G.术前（紫色半透明）术后（红色）右侧髁突体积对比，可见术后髁突显著缩小

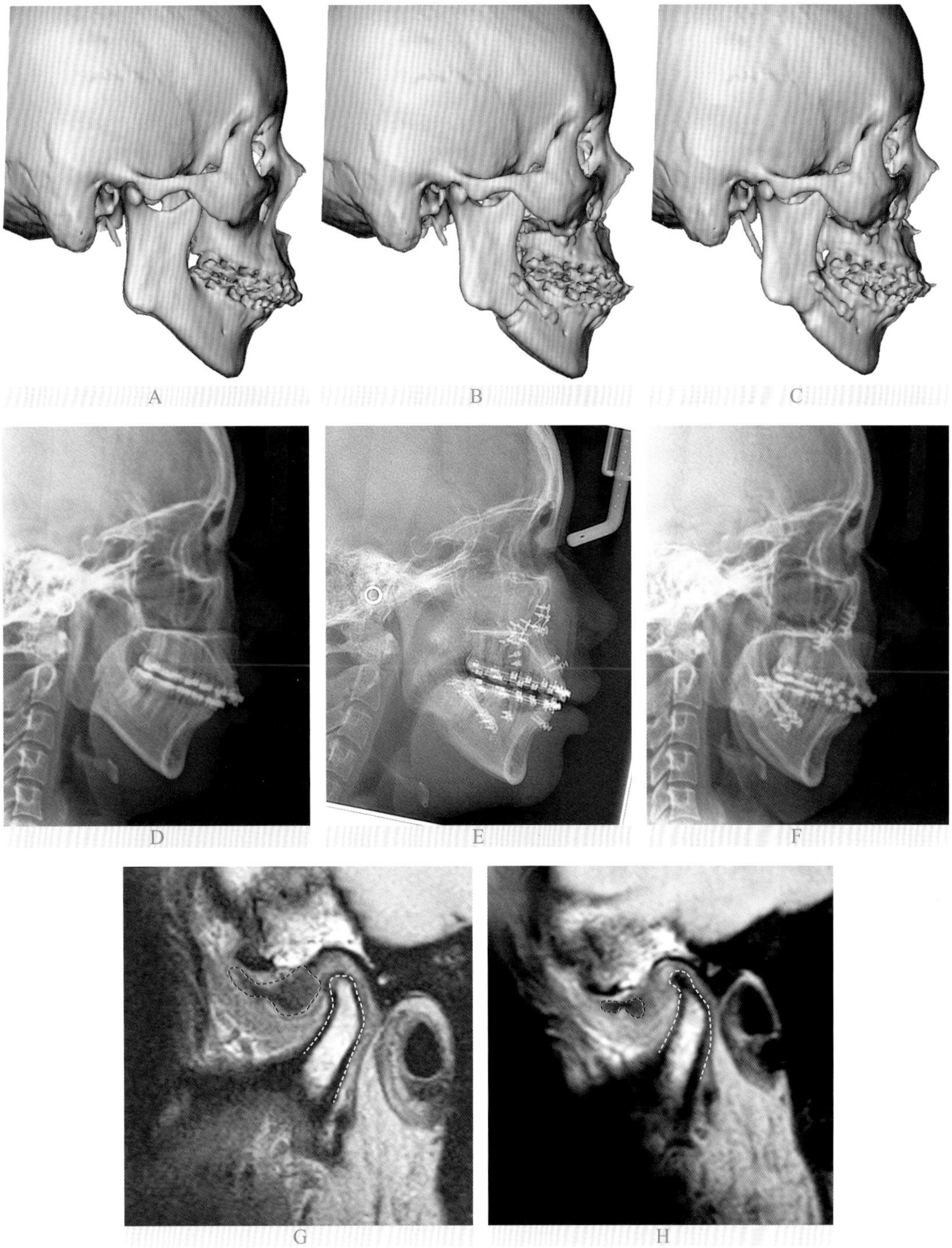

**图 5-1-6　缩颌畸形的下颌骨矢状劈开固定不当导致髁突吸收复发**

A~C. 正颌术前、术后即刻、术后 1 年 CT 重建　D~F. 正颌术前（下颌后缩 + 开𬌗）、术后即刻、术后 1 年头颅侧位片下颌后缩 + 开𬌗复发　G. 正颌术前关节 MRI 示，关节盘不可复性错位　H. 术后 1 年关节 MRI 示，髁突吸收变小

（三）颏成形截骨的固定方法

1. **标准型钛板固定**　选用标准型颏成形钛板固定（图 5-1-7A）。
2. **小钛板固定**　选用 2 块小钛板在两侧固定（图 5-1-7B）。
3. **混合固定**　标准型颏成形钛板和小钛板共同固定（图 5-1-7C），钛板和长螺钉固定等。

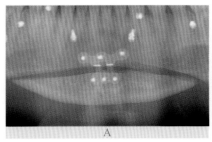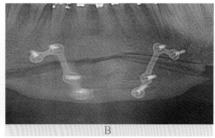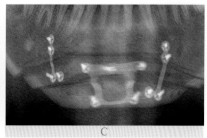

**图 5-1-7　颏成形截骨的固定方法**
A. 标准型颏成形钛板　B. 小钛板固定　C. 混合固定

上述 3 种固定方法，常因颏部肌肉力量大、术中预弯不贴合等原因，导致骨块固定不精确或较大移位等问题，尤其是双层颏成形。

此外，对于关节源性牙颌面畸形患者进行颏成形治疗，还有以下问题：①关节盘前移位伴髁突吸收患者的关节稳定问题，关节不稳定将造成颏成形术后下颌骨进行后缩和（或）前牙开𬌗。②颏成形的效果，单层前移过大造成颏唇沟过深影响侧貌；整形外科采用的硅胶假体解决不了上气道狭窄的问题；下颌骨发育严重不足，常规颏成形效果不佳等（图 5-1-8）。

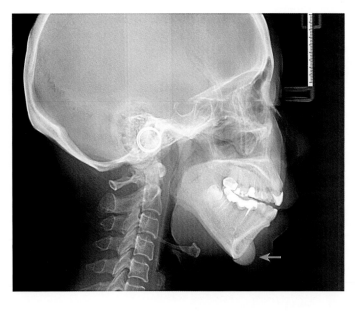

**图 5-1-8　颏部假体的不足，对于关节不稳定造成下颌骨进行后缩和 / 或前牙开𬌗者，硅胶假体（箭头）解决不了上气道狭窄、咬合不佳的问题**

## 四、个性化正颌手术用接骨板的创新固定技术

保存性关节手术联合正颌手术中的正颌技术面临的难点有：①下颌支矢状劈开截骨术中，如何确保髁突不旋转不移动或仅有微动，尤其偏颌畸形采用正颌与关节盘复位同期手术时，该问题更为突显；②在关节稳定的基础上，颏成形手术如何确保获得满意效果，即颏中点居中、前移量精准、面下三分之一侧貌优美、固定稳定等；③上颌骨 Le Fort Ⅰ 型截骨术，涉及的截骨和骨块移动位置的精准性、固定部位的精准和应力传导、无需颌间结扎等问题。

改良和创新的固定技术包括：上颌骨的应力传导"Ｘ Ｙ"形个性化接骨板、下颌骨髁突稳定型矢状劈开接骨板和个性化颏成形接骨板。

（一）应力传导"ΧY"形个性化上颌接骨板

应力传导"ΧY"形个性化接骨板用于上颌骨 Le Fort Ⅰ 型截骨术的固定。上颌骨的应力沿三大支柱传导，包括尖牙支柱（鼻额支柱）、颧突支柱和翼突支柱，其中梨状孔外侧缘和颧牙槽嵴是适合放置接骨板的最佳区域。根据个体化的解剖形态和应力传导方向，"ΧY"系列个性化接骨板可以更好地承载咬合力，减少术后上颌骨块的移位，提高正颌手术的稳定性（图 5-1-9）。

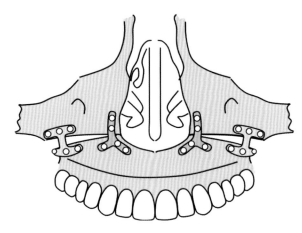

图 5-1-9 "ΧY"系列个性化接骨板

（二）髁突个性化下颌接骨板

髁突个性化下颌接骨板用于下颌支矢状劈开截骨术的固定。下颌偏斜的患者，通过双侧下颌骨矢状劈开截骨术，可以将下颌骨摆正，但在摆正的过程中，两侧的近心骨段和远心骨段之间产生的夹角不同、接触点也不同。如果不加以控制，易造成髁突扭转、内外侧移位等问题。通常，偏斜侧接触点在后、上，外板前缘与内板之间有楔形间隙；而对侧接触点常位于前、下，外板与内板之间间隙向远中逐渐增大。因此，在制订手术方案的过程中，测量这一间隙的大小，并设计个性化接骨板可以控制下颌支与髁突的位置（图 5-1-10）。

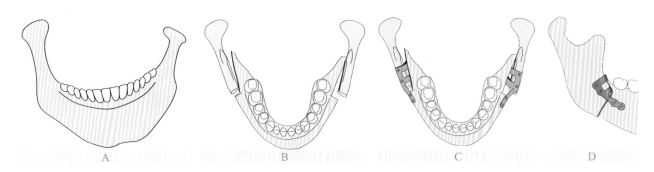

图 5-1-10 下颌骨稳定型矢状劈开个性化接骨板

A. 术前下颌，左右不对称　B. 双侧下颌矢状劈开截骨，并摆正下颌后，可见双侧内、外板之间出现夹角和间隙　C. 根据内外板之间的角度和间隙设计髁突稳定接骨板，核心点是设计嵌体维持间隙，实现下颌体移动而髁突"不动"的目的　D. 侧面观

（三）颏成形个性化接骨板

1. **单层颏成形截骨**　使用个性化接骨板完成常规颏成形手术，配合截骨导板，可大大减小手术难度、减少手术创伤，同时提高骨块定位准确性。

2. **单层颏成形截骨＋三明治植骨**　在颏部垂直高度不足时，垂直向延长颏部骨块，并在空隙中植入自体骨与人工骨材料混合物，利用个性化接骨板的支撑，实现颏部垂直向的延长（图 5-1-11）。

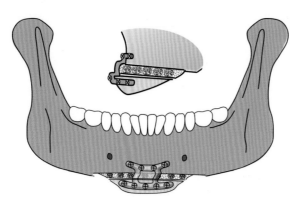

图 5-1-11　单层颏成形截骨＋三明治植骨的个性化接骨板

3. **双层颏成形截骨＋颏体成形**　颏部发育严重不足的患者，颏成形手术前移量过大可能导致骨不连等并发症，且术后下颌体轮廓可能出现明显台阶感，影响手术效果。此时需要进行双层截骨前移，且中间层截骨线向远中延伸至角前切迹前方，使术后下颌下缘轮廓自然美观（图 5-1-12）。

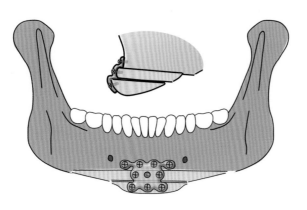

图 5-1-12　双层颏成形截骨＋颏体成形个性化接骨板

4. **颏体成形联合三明治植骨**　颏部水平向、垂直向均发育严重不足的患者，可能需要结合上述两种术式，同时实现大范围前移与垂直向高度增加（图 5-1-13）。

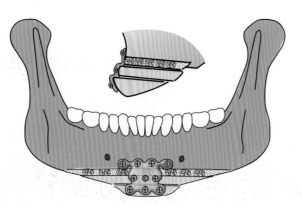

图 5-1-13　双层颏体成形联合三明治植骨

（四）适应证和禁忌证

**1. 适应证**　原则上适宜正颌手术的患者均可设计该类个性化接骨板，包括但不限于第四章第一节中所表述的适应证。

**2. 禁忌证**　见第三章第一节四、颞下颌关节病损的创新修复重建手术中（三）全颞下颌关节假体的禁忌证。

## 五、个性化正颌手术用接骨板的数字化设计总流程

髁突吸收和关节强直患者的关节同期 / 分期正颌手术效果是否长期稳定，正颌手术精准和髁突形态的稳定至关重要。手术方案通常包括：上颌骨 Le Fort Ⅰ 型截骨术、下颌支矢状劈开截骨术，以及颏成形术。本章聚焦的是正颌手术的改良固定技术。其总流程包括正颌截骨方案设计、导板和接骨板设计制造、手术流程三方面。以左侧盘前移位、髁突吸收伴偏颌畸形的患者为例（图 5-1-14）。

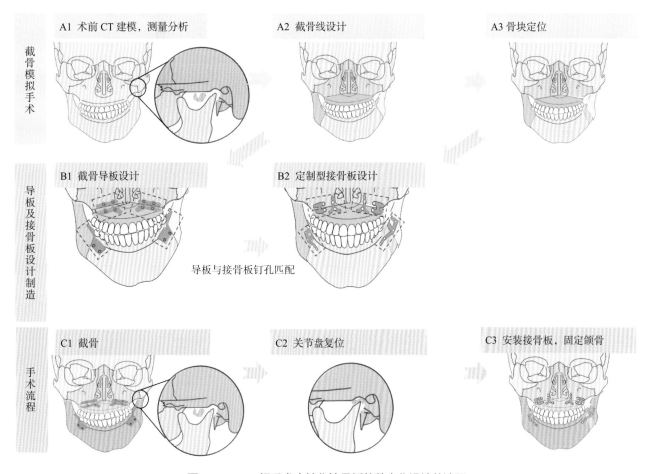

**图 5-1-14　正颌手术个性化接骨板的数字化设计总流程**

截骨模拟手术：A1. 利用 CT 数据进行建模，测量分析评价畸形的原因（结合 MRI）及严重程度；A2. 设计截骨线；A3. 设计手术移动方案。导板及接骨板设计制造：B1. 根据截骨方案设计 3D 打印截骨定位导板；B2. 根据骨块移动位置设计个性化接骨板，注意需要通过与截骨导板共用的钉孔进行定位。手术流程：C1. 术中首先进行上颌手术；C2. 然后复位关节盘；C3. 最后进行下颌手术，并使用个性化接骨板固定。

（一）正颌截骨方案设计

首先利用 CT 数据进行建模，测量分析评价畸形及严重程度，设计截骨线及手术移动方案。

（二）导板和接骨板设计制造

根据截骨方案设计 3D 打印截骨导板，根据骨块移动位置设计个性化接骨板，并通过共用的钉孔进行定位。

（三）手术流程

以关节盘移位和髁突吸收伴牙颌面畸形为例，手术方案是关节盘复位同期正颌手术。总流程是首先进行上颌手术，然后复位关节盘，最后进行下颌手术。

（杨　驰　谢千阳）

# 第二节　保存性关节手术与正颌手术个性化接骨板的临床应用

在保存性关节手术获得关节稳定的基础上，确保正颌手术获得满意的整骨效果和避免关节并发症，涉及截骨和骨块移动位置的精准性、固定部位的精准和坚固、无需颌间结扎、髁突不旋转不移动或微动等问题。笔者团队采用数字化设计和个性化接骨板试图解决上述问题，经过 2 年多的临床应用与随访，结果达到预期。本节主要展示 2 个临床病例，体现个性化接骨板的设计思考和应用效果。

## 一、临床病例 10：关节盘复位同期双颌正颌个性化接骨板的设计与应用

（一）患者情况

患者，女，26 岁。
**主诉：** 面部偏斜伴咬合关系不佳 15 年余。
**现病史：** 患者自小学无意发现面部偏斜，随年龄增加逐渐加重。
**既往史：** 患者自述体健，否认系统性疾病史，否认药物和食物过敏史。
**专科检查：** 面部不对称，颏点左偏，口角左高右低，张口型居中，口内恒牙列，下牙列中线左偏，右侧第一磨牙为安氏 Ⅲ 类咬合关系，左侧第一磨牙为安氏 Ⅱ 类咬合关系（图 5-2-1，图 5-2-2）。
**影像学检查：** 颌面部 CT 示，偏颌畸形；关节 MRI 示，左侧关节不可复性盘前移位（图 5-2-3 ~ 图 5-2-5）。
**诊断：** 左侧关节盘不可复性前移位；偏颌畸形。

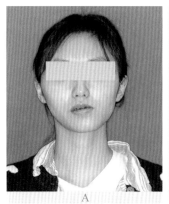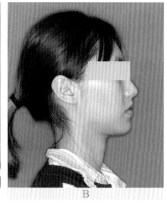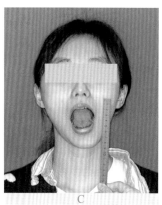

图 5-2-1　面型检查

A. 正面观，颏左偏　B. 侧面观　C. 张口度 37mm

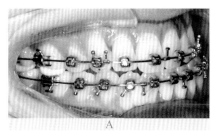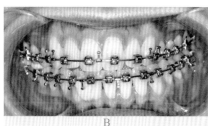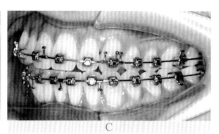

图 5-2-2　口内检查：下牙列中线左偏，右侧第一磨牙为安氏Ⅲ类咬合关系，左侧第一磨牙为安氏Ⅱ类咬合关系

A. 右侧咬合　B. 正面咬合　C. 左侧咬合

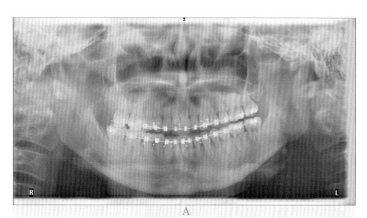

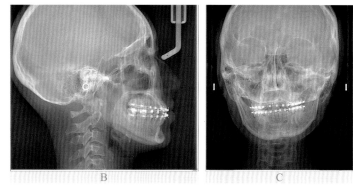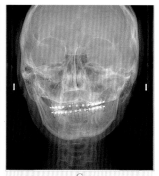

图 5-2-3　影像学检查

A. 全景片　B. 头颅侧位片　C. 头颅正位片

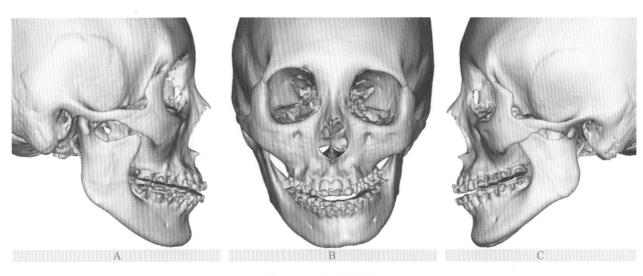

**图 5-2-4　CT 三维重建**

A. 右面观　B. 正面观　C. 左面观

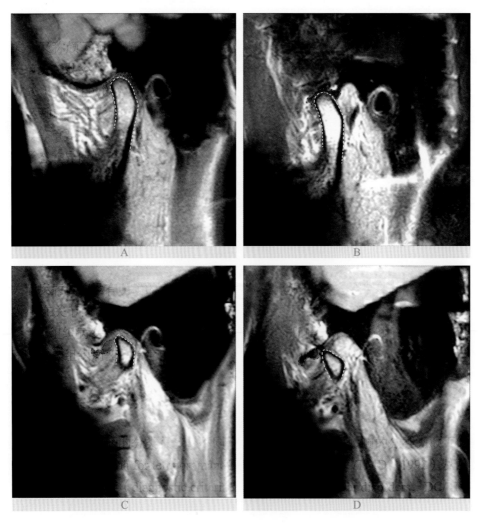

**图 5-2-5　MRI 示左侧关节盘不可复性前移位，右侧盘髁关系正常**

A. 右侧闭口位　B. 右侧开口位　C. 左侧闭口位　D. 左侧开口位

（二）治疗方案

**1. 总体治疗方案**　左侧关节盘复位同期正颌手术。具体为：①术前固定矫正去代偿；②左侧关节镜下盘复位缝合固定术，同期双颌正颌；③术后正畸。

**2. 外科手术顺序**

（1）上颌骨 Le Fort I 型截骨术。

（2）左侧关节镜下盘复位缝合固定术。

（3）双侧下颌支矢状劈开截骨术。

（三）"XY"形接骨板及髁突稳定型接骨板与导板设计加工

**1. "XY"形接骨板设计**

设计依据：参考上颌骨三对骨性支柱的应力传导线，设计应力传导的接骨板形态（图 5-2-6，图 5-2-7）。

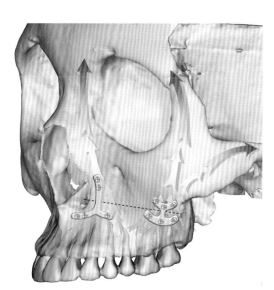

**图 5-2-6　上颌骨应力传导线与接骨板设计示意图**
鼻旁设计"Y"字形接骨板（银色），用于传导鼻额支柱的应力；颧牙槽嵴处设计类"X"字形接骨板（银色），用于传导颧突支柱的应力（绿色至红色渐变箭头为应力传导线）

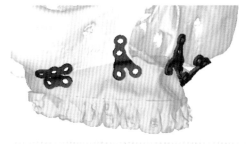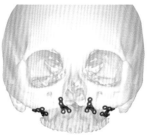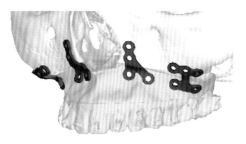

A　　　　　　　　　　B　　　　　　　　　　C

**图 5-2-7　"XY"形接骨板设计，按照正颌后上颌位置设计**
A. 右侧观　B. 正面观　C. 左侧观

**2. 髁突稳定型接骨板设计**

（1）设计依据：本案为偏颌畸形，在设计双侧下颌支矢状劈开截骨术摆正下颌骨位置时，由于内板存在较大旋转，因此两侧内外板之间将出现较大间隙（图 5-2-8）。

（2）髁突稳定型接骨板设计：接骨板自外斜线向内转折嵌入骨间隙，以稳定髁突位置（图 5-2-9）。

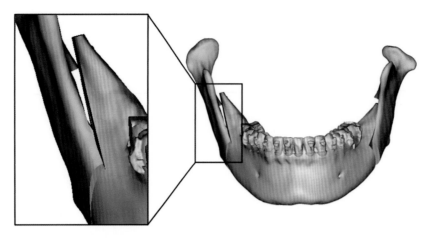

图 5-2-8　右侧下颌支矢状劈开截骨术设计（方框内为内外板间隙）

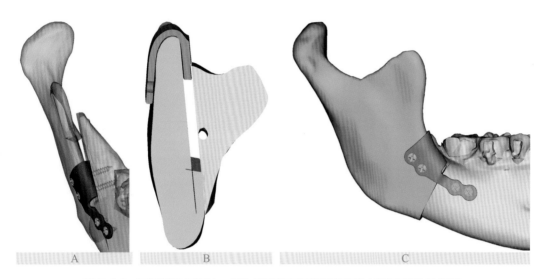

图 5-2-9　下颌接骨板设计，经外斜线转向骨间隙的嵌体是稳定髁突的关键
A. 俯视观　B. 冠状面观　C. 外侧面观

**3. 数字化导板的设计和加工**　按上颌骨 Le Fort I 型截骨线设计截骨导板（紫色），移动上颌骨块至理想位置后设计定位导板（深灰色）（图 5-2-10）。

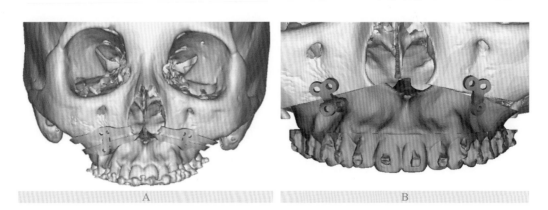

图 5-2-10　导板设计
A. 截骨导板设计（紫色）　B. 定位导板设计（深灰色）

（四）手术流程

1. **术前检查**　见第三章第二节临床病例 1 中（四）手术流程中 1. 术前检查。
2. **术前准备**　备血 400ml；余见第三章第二节临床病例 1 中（四）手术流程中 2. 术前准备。
3. **手术次序**　先行上颌骨 Le Fort I 型截骨术，再行左侧关节镜下盘复位缝合固定术，最后进行双侧下颌支矢状劈开截骨术。

（1）上颌骨 Le Fort I 型截骨术（图 5-2-11 ～ 图 5-2-13）。

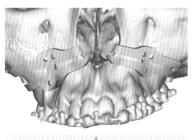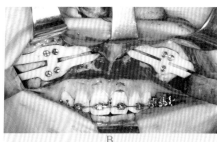

**图 5-2-11　上颌骨 Le Fort I 型截骨导板**
A. 设计图　B. 实际术中照片

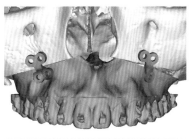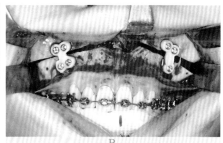

**图 5-2-12　定位导板确定上颌骨块位置**
A. 设计图　B. 实际术中照片

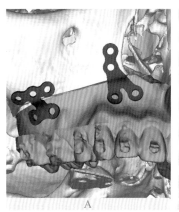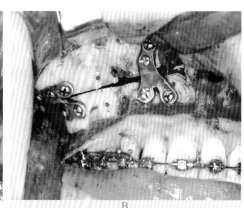

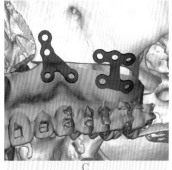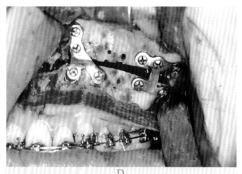

**图 5-2-13　"X Y"形接骨板植入**
A、C. 设计图　B、D. 实际术中照片

（2）左侧关节镜下关节盘复位缝合固定术。

（3）双侧下颌支矢状劈开截骨术（图5-2-14）。

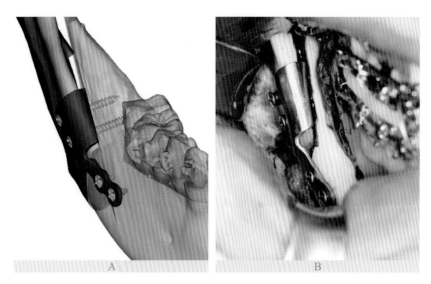

图 5-2-14　髁突稳定接骨板植入

A. 设计图　B. 实际术中照片

**4. 术后医嘱与护理**　每日进行口腔护理，必要时行颌间弹性牵引。

**（五）随访与预后**

术后定期随访，分别进行外观（面型）、功能（张口度、张口型）、接骨板评价（安全性、准确性）。

**1. 术后即刻**　术中导板就位准确，接骨板安装顺利（图5-2-15），双侧髁突位置稳定，左侧髁突术后位置较术前稍下降，原因是关节盘复位后，关节后上间隙增加，髁突向前下方移位（图5-2-16）。

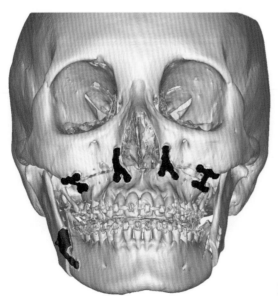

图 5-2-15　术后 CT 示接骨板就位良好

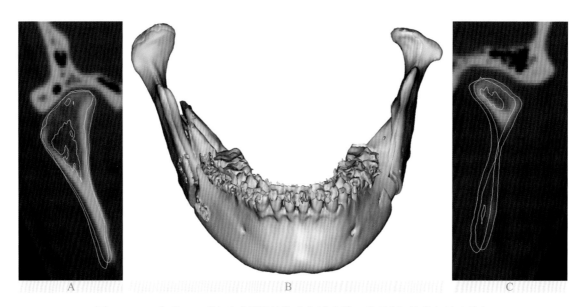

图 5-2-16　术后 CT 对比（术前设计为蓝色轮廓线；术后实际为黄色轮廓线）

A. 右侧髁突位置稳定　B. 三维重建　C. 左侧髁突位置

## 2. 术后 2 年复诊

（1）面型对称无偏斜（图 5-2-17）。

（2）关节功能恢复良好，关节区无疼痛或不适感，关节 - 颌骨 - 咬合 - 面型协调稳定，咬合关系稳定（图 5-2-18）。

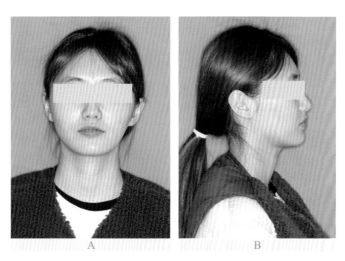

图 5-2-17　术后 2 年复诊：面型良好

A. 正面观　B. 侧面观

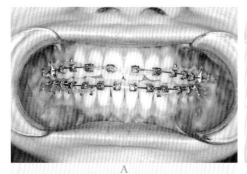
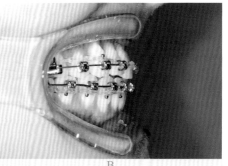

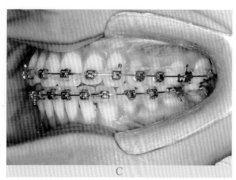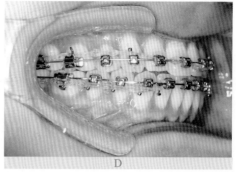

图 5-2-18　术后 2 年口内检查：咬合关系稳定

A. 正面咬合　B. 90° 侧面咬合　C. 左侧咬合　D. 右侧咬合

（3）接骨板评价：未出现排异、松动、断裂、异位成骨、材料过敏等并发症（图 5-2-19）。

（4）左侧关节盘复位妥善，位置稳定，盘 - 髁关系正常，髁突活动度良好（图 5-2-20）。

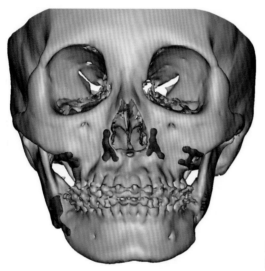

图 5-2-19　术后 2 年 CT 示骨愈合良好，接骨板位置稳定

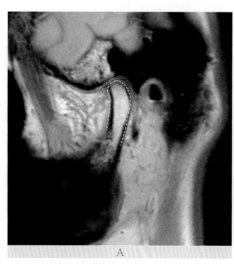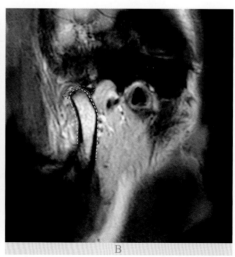

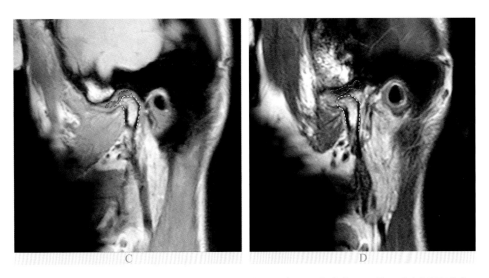

图 5-2-20　MRI 示左侧关节复位后，盘 - 髁关系正常，髁突稳定无吸收，略有新骨形成
A. 右侧闭口位　B. 右侧开口位　C. 左侧闭口位　D. 左侧开口位

（六）优势与不足

1. **优势**　按生物应力线设计"X Y"形接骨板固定上颌骨 Le Fort I 型截骨线，理论上，固定效果更科学、更精准、更坚固，手术操作更简便。

正颌术后髁突吸收是造成正颌手术复发的一个重要因素，多由于不当的固定方式，导致髁突位置改变，表面压力增加所致。尤其是存在关节盘移位时，术后出现髁突吸收的概率将明显增加（见图 5-1-6）。本案为左侧关节盘移位伴偏颌畸形，通过"关节 - 颌骨 - 咬合"联合诊疗的创新模式，同期完成关节盘复位与正颌手术，增加了关节的稳定性，并利用个性化接骨板，维持骨段间隙，从而达到稳定髁突的目的。

2. **不足**　截骨导板的设计过大，操作不方便。若截骨板与接骨板钉孔匹配，则更合理。

## 二、临床病例 11：
## 关节盘复位分期颏成形个性化接骨板的设计与应用

（一）患者情况

患者，女，18 岁。

**主诉**：下颌后缩、前牙开𬌗 8 年。

**现病史**：患者 8 年前出现渐进性下颌后缩、前牙开𬌗，3 年前（15 岁）诊断为双侧关节盘不可复性盘前移位，行双侧关节镜下关节盘复位固定术。

**既往史**：患者自述体健，否认系统性疾病史，否认药物和食物过敏史。

**专科检查**：下颌后缩，张口度 38mm，张口型居中，口内恒牙列，咬合关系稳定（图 5-2-21）。

**影像学检查**：关节 MRI 示双侧关节盘复位术后，盘 - 髁关系良好（图 5-2-22）；颌面部 CT 示髁突骨质稳定（图 5-2-23）。

**诊断**：骨性 II 类错𬌗畸形。

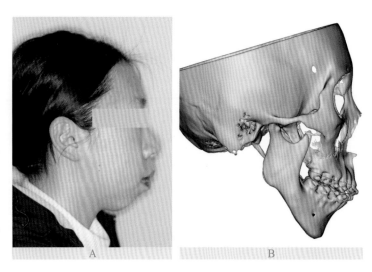

图 5-2-21　面型检查：下颌后缩，骨性Ⅱ类畸形，颏后缩，𬌗平面与下颌平面高陡
A. 侧面观　B. 术前 CT 重建

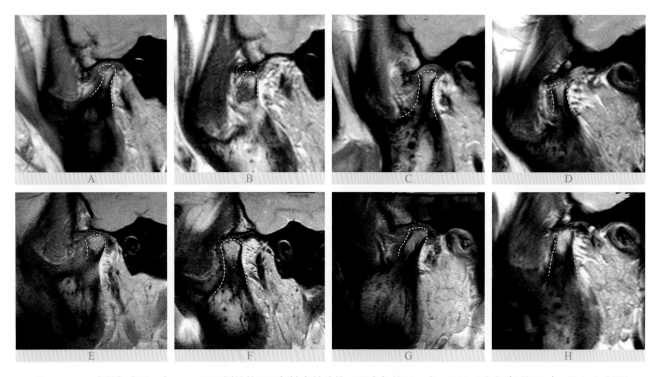

图 5-2-22　术前与术后 2 年 MRI 示双侧关节不可复性盘前移位，手术复位后，盘 - 髁关系稳定（过矫正），髁突改建增粗
A. 右侧闭口位（术前）B. 右侧开口位（术前）C. 左侧闭口位（术前）　D. 左侧开口位（术前）　E. 右侧闭口位（术后）F. 右侧开口位（术后）G. 左侧闭口位（术后）　H. 左侧开口位（术后）

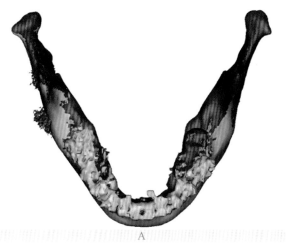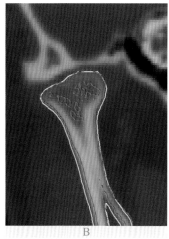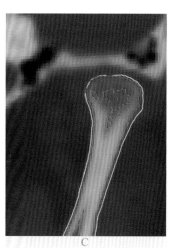

图 5-2-23　关节镜盘复位后，髁突稳定性随访与验证
A. 术后 2 年（红色）与术后 3 年（白色）下颌重建、配准　B. 右侧髁突冠状面轮廓重叠良好　C. 左侧髁突冠状面轮廓重叠良好

（二）治疗方案

1. **总体治疗方案**　双侧关节盘复位术后 3 年，评价髁突已稳定（见图 5-2-22）。现提供的正畸正颌方案如下：方案①固定矫正去代偿，双侧下颌支矢状劈开截骨术，备上颌骨 Le Fort Ⅰ型截骨；方案②固定矫正代偿治疗，颏成形改善下颌后缩。患者及家属选择方案②，术前已充分告知患者该方案的局限性。

2. **外科截骨设计**　数字模拟手术与颏成形接骨板设计（图 5-2-24，图 5-2-25）。

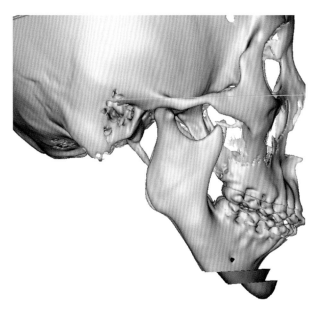

图 5-2-24　设计双层截骨颏前移，截骨线与眶耳平面平行，颏部前移时不影响面下 1/3 高度，共前移 12.5mm
（其中上层前移 6mm，下层前移 6.5mm）

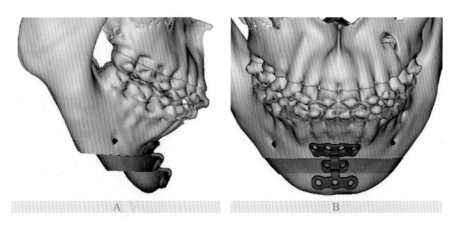

| A | B |

图 5-2-25　颏成形接骨板设计，依据前移骨块，设计双层颏成形接骨板
A. 侧面观　B. 正面观

**（三）截骨定位导板的设计（图 5-2-26）**

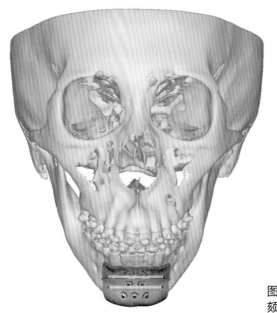

图 5-2-26　双层截骨定位导板设计，
颏成形接骨板与导板钉孔一致

**（四）手术流程**

1. **术前检查**　见第三章第二节临床病例 1 中（四）手术流程中 1. 术前检查。
2. **术前准备**　见第三章第二节临床病例 1 中（四）手术流程中 2. 术前准备。
3. **手术次序和进路**　颏成形手术常规切口暴露，固定导板，导板辅助完成截骨，前伸截骨块后，颏成形接骨板固定。
4. **术后医嘱与护理**　每日进行口腔护理。

**（五）随访与预后**

术后定期随访，分别进行外观（面型）、功能（张口度、张口型）、接骨板评价（安全性、准确性）。

**1. 术后即刻**　术中导板就位准确，接骨板安装顺利，双侧髁突位置稳定；侧面型显著改善，术后面下 1/3 形态协调（图 5-2-27）；术后 CT 示接骨板无松动、脱位、移位及断裂等（图 5-2-28）。

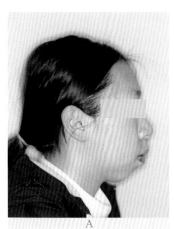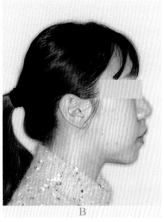
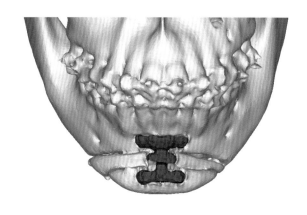

图 5-2-27　术前术后侧面型对比，侧面型显著改善，术后面下 1/3 形态协调

　　A. 术前侧貌　B. 术后侧貌

图 5-2-28　术后即刻 CT 重建示接骨板无松动、脱位、移位及断裂等

**2. 术后 6 个月复诊**

（1）主诉无不适，面型良好，术区无红肿等反应。

（2）关节 - 颌骨 - 咬合 - 面型协调，正畸治疗结束，咬合较术前明显改善（图 5-2-29）。

（3）张口度 36mm，向右侧方运动 5mm、向左侧方运动 6mm。

（4）接骨板评价：未出现排异、松动、断裂、异位成骨、材料过敏等并发症，颏部位置术后较术前明显改善，手术效果稳定（图 5-2-30，图 5-2-31）。

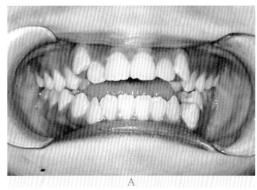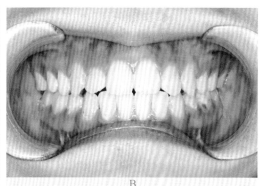

图 5-2-29　正畸治疗后咬合对比，咬合明显改善

A. 术前咬合　B. 正畸治疗完成后咬合（术后 6 个月）

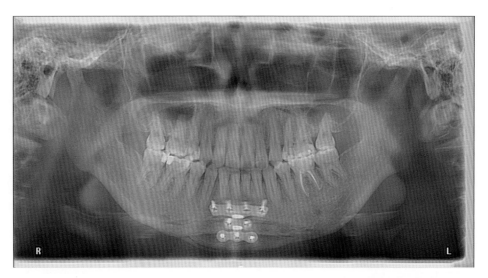

图 5-2-30 术后 6 个月全景片示颏成形接骨板无松动、移位、脱位及断裂等

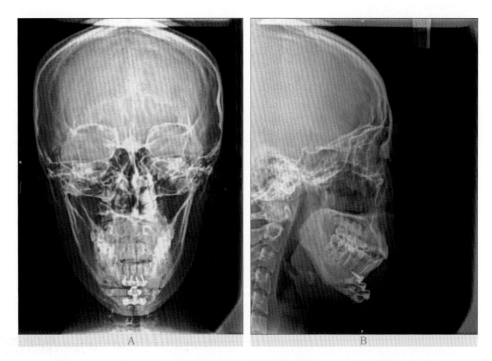

图 5-2-31 术后 6 个月定位片示颏成形接骨板位置稳定，颏部骨骼愈合良好
A. 头颅正位片    B. 头颅侧位片

**3. 术后 2 年随访**　张口度 37mm，余同术后 1 年随访情况。

（六）优势与不足

**1. 优势**　创伤小，手术快速而准确，明显地改善了颏部形态。
**2. 不足**　暂无。

（谢千阳　陈旭卓）

# 第三节　院士述评

　　本章介绍了通过数字设计和制造的个性化接骨板在正颌（+/– 关节同期）手术中的应用，详细描述了个性化接骨板的设计和手术流程，包括颏成形术、下颌支矢状劈开截骨术和上颌骨 Le Fort I 型截骨术等。通过 3D 打印技术，实现了接骨板的个体化设计，这不仅提高了手术的精度，还减少了并发症，体现了医疗技术的现代化和个性化治疗的趋势。

　　个性化接骨板在临床上的应用，特别是在处理关节疾病继发的牙颌面畸形方面，表现出了显著的治疗效果。通过个性化接骨板的使用，可以更精确地控制骨段的移动和定位，从而提高手术的成功率和患者的满意度。文中针对正颌手术中遇到的挑战，如关节盘移位、髁突吸收等问题，提出了相应的解决方案。通过个性化接骨板的使用，可以有效解决这些问题，这体现了作者在解决临床问题上的深入思考和实践经验。

　　本章提供了一种创新的手术方法，通过详细的技术描述、临床应用案例和风险评估，展示了个性化接骨板在正颌手术中的有效性和重要性，其阐述的理念和技术将为正颌外科、正畸学科和整形外科的发展提供启示。

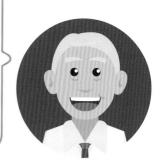

# 第六章

# 颞下颌关节 - 颅底联合
# 疾病的修复重建

    本章介绍杨氏新分类的第Ⅲb类，即颞下颌关节（简称关节）和颅底联合疾病波及颅底和全关节，还可累及耳道和颞下窝，属于关节周围复合体范畴。关节位于头颅侧面观的中央，上承颅底（关节窝是颅底颞下面的一部分，关节窝面距离脑面的最近距离约1mm），后倚耳道（耳道前壁是关节窝后壁），内邻颞下窝（仅由菲薄的关节囊相隔）。当该区域的肿瘤累及两个或以上的解剖区域时，肿瘤切除将造成关节与颅底联合缺损，其修复重建是口腔颌面外科、耳鼻咽喉科和神经外科的一项艰巨挑战。主要挑战内容：①疾病切除中的精准截骨，以避免复发并利于重建；②骨缺损的精准重建，以恢复关节功能、咀嚼功能和颅颌面形态；③无需获取自体骨，减小创伤并降低手术难度和风险。能满足上述要求的只有个性化假体，目前国内外鲜见同类重建方式的系统性报道。笔者团队在前期个性化全关节假体的成功经验基础上，根据修复重建范围的需要，将假体的关节窝部件进行延伸，构建了能覆盖颅底、侧颅和颧弓的个性化关节 - 颅底联合假体修复系统，并逐渐优化成熟，最长经过5年的临床应用与随访，获得满意的疗效。本章将就这一假体系统的设计与应用做详细介绍。

# 第一节 概 述

本节提出了关节 - 颅底联合疾病的定义和新分类，在回顾传统修复重建方法的基础上，提出个性化关节 - 颅底联合假体的创新修复重建方法及其数字化设计流程，旨在为口腔颌面外科、耳鼻咽喉科和神经外科等专科医师对此类复杂疑难疾病提供新理念和新技术。

## 一、颞下颌关节 - 颅底联合疾病的定义

由关节 - 颅底区的肿瘤、类肿瘤、先天性疾病等导致关节与颅底共同受累的疾病，亦可累及耳道或颞下窝，还可侵及周围重要神经（面神经和三叉神经下颌支）和血管（颈内动静脉和上颌动静脉）。临床上通常表现为耳前和颞区肿胀、疼痛和张口受限，有时伴有听力下降或下唇麻木等。治疗首选是手术切除，往往需要关节外科、耳鼻咽喉科和神经外科的协作，但是否需要关节 - 颅底重建和如何重建意见不一。

## 二、颞下颌关节 - 颅底联合疾病的分类

关于关节 - 颅底联合疾病的分类，以往未见有明确的报道。笔者共提出两种分类：①根据疾病来源分类；②根据疾病范围分类，本章和第七章的内容主要是根据该分类规划的。

### （一）疾病来源分类法

根据疾病来源分为 2 类：Ⅰ类为颞骨原发疾病侵袭关节窝或近关节，甚至累及整个关节和周围组织，常见病种是颞骨巨细胞病变。该类又可分为 2 个亚类：Ⅰa 亚类，病变仅累及关节窝和关节上腔，关节盘和髁突正常（图 6-1-1）；Ⅰb 亚类，病变累及整个关节和周围组织（图 6-1-2）。Ⅱ类为关节原发性病变侵及颅底，造成颅底穿孔而突入颅内，如滑膜软骨瘤病、滑膜软骨肉瘤或弥漫性腱鞘巨细胞瘤等（图 6-1-3）。

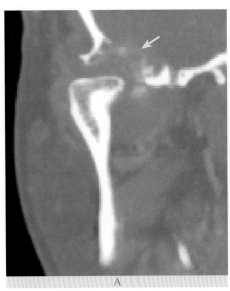
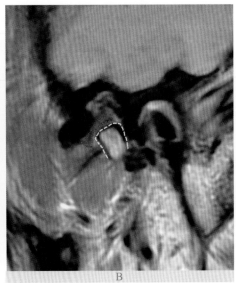

图 6-1-1 原发性颞骨巨细胞性病变累及颅底和关节窝（Ⅰa 亚类）（黄箭头为关节窝及关节上腔骨质破坏）
A. 颌面部 CT　B. 关节 MRI（红虚线为关节盘，位置形态良好；黄虚线为髁突健康）

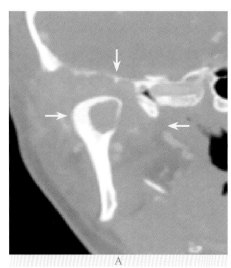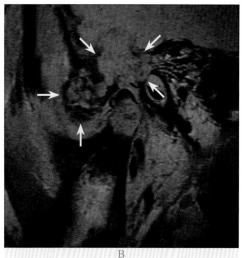

图 6-1-2 原发性颞骨巨细胞性病变累及颅底、全关节和周围组织（Ⅰb 亚类）（黄箭头为颅底、全关节及周围组织破坏）

A. 颌面部 CT　B. 关节 MRI

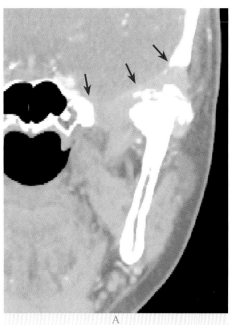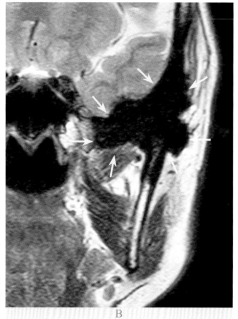

图 6-1-3 滑膜软骨肉瘤导致颅底穿孔（Ⅱ类）

A. 颌面部 CT（红箭头为颅底穿孔范围）　B. 颌面 MRI（黄箭头为关节原发滑膜软骨肉瘤侵及颅底造成颅底骨质破坏，并突入颅内）

（二）疾病范围分类法

根据疾病范围的新分类：Ⅰ类为颅底和关节窝受累，但未向颞下窝突入，髁突和关节盘未累及或仅有滑膜受累，提示髁突和关节盘可保留；Ⅱ类为颅底和关节窝受累且向颞下窝突入，但髁突和关节盘未累及或仅有滑膜受累，提示髁突和关节盘可保留，但要暂时截断髁突，方可清除颞下窝肿瘤；Ⅲ类为颅底、关节窝、髁突和关节盘均受累，但未超过下颌孔；Ⅳ类为颅底、关节窝、髁突和关节盘均受累，且超过下颌孔（图 6-1-4）。

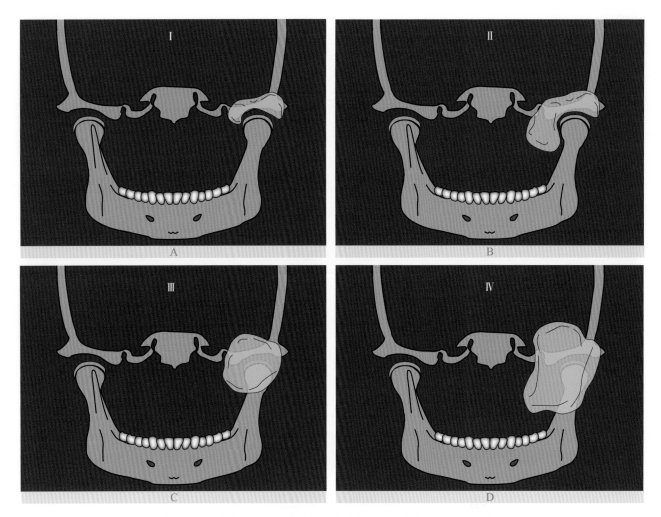

图 6-1-4　关节 - 颅底联合疾病分类（蓝色为关节盘，绿色为疾病）

A. Ⅰ类为颅底、关节窝受累，但未向颞下窝突入，髁突和关节盘可保留　B. Ⅱ类为颅底、关节窝受累且向颞下窝突入，但髁突和关节盘未累及，提示髁突和关节盘可保留，但要暂时截断髁突，方可清除颞下窝肿瘤　C. Ⅲ类为颅底、关节窝、髁突和关节盘均受累，但未超过下颌孔　D. Ⅳ类为颅底、关节窝、髁突和关节盘均受累且超过下颌孔

## 三、颞下颌关节 - 颅底联合疾病的传统修复重建方法

传统关节 - 颅底联合疾病的修复重建包括软组织瓣充填、颅底钛网和自体骨。这些修复重建方式存在诸多不足，亟待改进。

### （一）以往关节 - 颅底联合疾病的切除方法

以往关节 - 颅底联合疾病的进路以耳后及半冠状切口为主，暴露肿瘤需磨除外耳道上方、颞骨和关节窝外侧骨，良性或交界性瘤体以自上而下的囊内剜除为主，如瘤体包绕髁突颈部，即将髁突一并切除。笔者认为该手术进路将导致肿瘤暴露不充分，难以实现瘤体的整体切除（图 6-1-5），甚至不必要地牺牲了髁突。瘤体的充分暴露和完整切除是减少复发的必要保证。

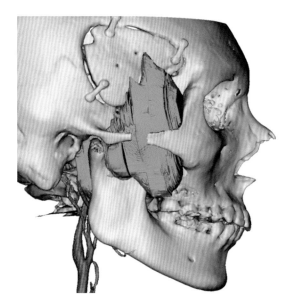

图 6-1-5 关节 - 颅底联合疾病切除术中，因瘤体暴露不充分，导致未完全切除，术后复发

（二）以往关节 - 颅底联合疾病的修复方法

1. **骨组织不修复，仅用软组织瓣充填** 不论是口腔颌面外科还是耳鼻咽喉科和神经外科，常用颞肌瓣填塞，这是目前流行的方法（图 6-1-6），但颞区的凹陷和关节功能的部分丧失是影响患者生存质量的主要问题。

2. **颅底骨缺损用钛网修复，辅以脂肪间隔硬脑膜** 该方法对外形恢复有一定作用，但对咀嚼力承载有限，影响患者的咀嚼效率（图 6-1-7）。

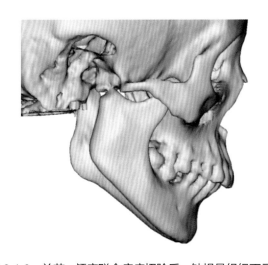 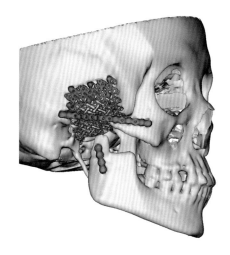

图 6-1-6 关节 - 颅底联合疾病切除后，缺损骨组织不予修复　　图 6-1-7 关节 - 颅底联合疾病切除后钛网（深灰色）修复

3. **自体骨修复** 笔者曾经采用游离半层髂骨或颅骨重建颅底，以游离肋骨肋软骨或带蒂半胸锁关节重建髁突（图 6-1-8），取得了良好的疗效，既保证了外形，又恢复了关节功能，但供区的创伤和重建手术复杂仍是问题。

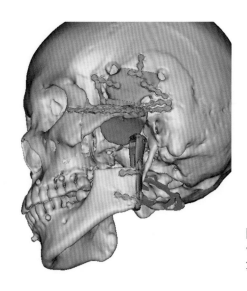

图 6-1-8  关节 - 颅底联合疾病切除后自体髂骨（紫色）修复颅底，半胸锁关节（棕色）修复髁突

## 四、个性化颞下颌关节 - 颅底联合假体的创新修复重建方法

针对新分类（疾病范围分类法）中的Ⅲ类和Ⅳ类病灶，构建个性化关节 - 颅底联合假体设计方案和手术方案，采用数字化设计、3D 打印和五轴加工工艺，个性化制作关节 - 颅底联合假体，旨在精准切除病灶同期修复关节和颅底，力求使复杂重建趋于简单、精准、稳定、高效。

### （一）关节 - 颅底联合假体的设计类型

已设计的关节 - 颅底联合假体的类型共有（不限于）2 型，它们的区别在于颅底 - 关节窝假体的不同。

1. **周边固定型关节 – 颅底联合假体**　该假体依靠侧颅底缺损周边骨组织固定颅底 - 关节窝假体，而颞骨开窗骨块还需额外钛板固定（图 6-1-9）。

2. **开窗骨板固定型关节 – 颅底联合假体**　该假体依据生物应力线设计同期固定开窗骨板和假体，能够有效传导咬合力，且无需额外钛板再固定颞骨开窗骨块（图 6-1-10）。

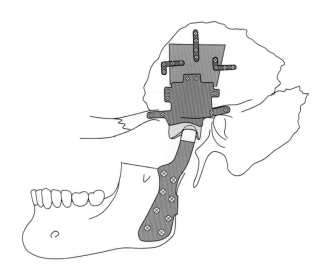

图 6-1-9  周边固定型关节 - 颅底联合假体
蓝色为钛合金颅底部，黄色为超高分子量聚乙烯的关节窝，灰色为下颌柄，黄色和灰色之间的白色为关节头，粉色为颞骨开窗骨板，棕色为钛板

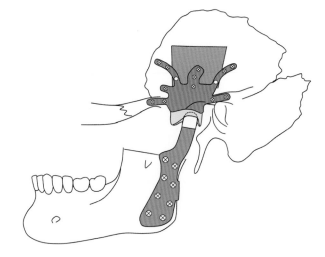

图 6-1-10  开窗骨板固定型关节 - 颅底联合假体
蓝色为钛合金颅底部，黄色为超高分子量聚乙烯的关节窝，灰色为下颌柄，黄色和灰色之间的白色为关节头，粉色为颞骨开窗骨板

### （二）关节 - 颅底联合假体的适应证

适用于成年人关节 - 颅底联合疾病，主要包括：良性或交界性肿瘤和类肿瘤疾病、预计恶性肿瘤能完全切除的病例、静止期炎性疾病、手术后获得性关节 - 颅底联合缺损、稳定期的溶骨症等，且髁突和关节盘均被累及。

### （三）关节 - 颅底联合假体的禁忌证

炎性疾病急性期、恶性肿瘤手术不彻底者禁用，生长发育期的青少年慎用。

## 五、个性化颞下颌关节 - 颅底联合假体的数字化设计总流程

本章聚焦的是关节 - 颅底联合疾病分类中的Ⅲ类、Ⅳ类疾病，其中Ⅲ类更常见，故总流程以其为例（图 6-1-11），包括三方面：疾病截骨模拟手术；假体及导板设计；手术流程。

### （一）疾病截骨模拟手术

1. **疾病范围规划** CT 以 Dicom 格式接收，经手术设计软件，规划疾病范围，如病变组织累及卵圆孔、耳道等需标记下颌神经、面神经、颈内动静脉及耳结构（图 6-1-11 A1）。

2. **截骨线设计** ①瘤体前缘截骨线：用于安全切除病变组织。②下颌截骨线：用于安全切除病变组织。Ⅳ类疾病需设计下牙槽神经血管束截骨线，用于游离该神经血管束。③瘤体后缘截骨线：用于安全切除病变组织，同时考虑最大限度保留耳结构。④瘤体上缘截骨线：与瘤体最上缘平齐。⑤颞骨开窗截骨线：前后截骨线分别为瘤体前缘和后缘截骨线的延伸，上缘截骨线依据瘤体颅内部分的大小和脑组织牵引操作需求设计（图 6-1-11 A2）。⑥颧弓截骨线：在充分暴露病变组织和尽量保留正常颧弓的基础上设计。上述截骨线将用于截骨定位导板的设计。

3. **缺损模型建立** 按截骨线去除病变组织，保留神经及血管。该模型将用于假体设计（图 6-1-11 A3）。

### （二）假体及导板设计

1. **关节 - 颅底联合假体设计** 基于缺损模型（图 6-1-11 A3），设计关节 - 颅底联合假体（图 6-1-11 B1）。此假体包括颅底 - 关节窝假体和下颌假体。Ⅲ类缺损的下颌假体设计见第三章第一节五、个性化全颞下颌关节假体的数字化设计总流程中（二）假体和导板设计中 1. 全关节假体设计；Ⅳ类缺损的下颌假体见第八章第一节五、个性化颞下颌关节 - 下颌骨联合假体的数字化设计总流程中（二）假体和导板设计中 1. 关节 - 下颌骨联合假体设计。颅底 - 关节窝假体用于修复颞骨、颧骨和关节窝，由颅底部件和关节窝部件通过摩擦焊接或卡扣连接构成，并与下颌假体匹配，共同形成关节 - 颅底联合假体。最后进行假体钉孔设计，使得颅底 - 关节窝假体与颞骨和颧骨，下颌假体与残余下颌骨固位稳定。

2. **截骨定位导板设计** 基于截骨线（图 6-1-11 A2）进行截骨定位导板设计。①下颌截骨定位导板设计：Ⅲ类缺损见第三章第一节五、个性化全颞下颌关节假体的数字化设计总流程中（二）假体和导板设计中 2. 截骨定位导板设计；Ⅳ类缺损见第八章第一节中五、个性化颞下颌关节 - 下颌骨联合假体的数字化设计总流程中（二）假体和导板设计中 2. 截骨定位导板设计。②颅底 - 关节窝截骨定位导板：包含了颞骨开窗、颅底前后截骨及颧弓截骨，具体见本章第二节中临床病例 12 中（三）周边固定型关节 - 颅底联合假体与截骨定位导板的设计与加工中 2. 数字化截骨定位导板设计（图 6-1-11 B2）。

**3. 导板与假体钉孔匹配**　将图 6-1-11 B1 和图 6-1-11 B2 通过图像重叠，根据假体的钉孔位置确定导板的钉孔位置，这样不但能做到截骨精准，假体安装也更简单和快速，而且无需颌间结扎（图 6-1-11 B3）。

### （三）手术流程

**1. 手术进路与瘤体暴露**　采用耳前 - 颞部切口、耳后 - 颞部切口或下颌下 - 耳前（后）- 颞部切口，颞肌后上附着离断，向前翻起，向前暴露至颧骨，向后直至耳道前壁或乳突，向上暴露颞骨开窗上缘，向下暴露瘤体下正常下颌骨，如瘤体过大或恶性可酌情考虑暂时离断面神经，以充分显露瘤体为目标。

**2. 下颌骨、颞骨和颅底截骨**（图 6-1-11 C1）　①下颌骨截骨，固定截骨定位导板后进行下颌骨截骨，Ⅲ类缺损见第三章第一节五、个性化全颞下颌关节假体的数字化设计总流程中（三）手术流程中 2. 髁突下截骨；Ⅳ类缺损见第八章第一节五、个性化颞下颌关节 - 下颌骨联合假体的数字化设计总流程中（三）手术流程中 1. 下颌骨和关节结节截骨。②颞骨和颅底截骨，固定截骨定位导板后，利用超声骨刀分别进行颞骨开窗、颅底截骨、颧弓截断，具体见本章第二节临床病例 12 中（四）手术流程中 3. 手术次序。

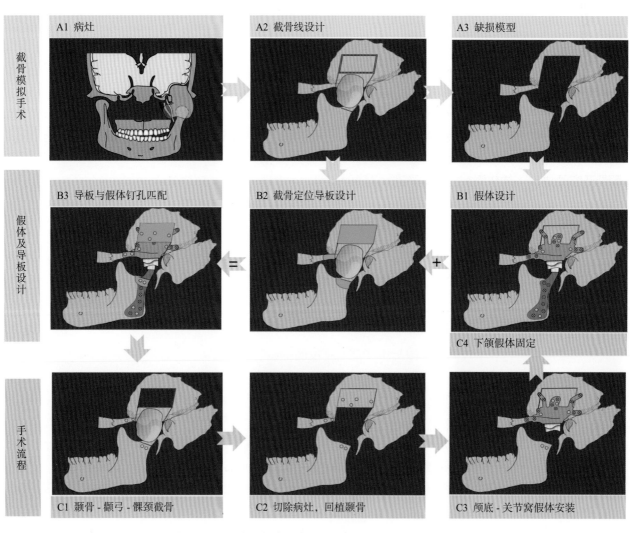

**图 6-1-11　关节 - 颅底联合假体的数字化手术设计总流程**

A1. 根据 CT 数据进行三维重建，明确疾病范围（绿色），并标记下颌神经（黄色）和颈内动脉（红色）与颈内静脉（蓝色）走行；A2. 设计截骨线，并保护耳道；A3. 截骨后获得缺损模型；B1. 依据缺损模型，设计假体形态（蓝色）；B2. 根据截骨线，设计截骨定位导板（绿色）；B3. 将假体钉孔位置转移至截骨定位导板上；C1. 手术流程，按照截骨定位导板标记进行截骨；C2. 病变组织切除后回植颞骨；C3. 安装颅底 - 关节窝假体；C4. 安装下颌假体。

**3. 假体安装** ①开窗颞骨回植（图 6-1-11 C2）；②安装颅底 - 关节窝假体，根据导板钉孔位置和假体与骨面贴合程度确定假体位置并完成固定；③安装下颌假体，确保咬合关系稳定，见第三章第二节临床病例 1 中（四）手术流程中 3. 手术次序（图 6-1-11 C3）。

**4. 软组织处理** 术中硬脑膜破裂可通过缝合、筋膜或补片修复，脑组织与颅底 - 关节窝假体间隔以游离脂肪填塞，下颌假体周围死腔以颊脂垫或游离脂肪填塞。若术中和耳鼻咽喉科联合，进行中耳根治，乳突根治，咽鼓管封闭，其间隙也可用游离脂肪填塞。

（杨　驰　郑吉驷　陈敏洁）

# 第二节　个性化颞下颌关节 - 颅底联合假体的修复重建技术

在关节 - 颅底联合疾病定义和分类的基础上，本节主要展示 2 个临床病例，体现个性化联合假体在修复实践中的优异效果。

临床病例 12：展示关节 - 颅底联合假体修复巨大骨软骨瘤切除后的关节 - 颅底缺损。基于全关节假体，笔者团队率先设计了关节 - 颅底联合假体，其由颅底 - 关节窝假体和下颌假体组成，创新点在于 3D 打印钛合金颅底部件和超高分子量聚乙烯关节窝部件通过卡扣形成稳定连接，共同实现颅底和关节结构及功能的恢复，以避免使用自体骨移植。

临床病例 13：在临床病例 12 的基础上，笔者团队根据颅颌面骨及关节应力分布特点和金属非金属摩擦焊接连接技术，优化了颅底 - 关节窝假体的固定装置，创新设计开窗骨板固定型关节 - 颅底联合假体修复关节 - 颅底巨细胞病变切除后缺损。该联合假体设计既符合力学传导特性和长期稳定性要求，又能实现颞骨开窗骨块的一体化固定，兼具形态和功能优势。

## 一、临床病例 12：
## 周边固定型颞下颌关节 - 颅底联合假体的设计与应用

### （一）患者情况

患者，女，53 岁。

**主诉：** 右侧耳前压痛、张口受限伴听力下降 10 年余。

**现病史：** 患者 10 年来右侧耳前压痛、张口受限伴听力下降，于外院诊断为右侧关节占位后来我科就诊。

**既往史：** 体健，否认中耳炎史，否认系统性疾病史，否认药物和食物过敏史。

**专科检查：** 面部左偏，无明显肿胀区域，右侧关节区轻度压痛，张口度 3mm，张口型偏右。口内咬合关系稳定，全口牙周情况差（图 6-2-1）。耳前疼痛 VAS 评分为 4。

**影像学检查：** 全景片示，右侧关节、颅底及下颌支大面积骨融合影像（图 6-2-2）。CT 示，肿物涉及关节、颅底、颞下窝、翼下颌间隙及咽旁间隙等，肿瘤大小为 60mm × 71mm × 45mm，颅底穿孔 20mm × 28mm（图 6-2-3），肿物破坏中耳、外耳道前壁骨质，内耳耳蜗结构未被累及（图 6-2-4），肿物与面神经、下颌神经接触（图 6-2-5），与颈内动脉（红箭头）、颈内静脉（蓝箭头）、上颌动脉（黄箭头）接触（图 6-2-6）。PET-CT 示，右侧关节骨源性肿瘤，良性疾病或低度恶性疾病可能。

听力检测：右侧中度传导性聋。

诊断：右侧关节 - 颅底骨软骨瘤伴听力障碍。

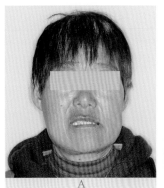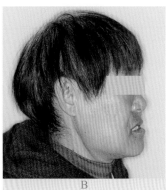

图 6-2-1　口外检查

A. 正面观　B. 侧面观

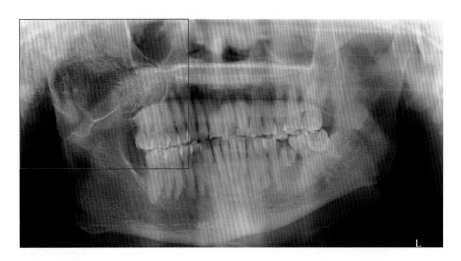

图 6-2-2　全景片（红框为右侧关节、颅底及下颌支骨融合影像）

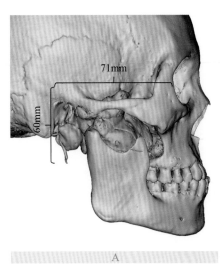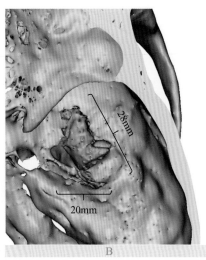

图 6-2-3　颌面部 CT 三维重建示肿物（绿色）涉及关节、颅底、颞下窝、翼下颌间隙及咽旁间隙（单位：mm）

A. 侧面观　B. 脑面观

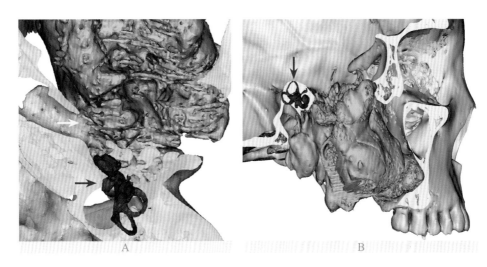

图 6-2-4 颌面部 CT 三维重建示肿物（绿色）与耳的关系［黄箭头为中耳、外耳道前壁，红箭头为内耳耳蜗（深红色）］
A. 轴向位 B. 矢状位

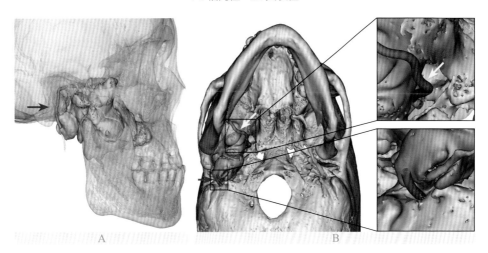

图 6-2-5 颌面部 CT 三维重建示肿物（绿色）与神经（橘色）的关系（红箭头为面神经，黄箭头为下颌神经）
A. 侧面观 B. 颅底观

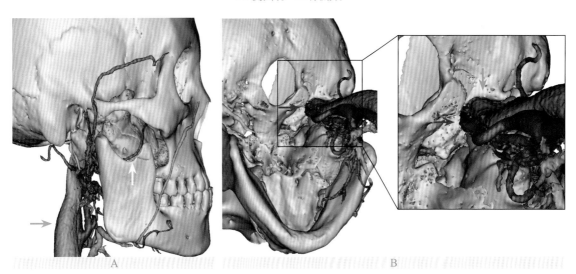

图 6-2-6 颌面部 CT 三维重建示肿物（绿色）与血管（红色为动脉，蓝色为静脉）的关系（红箭头为颈内动脉，蓝箭头为颈内静脉，黄箭头为上颌动脉）
A. 侧面观 B. 颅底观

（二）治疗方案

1. **总体治疗方案**  右侧关节 - 颅底骨软骨瘤、病变髁突以及受累的颅底切除，个性化关节 - 颅底联合假体（周边固定型）进行修复重建。

2. **外科切除设计**

（1）切除范围设计：分块切除肿物，切除病变髁突（髁突头 - 下颌孔），切除颅底（后界到外耳道前壁、前界到肿瘤前缘、内界到卵圆孔），属Ⅲ类缺损。

（2）数字模拟手术

1）颧弓暂断截骨：确定颧弓前后截骨线，截断颧弓，保留下方咬肌附着，将其推向前下方（图 6-2-7）。

2）髁突截骨：对髁突 - 下颌支进行分块截骨和切除（图 6-2-8）。

3）肿物下部行分块切除：对肿物下部结构进行分块切除（图 6-2-9）。

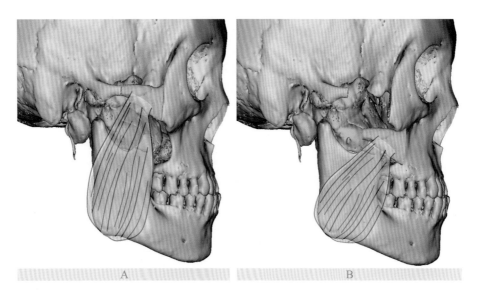

图 6-2-7　颧弓暂断截骨（绿色为肿物，黄色为颧弓，粉红色为咬肌）

A. 颧弓截骨线设计　B. 模拟颧弓移动

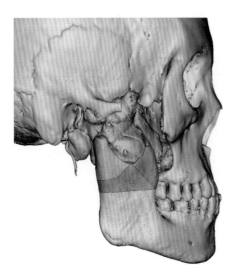

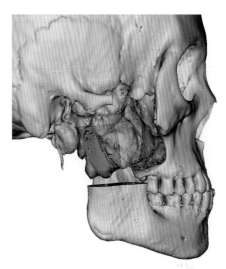

图 6-2-8　髁突 - 下颌支分块截骨和切除（绿色为肿物，棕色、橙色、褐色为分块截除的髁突及下颌升支）

图 6-2-9　肿物下部行分块切除（紫色、浅蓝色、深蓝色分别为分块切除的肿物）

4）颞骨鳞部开窗：设计颞骨鳞部开窗位置（图 6-2-10）。

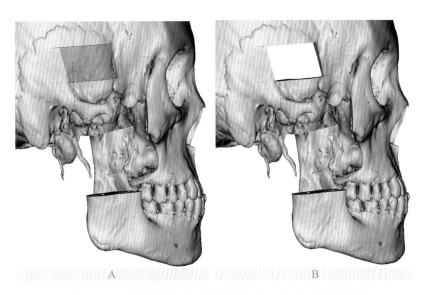

图 6-2-10　颞骨鳞部开窗（绿色为肿物，黄色为颞骨开窗）
A. 颞骨开窗设计　B. 颞骨开窗后

5）颅底及肿物上部行分块切除：对颅底和肿物上部进行分块切除，保护颞骨岩部和颈内动静脉（图 6-2-11）。

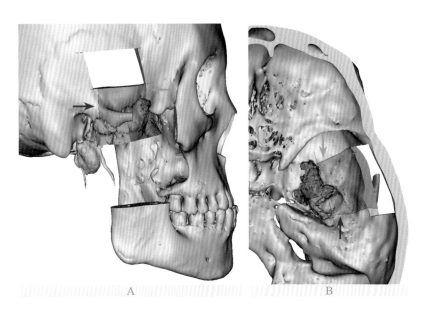

图 6-2-11　颅底前（蓝箭头）和颅底后（红箭头）截骨（橙色为截除的颅底骨，绿色、浅蓝色、深蓝色为分块截除的肿物颅底部分）
A. 侧面观　B. 脑面观

6）茎突周围肿物切除：由于茎突周围有重大血管和面神经，需非常谨慎（图 6-2-12）。

7）切除后缺损模型：肿物、关节及颅底截骨后，颈内动静脉、面神经和下颌神经保存完整（图 6-2-13）。

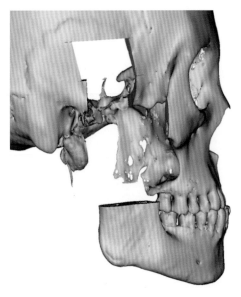 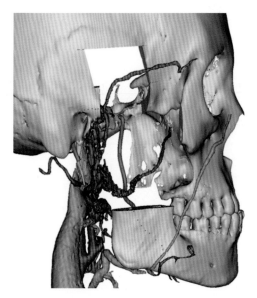

图 6-2-12　茎突周围肿物切除（绿色为肿物）　　图 6-2-13　切除后缺损模型（红色为颌面部
动脉，蓝色为颌面部静脉）

（三）周边固定型关节 - 颅底联合假体与截骨定位导板的设计与加工

**1. 周边固定型关节 - 颅底联合假体设计**

（1）核心部件导入并摆正位置：见第二章第二节二、个性化颞下颌关节及颅颌假体的设计中（一）核心部件的设计中 2. 核心部件的定位（图 6-2-14）。

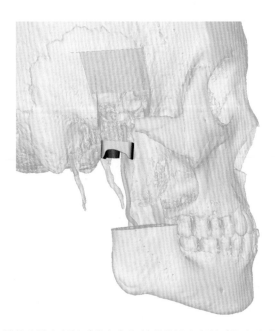

图 6-2-14　关节窝核心部件（黄色）与关节头核心部件（深灰色）位置的确定

（2）颅底延伸部件设计：颅底延伸部件设计时，卵圆孔至假体内侧、耳道前壁与假体后侧应留有间隙，颅底部件和关节窝部件采用卡扣连接（图 6-2-15），再设计下颌延伸部件（图 6-2-16），最终完成联合假体设计（图 6-2-17）。

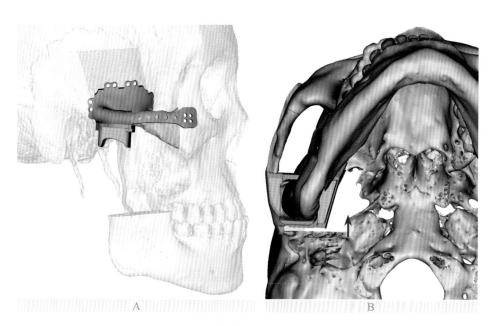

图 6-2-15　颅底延伸部件（蓝色）（红箭头为卵圆孔至假体内缘之间的间隙≥3mm，蓝箭头为耳道前壁与假体后侧缘之间的间隙≥3mm）

A. 侧面观　B. 颅底观

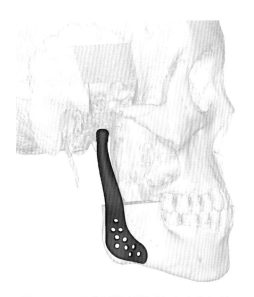 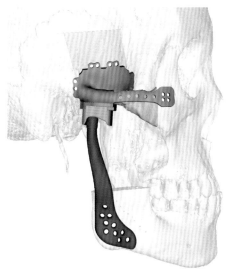

图 6-2-16　下颌延伸部件（深灰色）设计　　　图 6-2-17　关节 - 颅底联合假体设计

蓝色为颅底延伸部件，橙色为关节窝部件，深灰色为下颌假体，黄色为颧弓

（3）截骨深度和钉孔深度测量：测量颞骨鳞部开窗骨厚度、颅底截骨深度、所有钉孔深度，以确定术中植入螺钉长度（图 6-2-18 ~ 图 6-2-20）。

（4）假体制造及试装：钛合金的颅底部件利用金属 3D 打印机制造，超高分子量聚乙烯关节窝部件利用五轴精加工制作，两者采用卡扣连接。具体材料选择和加工方式见第二章第二节三、个性化颞下颌关节及颅颌假体的加工中的详细说明。加工完成后，需在树脂头模上试装，观察假体是否与骨面贴合且稳定（图 6-2-21）。

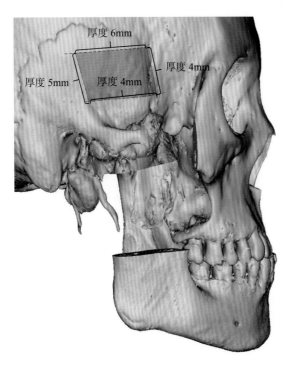

图 6-2-18　颞骨鳞部开窗（橙色）骨厚度测量（单位：mm）

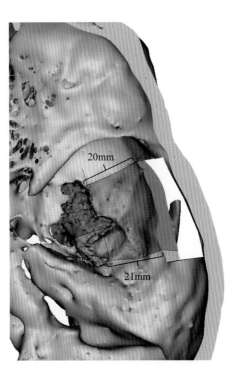

图 6-2-19　颅底截骨（橙色）深度测量（单位：mm）

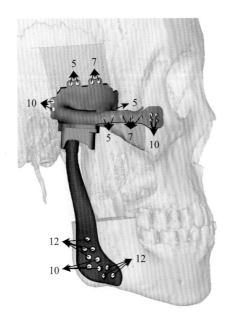

图 6-2-20　钉孔深度测量（单位：mm）
蓝色为颅底延伸部件，橙色为关节窝部件，
深灰色为下颌假体，黄色为颧弓

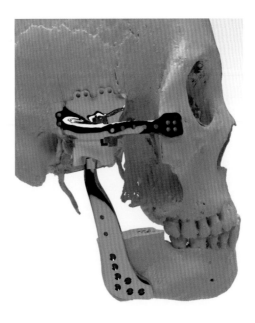

图 6-2-21　假体制造及试装

**2. 数字化截骨定位导板设计（图6-2-22）**

（1）颞骨鳞部开窗及颅底截骨定位导板设计：沿颞骨鳞部截骨线设计颞骨鳞部开窗导板，并设置固位钉孔，便于术中截骨；参照切除肿物截骨线和颧弓截骨线设计颅底截骨定位导板，并设置固位钉孔，便于术中截骨。

（2）下颌骨截骨定位导板设计：沿下颌骨截骨线和下颌下缘设计截骨定位导板，并将假体钉孔转移至截骨定位导板上。

（3）颧弓截骨定位导板设计：沿颧弓截骨线设计截骨定位导板，并将钉孔转移至导板上。

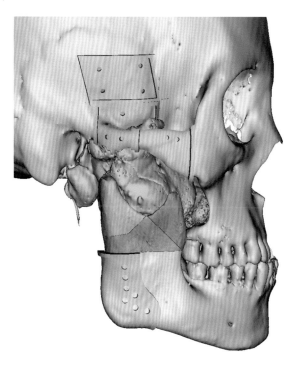

图 6-2-22　颧弓截骨、颞骨鳞部开窗、下颌骨截骨及颅底截骨定位导板（紫色）设计

**（四）手术流程**

**1. 术前检查**　见第三章第二节临床病例1中（四）手术流程中1. 术前检查。

**2. 术前准备**　患侧颞部、耳周及颌下区备皮。备血1 200ml。准备冰桶、甘露醇、脑压板和脑绵等神经外科特殊器械，若与耳鼻咽喉科联合，还需准备显微镜、面神经检测仪等，余见第三章第二节临床病例1中（四）手术流程中2. 术前准备。

**3. 手术次序**

（1）手术进路：采用改良耳颞 - 下颌后下联合切口，暂断面神经，暴露颞骨鳞部、关节、下颌支及下颌角（图6-2-23 ~ 图6-2-25）。

（2）暂断颧弓并安装导板：颧弓暂断后，进行髁突截骨和肿物下部分块截骨（图6-2-26），安装截骨定位导板（图6-2-27）。

（3）颞骨开窗：使用超声骨刀沿导板进行颞骨鳞部开窗（图6-2-28）。

（4）颅底截骨：使用摆动锯沿导板进行颅底截骨（图6-2-29）。

（5）疾病切除：分块彻底切除肿物、关节和颅底病变骨质（图6-2-30，图6-2-31）。

（6）颞骨开窗骨块复位和固定：将颞骨开窗骨块复位，并使用钛板钛钉进行固定（图6-2-32）。

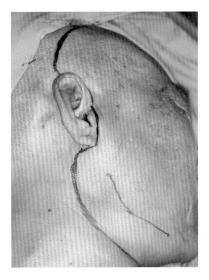

图 6-2-23　改良耳颞 - 下颌后下联合切口（紫色画线）

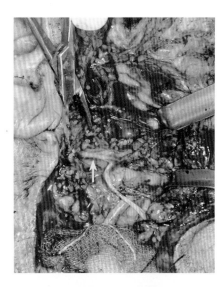

图 6-2-24　暴露面神经且暂断总干（黄箭头）

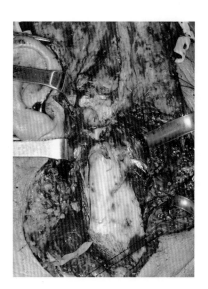

图 6-2-25　暴露关节、下颌支和下颌角

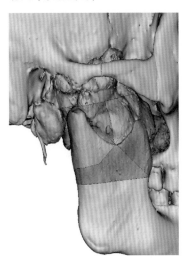

图 6-2-26　颧弓暂断、髁突截骨和肿物下部分块截骨

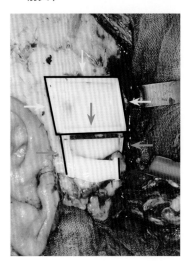

图 6-2-27　导板辅助（白色）颞骨鳞部开窗（黄箭头）、颅底肿瘤前后截骨（蓝箭头）、颧弓截骨（红箭头）和颅底肿瘤上界截骨（同时也是颞骨开窗下界，绿箭头）

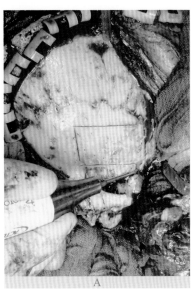

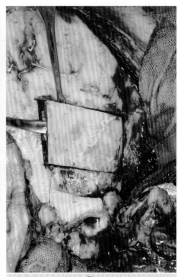

图 6-2-28　超声骨刀颞骨鳞部开窗

A. 超声骨刀截骨　B. 颞骨鳞部开窗

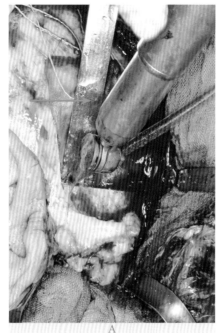
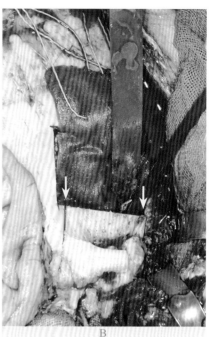

图 6-2-29 颅底截骨，脑压板（蓝箭头）隔开硬脑膜，并制造安全间隙

A. 摆动据截骨 B. 颅底前、后截骨线（黄箭头）

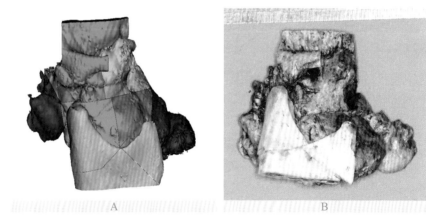

图 6-2-30 术中切除的肿物和术前设计对照

A. 设计图 B. 实际照片

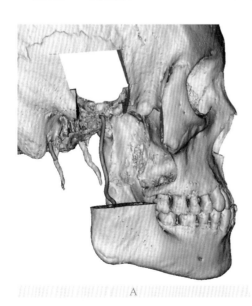
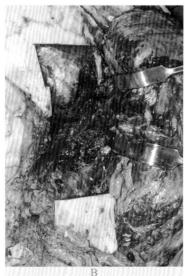
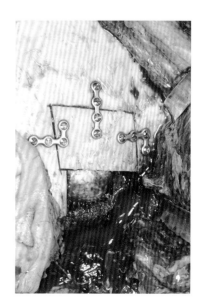

图 6-2-31 切除肿物后形成的关节 - 颅底联合缺损

A. 设计图 B. 实际术中照片

图 6-2-32 颞骨开窗骨块复位和钛板固定

（7）颅底 - 关节窝假体植入和固定：颧骨开窗骨块和颧弓复位后，安装颅底 - 关节窝假体，并用钛钉固定（图 6-2-33）。

（8）下颌假体植入和固定：颅底 - 关节窝假体植入后，安装下颌假体，并用钛钉固定（图 6-2-34）。

（9）颊脂垫填充死腔：分离颊脂垫填充死腔，并进行面神经吻合（图 6-2-35）。

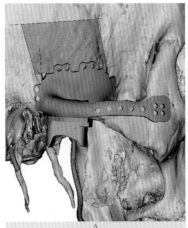
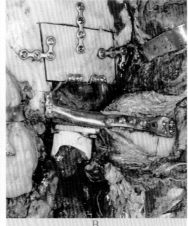

图 6-2-33　颅底 - 关节窝假体植入和固定，颧弓复位和固定
A. 设计图　B. 实际术中照片

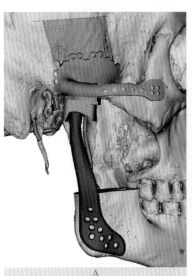
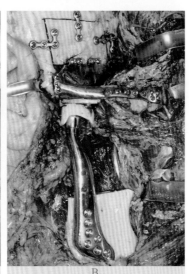

图 6-2-34　下颌假体植入和钛钉固定
A. 设计图　B. 实际术中照片

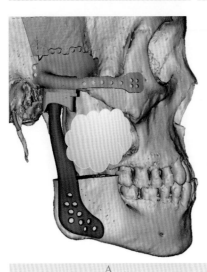
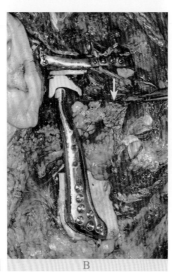

图 6-2-35　颊脂垫（黄箭头）填充病变组织切除后形成的死腔
A. 设计图　B. 实际术中照片

（五）随访与预后

术后定期随访，分别进行外观（面型）、功能（张口度、张口型）、假体评价（安全性、准确性）。

1. **术后即刻** 术中导板就位准确，假体安装顺利（图6-2-36），输血1200ml，术前设计与术后重建对比显示，假体就位精准（图6-2-37）。术后假体安装误差分析显示，核心部件误差约1.01mm，联合假体总体误差约1.47mm（图6-2-38，图6-2-39）。

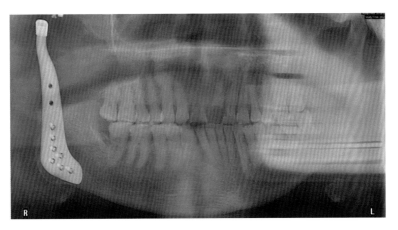

图 6-2-36 术后即刻全景片

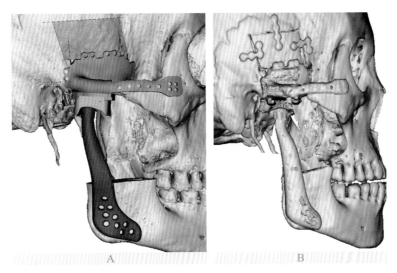

图 6-2-37 术前设计与术后即刻 CT 对比显示，假体就位精准
A. 术前设计 B. 术后即刻

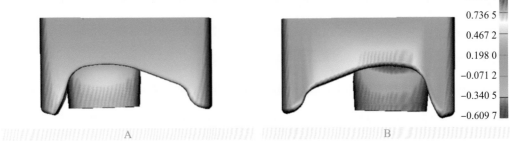
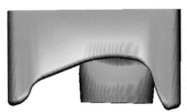

图 6-2-38 假体核心部件误差约 1.01mm
A. 外侧误差 B. 内侧误差

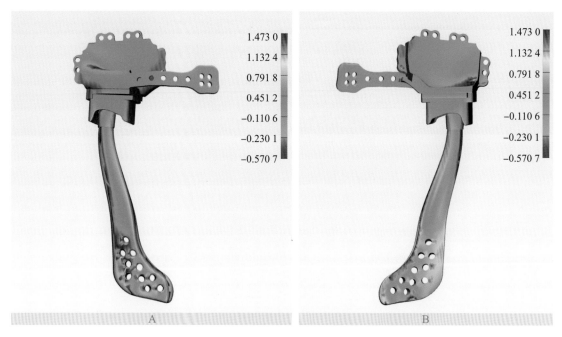

图 6-2-39　关节 - 颅底联合假体总体误差约 1.47mm
A. 外侧误差　B. 内侧误差

### 2. 术后 5 年随访

（1）原有疾病无复发，面型良好无异常，正常饮食。术区无红肿等反应。

（2）耳前疼痛改善，VAS 评分改善至 1，关节 - 颌骨 - 咬合 - 面型协调，咬合关系稳定（图 6-2-40）。

（3）张口度改善至 24mm，患侧侧方运动 7mm，健侧侧方运动 2mm，张口型向患侧偏斜 5mm。

（4）假体评价：假体无感染、排异、松动、断裂、移位、异位成骨、过敏等并发症（图 6-2-41）。

（5）其他：患侧口角轻度偏斜，颌面部无麻木，面神经功能较术后即刻明显恢复，听力功能与术前相仿。

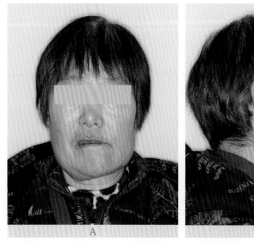
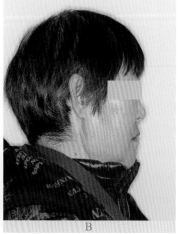

图 6-2-40　术后 5 年复诊，面型良好无异常，术区无红肿等反应
A. 正面观　B. 侧面观

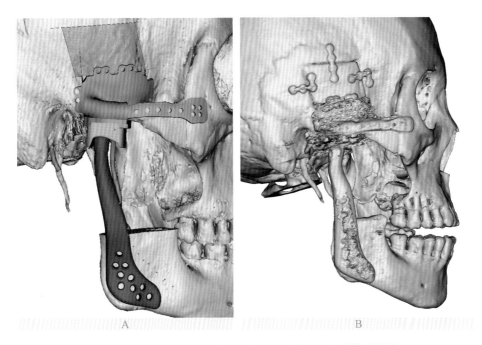

图 6-2-41　术前设计与术后 5 年 CT 对比显示假体就位精准

A. 术前设计　B. 术后 5 年

（六）优势与不足

**1. 优势**

（1）无须自体组织，仅用假体，成功修复大范围关节 - 颅底联合缺损。

（2）经 5 年随访，假体稳定、安全，对位精准。

（3）利用 3D 打印制造复杂关节 - 颅底联合假体，有效地修复"关节 - 颅底"外形和功能。

**2. 不足**

（1）颅底 - 关节窝假体固定设计在骨缺损的正常骨周边，一旦术中略多切除周围骨组织就将导致假体无法固定，且不是以应力线分布而规划的。

（2）非金属关节窝与金属颅底假体的连接不够坚固，有微动。

（3）开窗颞骨鳞部骨板需要额外钛板固定。

## 二、临床病例 13：
## 开窗骨板固定型颞下颌关节 - 颅底联合假体的设计与应用

（一）患者情况

患者，女，26 岁。

**主诉：** 左侧耳前区疼痛伴张口受限 2 年余。

**现病史：** 患者 2 年前无明显诱因出现左侧耳前疼痛，未予重视，后出现张口受限，来我科就诊。

**既往史：** 体健，否认系统性疾病史，否认药物和食物过敏史。

**专科检查:** 颏点稍向右偏斜,左耳前区肿物,质硬,边界不清,约 30mm×20mm( 图 6-2-42 )。张口受限,张口度 16mm,张口型偏左。口内咬合关系稳定,无牙体、牙周问题 ( 图 6-2-43 )。耳前疼痛 VAS 评分为 5。

**影像学检查:** 关节 MRI 示,左侧 TMJ 占位,滑膜软骨瘤病、PVNS 待排 ( 图 6-2-44 )。颌面部增强 CT 示,左侧 TMJ 关节面 ( 髁突及颞骨 ) 骨质增厚,关节面下可见多发囊状骨质破坏影,关节外围见软组织病变,范围约 3.3mm×2.2mm,CT 值为 137HU,左侧 TMJ 关节间隙略窄,双侧颈部未见明显异常肿大淋巴结影 ( 图 6-2-45 ),肿物未破坏耳道、未涉及颈内动静脉 ( 图 6-2-46 )。

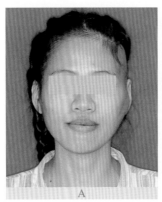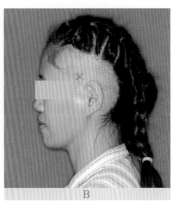

图 6-2-42  口外检查,左耳前区膨隆

A. 正面观  B. 侧面观

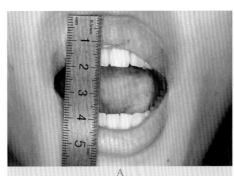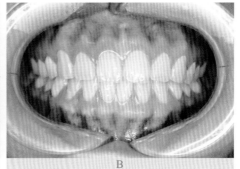

图 6-2-43  口内检查:张口度 16mm,张口型偏左,口内咬合关系稳定

A. 张口情况  B. 咬合关系

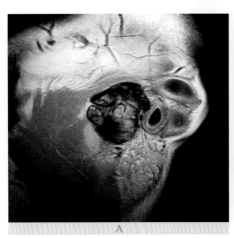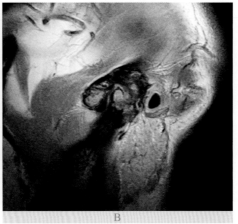

图 6-2-44  关节 MRI 示,左侧关节 - 颅底占位

A. 外侧  B. 内侧

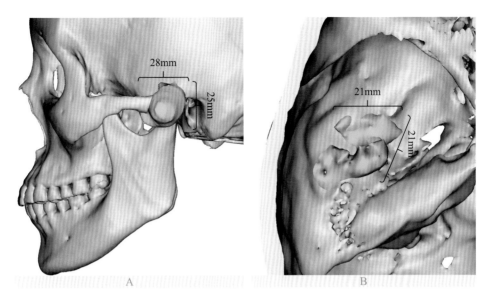

图 6-2-45　颌面部 CT 三维重建显示肿物（绿色）范围（单位：mm）
A. 侧面观　B. 脑面观

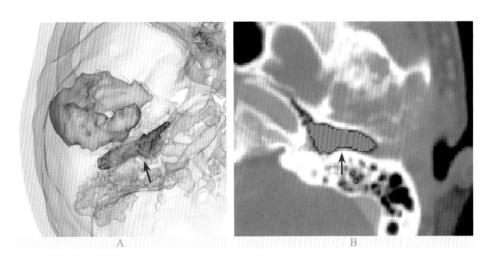

图 6-2-46　肿物（绿色）与耳道（紫色）、血管的关系（红箭头为耳道，蓝箭头为颈内动静脉）
A. CT 重建脑面观　B. 轴向位

**诊断：** 左侧关节 - 颅底巨细胞性病变。

**术后病理：** 镜下描述，巨细胞性病变，单核细胞瘤样增生，骨样基质形成。"左侧颞下颌关节"符合巨细胞性病变。

（二）治疗方案

1. **总体治疗方案**　切除左侧关节 - 颅底肿物，利用开窗骨板固定型关节 - 颅底联合假体进行修复重建。
2. **外科切除设计**

（1）切除范围设计：分块切除肿物，切除病变髁突（髁突头 - 髁突下），切除颅底（后界到外耳道前壁、前界到肿瘤前缘、内界到卵圆孔），属Ⅲ类缺损。

（2）数字模拟手术

1）颞骨鳞部开窗：设计颞骨鳞部开窗位置（橙色）（图 6-2-47）。

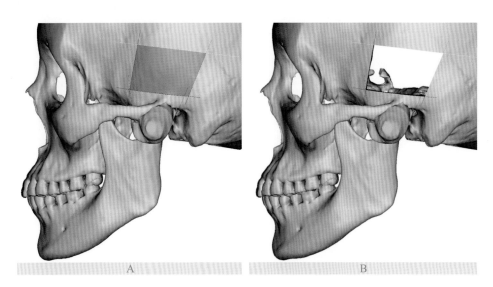

图 6-2-47　颞骨鳞部开窗设计（橙色）

A. 颞骨开窗截骨线设计　B. 颞骨开窗后

2）颅底截骨：颅底前截骨、颅底后截骨和颅底内截骨（棕色），注意保护颞骨岩部（耳道）、颈内动静脉及卵圆孔（图 6-2-48）。

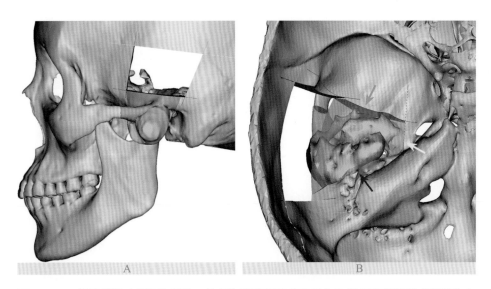

图 6-2-48　颅底截骨（绿色为肿物，棕色为颅底截除病变骨）包括颅底前截骨（蓝箭头）、颅底后截骨（红箭头）和颅底内截骨（黄箭头）

A. 侧面观　B. 脑面观

3）髁突下截骨：设计髁突下截骨位置（图 6-2-49）。

4）切除后缺损模型：病变组织切除后建立关节 - 颅底联合缺损模型（图 6-2-50）。

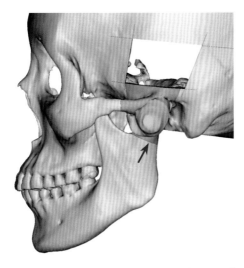 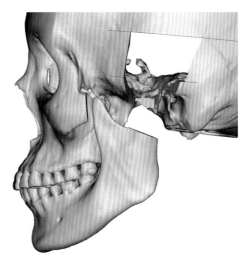

图 6-2-49 髁突下截骨位置设计（红箭头） 图 6-2-50 疾病切除后建立的关节 - 颅底联
合缺损模型

（三）开窗骨板固定型关节 - 颅底联合假体与截骨定位导板的设计与加工

**1. 开窗骨板固定型关节 - 颅底联合假体设计**

（1）核心部件导入并摆正位置：见第二章第二节一、个性化颞下颌关节及颅颌假体的设计中（一）核心部件的定型中 4. 核心部件的定位（图 6-2-51）。

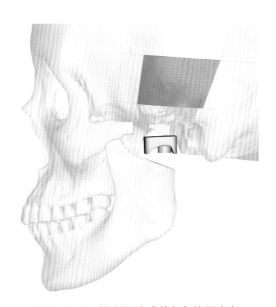

图 6-2-51 核心部件（黄色）位置确定

（2）颅底延伸部件设计：根据第二章第二节一、个性化颞下颌关节及颅颌假体的设计中（二）延伸部件的定型中 1. 正常关节 - 颅颌应力分析的全头颅应力分布将颅底部件伸出数个翼板，起到分散应力和固定颞骨开窗骨块的双重作用。颅底部件和关节窝部件采用搅拌摩擦焊接连接，见第三章第二节临床病例 3（三）设计与加工中 2. 金属 / 非金属关节窝型全关节假体设计、加工和试装（图 6-2-52）；下颌延伸部件设计见第二章第二节二、个性化颞下颌关节及颅颌假体的设计中（二）延伸部件的设计（图 6-2-53）。

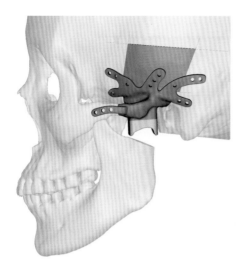

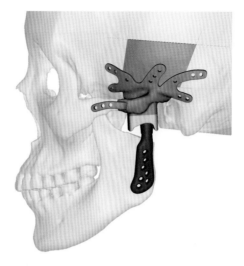

图 6-2-52　颅底延伸部件设计模型（蓝色）　图 6-2-53　下颌假体延伸部件设计模型（深灰色）

（3）截骨深度和钉孔深度测量：测量颞骨鳞部开窗骨厚度（图 6-2-54）、所有钉孔深度（图 6-2-55），以确定术中植入螺钉长度。

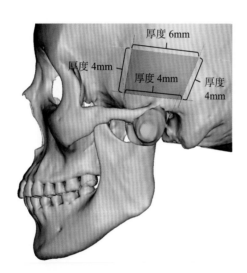

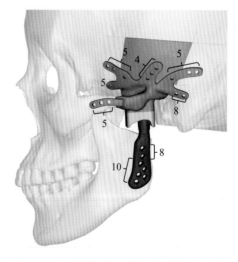

图 6-2-54　颞骨鳞部开窗骨（橙色）厚度测量（单位：mm）　图 6-2-55　钉孔深度测量［蓝色为颅底延伸部件（单位：mm），深灰色为下颌假体，橙色为颞骨鳞部开窗骨］

（4）假体制造和试装：钛合金的颅底部件利用金属 3D 打印机制造，超高分子量聚乙烯关节窝部件利用五轴精加工制作，两者采用金属和非金属摩擦焊接技术连接。具体材料选择和加工方式见第二章第二节中三、个性化颞下颌关节及颅颌假体的加工中的详细说明。加工完成后，需在树脂头模上试装，观察假体是否与骨面贴合且稳定（图 6-2-56）。

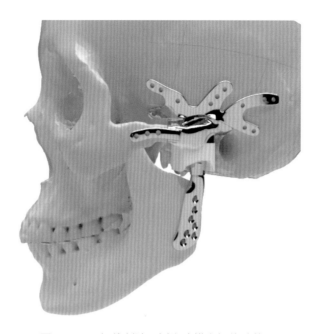

图 6-2-56　假体制造和树脂头模上假体试装

### 2. 数字化截骨定位导板的设计

（1）颧弓截骨定位导板设计：沿颧弓截骨线设计截骨定位导板（图 6-2-57）。

（2）颞骨鳞部开窗及颅底截骨定位导板设计：沿颞骨鳞部截骨线设计颞骨鳞部开窗和颅底截骨定位导板（图 6-2-58）。

（3）髁突下截骨定位导板设计：沿髁突下截骨线和下颌骨后缘设计截骨定位导板（图 6-2-59）。

（4）钉孔位置设计：将钉道转移至截骨定位导板上，用于术中直接定位假体位置（图 6-2-60）。

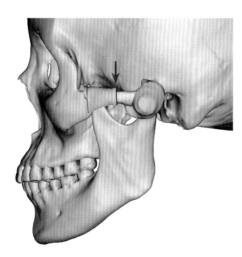

图 6-2-57　颧弓截骨定位导板（紫色）设计模型

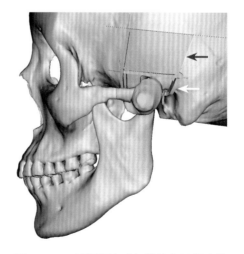

图 6-2-58　颞骨开窗（红箭头）及颅底截骨（黄箭头）定位导板（紫色）设计模型

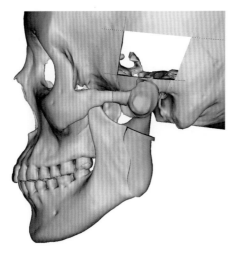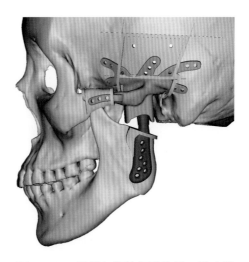

图 6-2-59　髁突下截骨定位导板设计模型（紫色）

图 6-2-60　导板与假体钉孔位置一致（紫色为截骨定位导板，蓝色为颅底 - 关节窝假体，深灰色为下颌假体）

## （四）手术流程

1. **术前检查**　见第三章第二节临床病例 1 中（四）手术流程中 1. 术前检查。

2. **术前准备**　见本章第二节临床病例 12 中（四）手术流程中 2. 术前准备。

3. **手术次序**

（1）手术进路：采用改良耳颞前切口和颞部切口，暴露颞骨鳞部及关节。

（2）安装导板并暂断颧弓：安装颧弓截骨定位导板，并利用该导板辅助颧弓暂断和假体定位（图 6-2-61）。

（3）颞骨开窗、颅底截骨及假体定位：利用颞部开窗及颅底截骨定位导板辅助颞骨开窗、颅底截骨及假体定位（图 6-2-62）。

（4）髁突下截骨：利用髁突下截骨定位导板辅助进行髁突截骨以及假体定位（图 6-2-63）。

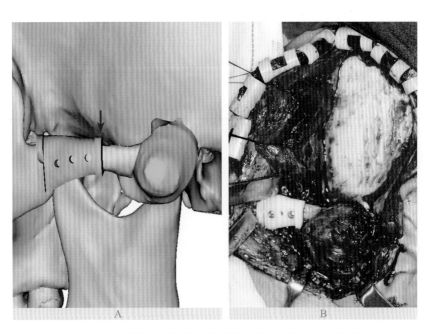

图 6-2-61　颧弓截骨定位导板辅助颧弓暂断和假体定位（红箭头）

A. 设计图　B. 实际术中照片

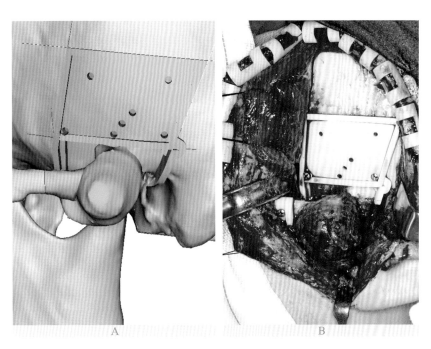

图 6-2-62 颞部开窗及颅底截骨定位导板辅助颞骨开窗、颅底前后截骨

A. 设计图 B. 实际术中照片

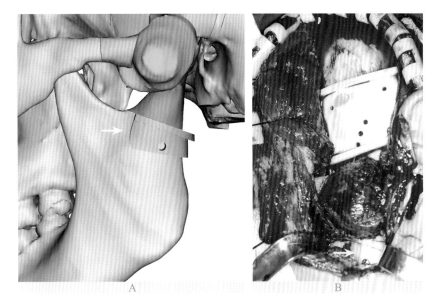

图 6-2-63 髁突下截骨定位导板（黄箭头）辅助截断髁突和假体定位

A. 设计图 B. 实际术中照片

（5）疾病切除：完整切除肿物、关节和颅底，切除后，硬脑膜保存完整（图 6-2-64）。术中操作时，肿瘤后缘的切除不足，有残留，需进一步小心磨除肿瘤，保存耳道前壁骨质。原因是实际操作时，会担心有切除耳道前壁而暴露中耳的风险（图 6-2-65）。

（6）颞骨开窗骨块复位、颅底 - 关节窝假体植入和固定：硬脑膜与颅底 - 关节窝假体间衬垫脂肪（取自脐周），并将颞骨开窗骨块复位，植入颅底 - 关节窝假体并固定（图 6-2-66，图 6-2-67）。

（7）下颌假体植入和固定：利用内镜辅助，进行下颌假体的植入和固定（图 6-2-67）。

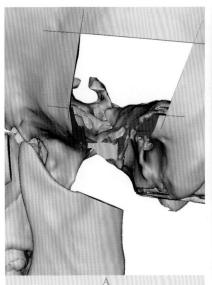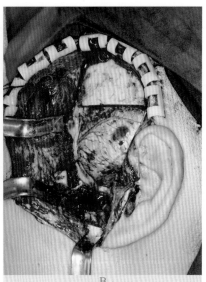

图 6-2-64　完整肿物被切除后建立的颅底 - 关节联合缺损模型
A. 设计图　B. 实际术中照片

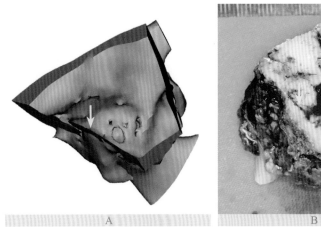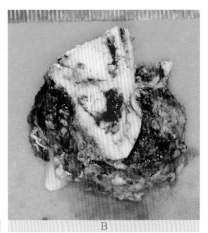

图 6-2-65　术前设计和术中完整切除的肿物对比（黄箭头为肿瘤后缘）
A. 设计图　B. 实际术中照片

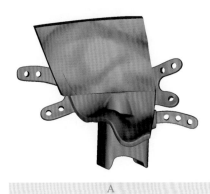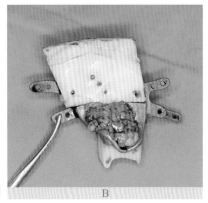

图 6-2-66　颞骨开窗骨块与颅底假体固位，硬脑膜与颅底 - 关节窝假体间衬垫脂肪
A. 设计图　B. 实际照片

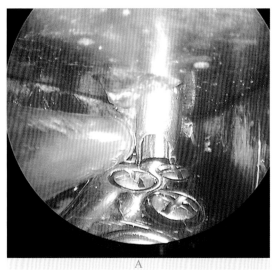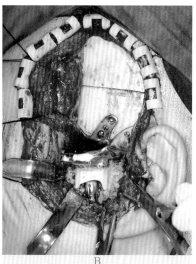

图 6-2-67　内镜辅助下颌假体植入及假体整体固定完成

A. 镜下观　B. 侧面观

### （五）随访与预后

术后定期随访，分别进行外观（面型）、功能（张口度、张口型）、假体评价（安全性、准确性）。

1. **术后即刻**　术中导板就位准确，假体安装顺利（图 6-2-68），输血 400ml，术前设计与术后重建对比显示，假体就位精准（图 6-2-69）。术后假体安装误差分析显示，核心部件误差约 1.07mm，联合假体总体误差约 1.46mm（图 6-2-70，图 6-2-71）。

2. **术后 3 年随访**

（1）原有疾病无复发，面型良好无异常，正常饮食。术区无红肿等反应（图 6-2-72）。

（2）耳前疼痛改善，VAS 评分改善至 1；关节 - 颌骨 - 咬合 - 面型协调，咬合关系稳定。

（3）张口度改善至 30mm，患侧侧方运动 7mm，健侧侧方运动 5mm，张口型向患侧偏斜 5mm（图 6-2-73）。

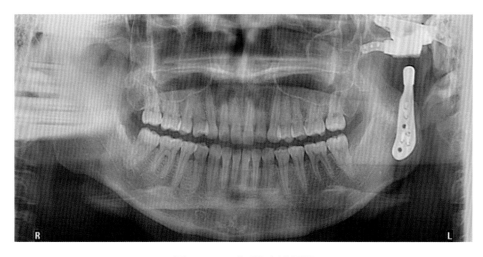

图 6-2-68　术后即刻全景片

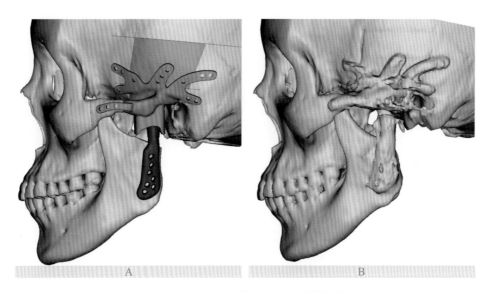

图 6-2-69　CT 重建对比显示，假体就位精准
A. 术前设计　B. 术后即刻

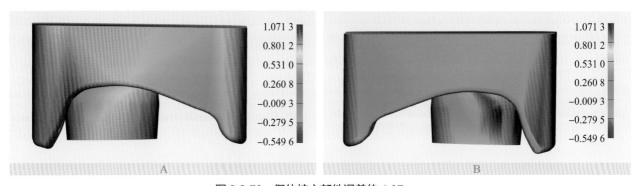

图 6-2-70　假体核心部件误差约 1.07mm
A. 外侧误差　B. 内侧误差

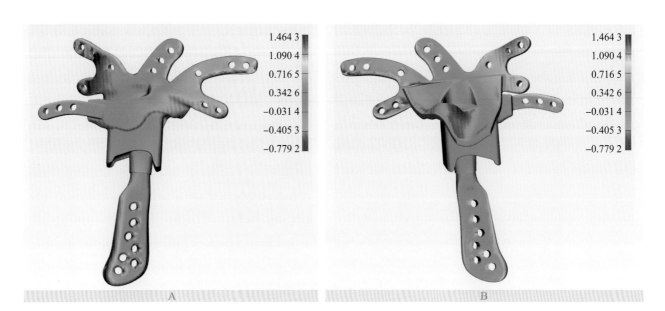

图 6-2-71　假体总体误差约 1.46mm
A. 外侧误差　B. 内侧误差

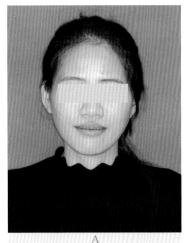
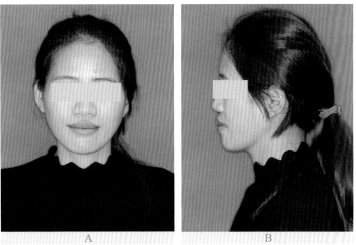

图 6-2-72　术后 3 年复诊，面型无改变，术区无红肿等反应
A. 正面观　B. 侧面观

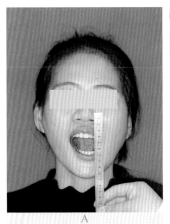
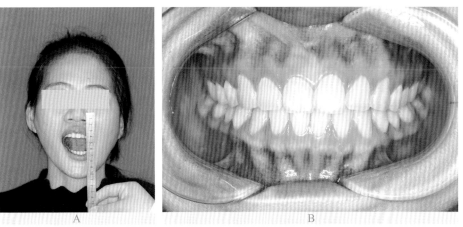

图 6-2-73　术后 3 年复诊，关节功能恢复良好
A. 张口度 30mm　B. 口内咬合关系稳定

（4）假体评价：假体无感染、排异、松动、移位、断裂、异位成骨、过敏等并发症（图 6-2-74，图 6-2-75）。

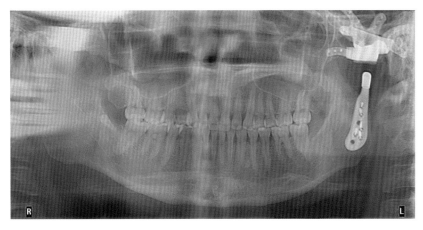

图 6-2-74　术后 3 年复查全景片示假体固位良好

## （六）优势与不足

**1. 优势**　实现了设计目标，固定翼操作更便捷，同时能固定颧骨开窗骨块。经 3 年随访，安全、稳定、有效。整体方案既精准切除，又精准有效重建，更解决了传统手术易复发和不重建的弊端（见图 6-2-75）。

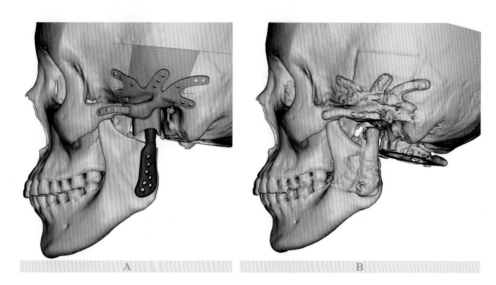

**图 6-2-75　CT 重建对比显示，假体就位精准**
A. 术前设计　B. 术后 3 年

**2. 不足**　术后张口度 30mm，距离正常值还有一定差距，张口时下颌向患侧偏，主要原因可能是翼外肌未与假体关节头颈部相连，这涉及翼外肌肌腱或肌肉与金属表面的生物连接（肌附着）的课题，非一日之功，但意义深远。

（陈敏洁　郑吉驷　吴　皓　汪照炎）

# 第三节　院 士 述 评

"关节 - 颅底"总体积约网球大小，位于侧面观颅颌面中央处，集中了重要器官和重大血管神经，是公认的高风险区域，此处发生的肿瘤手术治疗涉及神经外科、耳鼻咽喉 - 头颈外科、口腔颌面外科等。传统经典手术方案是：①开颅，用铣刀，易导致硬脑膜损伤；②肿瘤切除，多用磨除＋剜除的方法，损伤大，且易残留和日后复发；③修复问题，几乎不进行关节 - 颅底骨结构重建，仅用软组织填塞，造成颅 - 面畸形，关节 - 颌骨 - 咬合功能锐减或无法恢复；④疗效评价，与治疗方案一样，各自为阵，没有公论的疗效评价标准，无法评判各种方法的优劣。杨驰创造性提出关节 - 颅底联合疾病分类，此分类有效反映了疾病中关节、颅底的关系，并基于此，规划手术方案及设计。本章所述的方案，经二代假体设计和应用，结果显示：①使用超声骨刀开颅，安全有效，骨量丧失少，术后复位固定天衣无缝；②肿瘤切除采用数字导板定位、整体精准切除，不但术后不易复发，而且利于假体精准安装；③缺损修复：研发的个性化关节 - 颅底联合假体充分体现了精准性、有效性和安全性，值得进一步扩大应用；④制定综合评价体系，包括颅 - 耳 - 关节 - 颌骨 - 咬合 - 面型等方面，较全面地反映了该区域的特点，为将来达成共识，形成标准化体系奠定了基础。这一进步还促进了颅颌面外科的发展。当然，还有些不足和更高的要求有待进一步研究和优化，以提高质量，更好地提升应用效果。无论如何，令人欣喜的临床应用效果已初见端倪，该假体和相关体系的诞生有望改变这一区域肿瘤的治疗模式，促进相关学科，特别是颅颌面联合切除和重建术的进步。

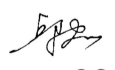

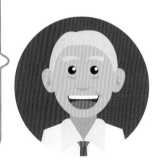

# 第七章

## 颅底 - 关节窝疾病的
## 修复重建

　　本章阐述杨氏新分类Ⅲa亚类，即病灶仅涉及颅底与关节窝和 / 或颞下窝，盘 - 髁 - 肌复合体正常，也属于关节周围复合体范畴。在设计和实施病灶完整切除的同时，全力保存正常的盘 - 髁 - 肌复合体，最大限度保存健康关节组织，并根据缺损大小设计和制造个性化假体，用于颅底和关节窝结构和功能的修复重建。这种半关节（颅底和关节窝）假体重建应该特别关注的焦点是：①髁突不吸收，即髁突血供充裕和承受应力适当；②关节盘不与假体粘连，保证关节正常运动。为此笔者进行了一系列针对性的假体和手术设计，经临床应用和 5 年随访，获得了满意疗效。

# 第一节 概 述

本节将归纳颅底-关节窝疾病的定义和分类，回顾传统修复重建方法及其不足，重点阐述个性化颅底-关节窝假体的创新修复重建方法和数字化设计流程。

## 一、颅底-关节窝疾病的定义

导致关节窝和颅底同时受累的疾病，也可侵及颞下窝和耳道，但关节盘和髁突未受累，或仅侵及关节盘附着的滑膜和关节囊，这类疾病以肿瘤多见。临床上通常表现为耳前和颞区肿胀、疼痛和张口受限等；若向后累及耳道，可伴有听力障碍。手术切除是首选治疗方法，往往需要关节外科、耳鼻咽喉科和神经外科的协作，是否需要重建和如何重建，尚未统一思想。

## 二、颅底-关节窝疾病的分类

颅底-关节窝疾病包括2类：Ⅰ类是颅底和关节窝受累，关节盘和髁突正常，但未突入颞下窝；Ⅱ类是颅底和关节窝受累且向颞下窝突入，髁突和关节盘仍未累及。具体见第六章第一节二、颞下颌关节-颅底联合疾病的分类中（二）疾病范围分类法（图7-1-1）。

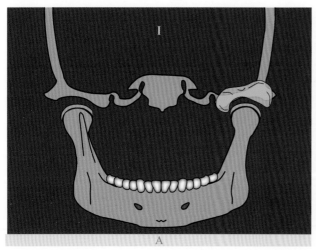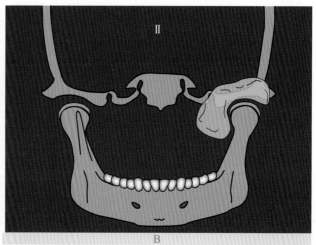

**图 7-1-1 颅底-关节窝疾病分类（蓝色为关节盘，绿色为疾病）**

A. Ⅰ类为颅底和关节窝受累，髁突和关节盘正常，但未突入颞下窝，提示髁突和关节盘可保留 B. Ⅱ类为颅底和关节窝受累且突入颞下窝，髁突和关节盘正常，提示髁突和关节盘可保留，但要暂时截断髁突方可清除颞下窝内病灶

## 三、颅底-关节窝疾病的传统修复重建方法

颅底-关节窝疾病的传统修复重建包括：软组织瓣充填、钛网修复和自体骨修复。这些方法都存在一些不足之处。

（一）软组织瓣充填

不论是口腔颌面外科还是耳鼻咽喉科和神经外科，常用颞肌瓣或脂肪瓣填塞颅底和关节窝的缺损。此方法最简单且常用，但不足之处是髁突无关节窝对应，影响咀嚼效率；颞部凹陷畸形常见；也存在偏颌畸形和咬合紊乱的风险（图 7-1-2）。

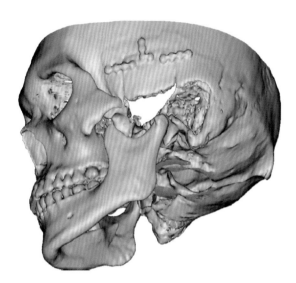

图 7-1-2　关节 - 颅底疾病切除后，颅底缺损骨组织不予修复或仅用软组织瓣充填

（二）钛网修复

钛网修复颅底和关节窝缺损也是一种较简便的方法，对外形恢复有一定支撑作用，但钛网对咀嚼力承载有限。另外，钛网不宜与髁突或关节盘接触，否则易发生粘连或髁突吸收；存在钛网外露的风险（图 7-1-3）。

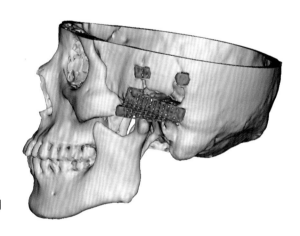

图 7-1-3　颅底 - 关节窝疾病切除后，钛网（深灰色）修复颅底 - 关节窝缺损

（三）自体骨修复

笔者曾采用游离半层髂骨或颞骨重建颅底 - 关节窝缺损（图 7-1-4），取得了良好的疗效，但髂部取骨增加了供骨区创伤，而颞骨的缺损需另外以钛网等修补材料修复；游离植骨存在骨吸收的风险。

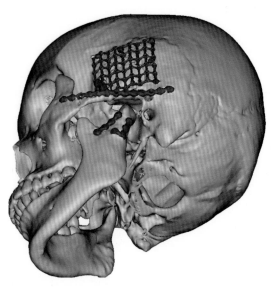

图 7-1-4  颅底 - 关节窝疾病切除后
自体颞骨（蓝色）修复颅底缺损，钛
网（深灰色）修复颞骨缺损

## 四、个性化颅底 - 关节窝假体的创新修复重建方法

为了克服传统修复方法的不足，设计了个性化假体修复颅底 - 关节窝缺损，力求修复方法简便易行和
高效稳定。

### （一）颅底 - 关节窝假体的设计类型

目前只设计了一种颅底 - 关节窝假体（图 7-1-5），用于重建颅底 - 关节窝缺损，并保留正常髁突、关
节盘和翼外肌。

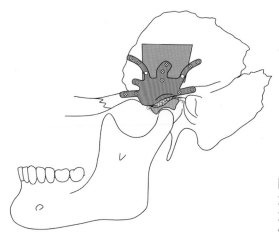

图 7-1-5  颅底 - 关节窝假体（蓝色
为钛合金颅底 - 关节窝假体，浅蓝色
为关节盘，黄色为脂肪瓣，粉色为颞
骨开窗骨块）

### （二）颅底 - 关节窝假体的适应证

适用于成年人颅底 - 关节窝疾病，主要包括：良性或交界性肿瘤和类肿瘤疾病、预计恶性肿瘤能完全
切除的病例、静止期炎性疾病、手术后获得性颅底 - 关节窝缺损、稳定期的溶骨症等，但髁突和关节盘未
被上述疾病累及。

（三）颅底 - 关节窝假体的禁忌证

见第六章第一节四、个性化颞下颌关节 - 颅底联合假体的创新修复重建方法中（三）关节 - 颅底联合假体的禁忌证。

## 五、个性化颅底 - 关节窝假体的数字化设计总流程

本章聚焦的是关节 - 颅底联合疾病分类中的Ⅰ类、Ⅱ类（即颅底 - 关节窝疾病），其中Ⅱ类更复杂，故总流程以其为例（图 7-1-6），包括三方面：疾病截骨模拟手术；假体及导板设计；手术流程。

（一）疾病截骨模拟手术

**1. 疾病范围规划** 术前 CT 以 Dicom 格式接收，经手术设计软件，规划疾病范围，如累及中耳、内耳、颅底重要结构需标记（图 7-1-6 A1）。

**2. 截骨线设计** ①颧弓截骨线：用于安全切除疾病，或颧弓暂时离断；②疾病前缘截骨线：用于安全切除病变组织；③疾病后缘截骨线：用于安全切除病变组织，同时考虑最大限度保护中耳结构；④疾病上缘截骨线：与病变组织最上缘平齐；⑤颞骨开窗截骨线：前后截骨线分别为疾病前缘截骨线和后缘截骨线的延伸，上缘截骨线依据病变颅内部分的大小和脑组织牵引操作需求灵活掌握；⑥下颌截骨线：平下颌切迹，用于暂时离断髁突，同时保留翼外肌附着（图 7-1-6 A2）。上述截骨线将用于截骨定位导板的设计。

**3. 缺损模型建立** 按截骨线去除病变组织，该缺损模型将用于假体设计（图 7-1-6 A3）。

（二）假体及导板设计

**1. 颅底 - 关节窝假体设计** 基于缺损模型（图 7-1-6 A3）设计颅底 - 关节窝假体（图 7-1-6 B1），此假体包含 2 个部件，即颅底部件和关节窝部件。由于缺损模型与实际手术操作之间可能存在误差，特别是颅底缺损的范围，故在设计时，颅底部件应略小于缺损模型，以方便就位，但仍应要求最大限度重建颅底，同时位置应高于正常颅底平面，以容纳关节盘、带蒂颞中筋膜脂肪瓣等。在前（颧骨和颞骨）、后（耳道上方）、上（颞骨）至少三个方向设计固定部件，与残余正常骨的固定至少安放 2 个钉孔，同时设计颞骨开窗骨块回植的固定钉孔，使得假体与颧骨、假体与耳道上方、假体与回植颞骨骨块、假体与颞骨固位稳定。

**2. 截骨定位导板设计** 基于截骨线设计（图 7-1-6 A2）进行截骨定位导板的设计。采用一块导板，设计 6 条截骨线，分别提示疾病前缘截骨线、疾病后缘截骨线和颞骨开窗 4 条截骨线，其中颞骨开窗下缘截骨线与疾病上缘截骨线是同一条线。疾病前、后缘截骨线应标注截骨深度，以免误伤脑组织（图 7-1-6 B2）。

**3. 导板与假体钉孔匹配** 将图 7-1-6 B1 和图 7-1-6 B2 通过图像重叠，根据假体的钉孔位置确定导板的钉孔位置，这样不仅能做到截骨精准，假体安装也能精准、简单和快速（图 7-1-6 B3）。

（三）手术流程

**1. 手术进路与疾病暴露** 采用改良耳颞前切口，预制带蒂颞中筋膜脂肪瓣备用，颞肌后上附着离断，向前翻起，向前暴露至颧骨、眶外侧壁，向后直至假体安装的最后缘，向上暴露颞骨开窗上缘，向下暴露下颌切迹，充分显露病变组织。

**2. 髁突下截骨**（图 7-1-6 C1） 预先弯制两块钛板，以备固定回植的髁突。打开关节上腔，平下颌

切迹截断髁突颈部，离断关节盘前上、后上附着，保留翼外肌附着，将髁突连同关节盘一起向内下推离关节窝，充分显露颅底病变组织。

3. 颅底及关节窝截骨（图 7-1-6 C1） 固定截骨定位导板后，先进行颧弓截骨和颞骨开窗截骨，完整去除颞骨开窗骨块并冷藏，牵引并保护脑组织后进行疾病前缘、后缘截骨，注意按照设计深度截骨，避免损伤脑组织。病变组织完整去除后修整颅底内侧缘，以适应假体。

4. 假体安装与颞骨回植（图 7-1-6 C2） 选择与残余骨组织有最多钉孔接触且最稳定的位置安放假体，优先固定截骨定位导板预留的钉孔，确保准确性，再固定其他钉孔（图 7-1-6 C3）。

5. 髁突回植固定（图 7-1-6 C4） 将预制带蒂颞中筋膜脂肪瓣间隔于颅底 - 关节窝假体与关节盘之间，回植髁突，用预弯的钛板固定。

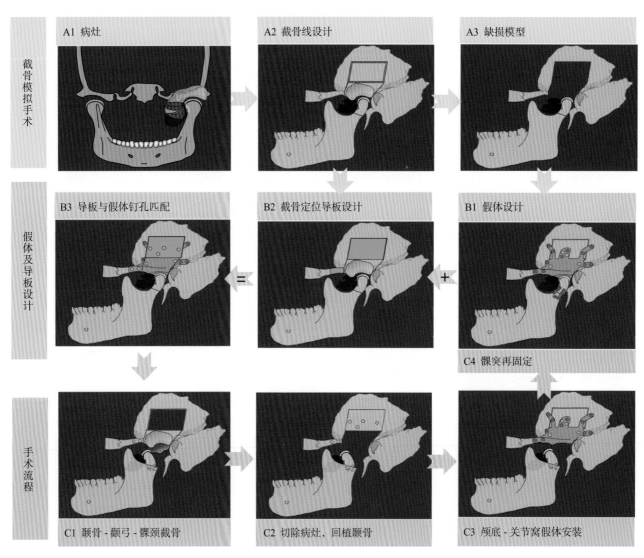

**图 7-1-6 颅底 - 关节窝假体数字化设计总流程**

A1. 根据 CT 数据进行三维重建，明确疾病范围（绿色）；A2. 设计截骨线，并保护耳道；A3. 截骨后获得缺损模型；B1. 依据缺损模型，设计假体（蓝色）；B2. 根据截骨线，设计截骨定位导板（绿色）；B3. 将假体钉孔位置转移至截骨定位导板上；C1. 按照截骨定位导板标记进行颅底 - 关节窝疾病截骨以及髁突颈骨截骨；C2. 病变组织切除后回植颞骨；C3. 安装颅底 - 关节窝假体；C4. 髁突回植，用预弯钛板固定。

（杨 驰 郑吉驷）

# 第二节　个性化颅底 - 关节窝假体的修复重建技术

本节介绍 1 个典型的临床病例，为 II 类颅底 - 关节窝疾病，即肿瘤病灶累及颅底和关节窝，并突入颞下窝。按本章第一节中的数字化设计流程进行肿瘤切除设计、假体导板制造设计和模拟手术设计。手术的要点是保存盘 - 髁 - 肌复合体的完整性。术后随访重点关注假体置换是否会出现假体与关节盘的粘连和髁突吸收等并发症，从而影响被保存关节的结构和功能。

## 临床病例 14：
## 颅底 - 关节窝假体的设计与应用

### （一）患者情况

患者，女，53 岁。

**主诉：**右侧耳前区疼痛伴张口受限半年余。

**现病史：**患者半年前无明显诱因出现右侧耳前压痛、张口受限，听力正常。

**既往史：**20 年前乳腺手术史，否认系统性疾病史，否认药物和食物过敏史。

**专科检查：**面部基本对称，未见明显肿物突出（图 7-2-1），张口度 13mm。口内咬合稳定（图 7-2-2）。耳前疼痛 VAS 评分为 5。

**影像学检查：**全景片示，右侧关节区骨质异常（图 7-2-3）。关节 MRI 示，右侧颅底 - 关节窝异常软组织影，颞骨骨质异常，关节盘未累及（图 7-2-4）。CT 示，右侧关节区占位性疾病，见软组织肿块影，大小约 31mm×25mm×17mm，CT 值约 50HU，界清，形态不规则，邻近右侧颞骨颧突，疾病与周围软组织分界不清，右侧关节间隙较对侧增宽；CT 重建后示，病变组织未破坏髁突，肿块内侧接近卵圆孔，颅底见一 32mm×35mm 穿孔，但卵圆孔未破坏（图 7-2-5），耳道未受累，且肿块未累及颈内动静脉（图 7-2-6）。

**诊断：**右侧颅底 - 关节窝弥漫性腱鞘巨细胞瘤可能。

**术后病理：**镜下描述，富于巨细胞性病变，伴单核样细胞浸润，含铁血黄素沉积。病理诊断，"右侧关节窝"病变符合弥漫性腱鞘巨细胞瘤。

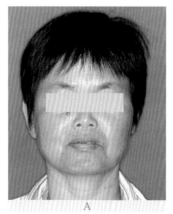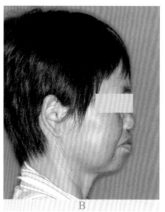

图 7-2-1　口外检查，面部基本对称，未见明显肿物突出

A. 正面观　B. 侧面观

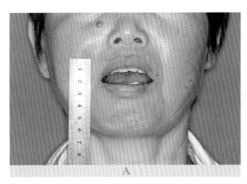
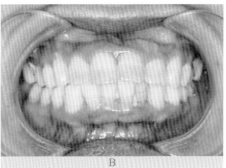

图 7-2-2　口内检查：张口度 13mm，口内咬合稳定
A. 张口度　B. 咬合关系

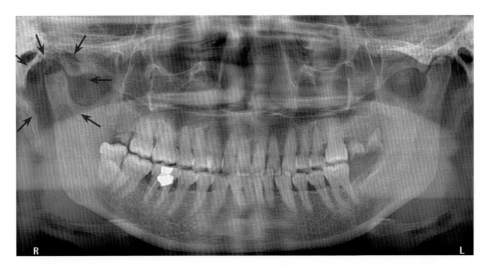

图 7-2-3　全景片（红箭头为右侧关节区骨质密度减低影，髁突顶疑似有吸收）

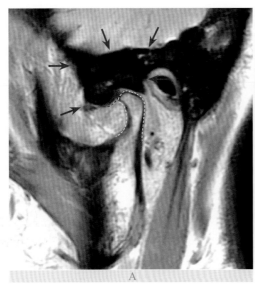
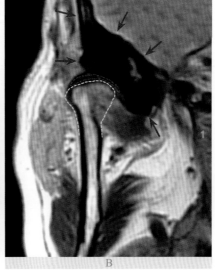

图 7-2-4　右侧关节 MRI（红箭头为颅底 - 关节窝低信号影，红虚线为关节盘，黄虚线为髁突）
A. 矢状位　B. 冠状位

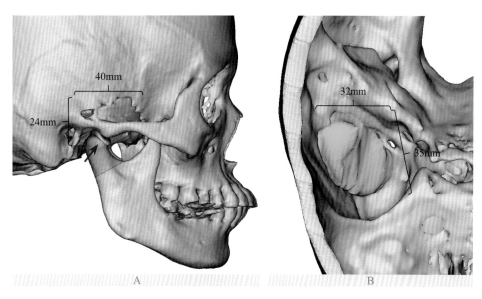

图 7-2-5　颌面部 CT 三维重建示肿物（绿色）侵犯颅底 - 关节窝范围（单位 mm）（红箭头为关节盘，棕色为髁突）

A. 侧面观　B. 脑面观

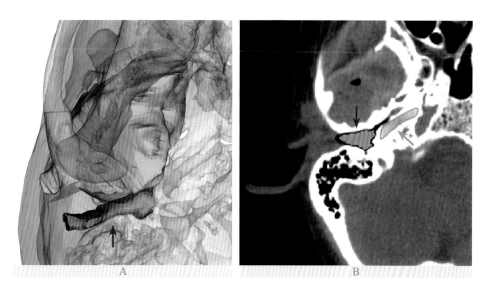

图 7-2-6　肿物（绿色）与耳道和颈内动脉关系（红箭头所指紫色为耳道，蓝箭头所指粉色为颈内动脉）

A. CT 三维重建颅底观　B. 轴向位 CT

（二）治疗方案

1. **总体治疗方案**　右侧颅底 - 关节窝疾病切除，个性化颅底 - 关节窝假体修复重建。

2. **外科切除设计**

（1）切除范围设计：为暴露颅底 - 关节窝疾病，术中暂时截断颧弓和髁突，不要与咬肌、翼外肌附着、关节盘游离，然后进行颅底 - 关节窝疾病切除，最后在病变组织切除后复位固定，属Ⅱ类缺损。

（2）数字模拟手术

1）颧弓暂断截骨：保留下方咬肌附着，推颧弓向前下，暴露疾病前界（图 7-2-7）。

2）髁突下截骨：仅切断关节盘前上和后上附着与外侧囊，保留关节盘前下和后下附着与翼外肌附着，推髁突向前内下，暴露疾病后界（图 7-2-8）。

3）颞骨鳞部开窗截骨：暴露疾病脑面，颞骨块置冰桶保存，回植备用（图 7-2-9）。

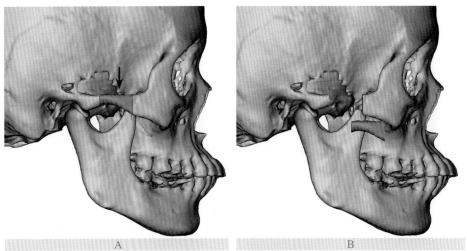

图 7-2-7 颧弓（橙色）暂断截骨
A. 颧弓截骨（红箭头） B. 暴露疾病前界

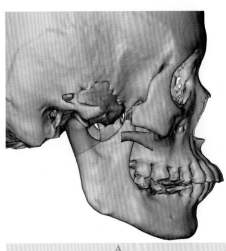

图 7-2-8 髁突（棕色）下截骨
A. 截骨线设计 B. 推髁突向前内下（红箭头），暴露疾病后界

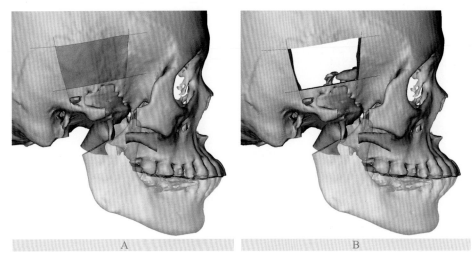

图 7-2-9 颞骨开窗（棕色）截骨
A. 截骨线设计 B. 暴露疾病脑面

4）颅底截骨：颅底前截骨、颅底后截骨和颅底内截骨（棕色），注意保护相关颅内外结构（图 7-2-10）。

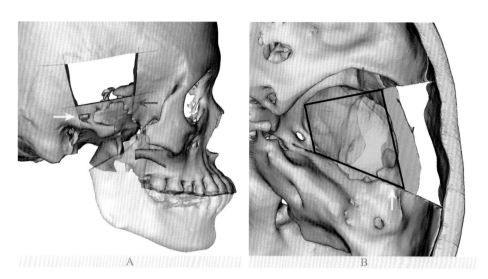

**图 7-2-10　颅底截骨（紫箭头为疾病前界截骨线，黄箭头为疾病后界截骨线）**
A. 侧面观颅底截骨线设计　B. 脑面观颅底截骨线（黑线）设计

5）切除肿物后的缺损模型：疾病被切除后建立颅底 - 关节窝缺损模型（图 7-2-11）。

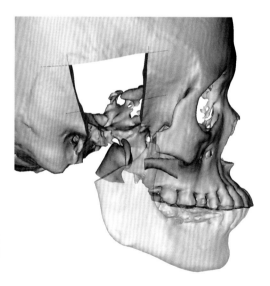

图 7-2-11　颅底 - 关节窝缺损模型（棕色为前内下移位的暂断的髁突，黄色为关节盘，橙色为暂断的颧弓）

## （三）颅底 - 关节窝假体与截骨定位导板的设计与加工

### 1. 颅底 - 关节窝假体设计

（1）颅底 - 关节窝假体设计：先将髁突、颧弓和颞骨开窗骨块复位后，再设计假体，假体关节面与髁突顶相距不少于 5mm，预留作关节盘、颞中筋膜脂肪瓣和脂肪充填的空间（图 7-2-12）。

（2）颞骨开窗骨厚度及钉孔深度测量：旨在指导截骨，以防损伤硬脑膜，并选择螺钉长度（图 7-2-13）。

（3）假体制造及试装：颅底 - 关节窝假体材料选用钛合金，利用金属 3D 打印机制造。制造完成后，需在树脂头模上试装，观察假体是否和骨面贴合且稳定（图 7-2-14）。

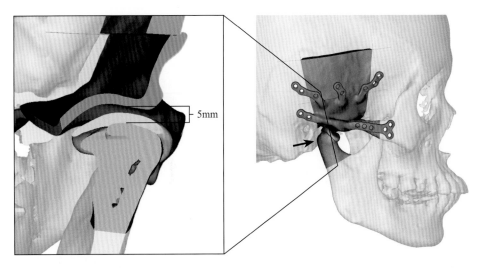

图 7-2-12　颅底 - 关节窝假体设计（蓝色为颅底 - 关节窝假体，假体关节面与髁突顶相距不少于 5mm）

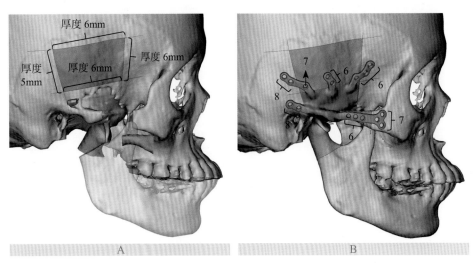

图 7-2-13　颞骨开窗骨厚度及钉孔深度测量（单位：mm）（绿色为肿物，棕色为颞骨开窗、暂时离断的髁突，橙色为颧弓，蓝色为颅底 - 关节窝假体，黄色为关节盘）

A. 颞骨鳞部开窗骨厚度测量　B. 钉孔深度测量

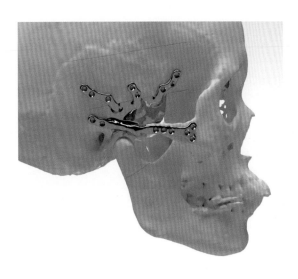

图 7-2-14　假体制造及树脂头模上试装

**2. 数字化截骨定位导板设计**　设计颧弓截骨定位导板、颞骨开窗及颅底截骨定位导板，用于术中精准截骨和定位假体位置（图 7-2-15）。

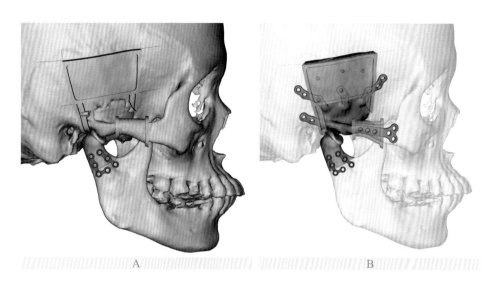

图 7-2-15　颧弓截骨定位导板、颞骨开窗及颅底截骨定位导板（紫色）设计
A. 根据截骨线设计导板　B. 导板与假体钉孔位置一致

### （四）手术流程

**1. 术前检查**　见第三章第二节临床病例 1 中（四）手术流程中 1. 术前检查。

**2. 术前准备**　见第六章第二节临床病例 12 中（四）手术流程中 2. 术前准备。

**3. 手术次序**

（1）手术进路：采用改良耳颞前切口，翻瓣至颞肌表面、颧弓骨面、肿瘤外侧面、髁突颈骨面。制备带蒂颞中筋膜脂肪瓣备用。于近颞肌附着切开颞肌暴露颞骨面，并推颞肌向前，充分暴露肿瘤上界。

（2）髁突下截骨：切开上腔外侧囊，打开关节上腔，切断盘后上、前上附着，盘后上附着缝合结扎止血，保存盘后下和前下附着，不打开下腔，保存翼外肌附着。标记髁突下截骨位置，预弯钛板并打孔标记钛板钉孔位置。拆除钛钉钛板，完成髁突下截骨。将髁突、关节盘和翼外肌复合体一同推向前下方，暴露颞下窝的肿瘤。

（3）颞骨开窗和颅底截骨：安装颞骨开窗和颅底截骨定位导板，利用超声骨刀沿着导板标记的截骨位置完成颞骨开窗和颅底前后截骨线印迹，游离开窗骨块暴露硬脑膜，开窗骨块置于冰桶备用，继续分离硬脑膜暴露肿瘤脑面。利用摆动锯完成肿瘤前后截骨并完整切除肿瘤，注意避免损伤耳道前壁和内侧颈内动静脉，若术中硬脑膜破裂可通过缝合、筋膜或补片修复（图 7-2-16，图 7-2-17）。

（4）假体安装和颞骨及颧弓骨块固定：颞骨开窗骨块、颧弓暂断骨块和颅底 - 关节窝假体三者共同由假体固定，截骨定位导板留下的钉孔优先固定，无须额外钛板固定（图 7-2-18）。注意需在假体和硬脑膜间平铺一层游离脂肪瓣。

（5）髁突固定和关节间隙处理：将带蒂颞中筋膜脂肪瓣缝合至假体关节窝面，再按照预弯钛板和钉道固定暂断的髁突，包括其上的关节盘和前内侧附着的翼外肌。检查咬合关系后，再将游离脂肪瓣充填于关节盘与带蒂颞中筋膜脂肪瓣之间（图 7-2-19，图 7-2-20）。最后，留置负压引流，分层缝合。

（6）手术要点：相关手术要点见图 7-2-21。

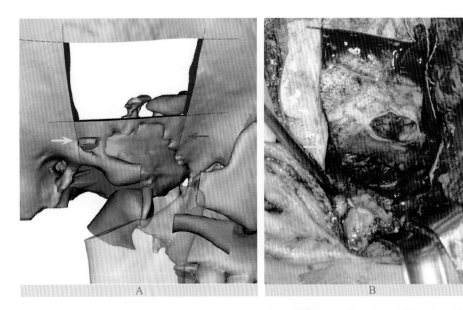

**图 7-2-16** 颅底截骨（紫箭头为前缘截骨，黄箭头为后缘截骨，黑箭头为保留的髁突和关节盘）
A. 设计图　B. 实际术中照片

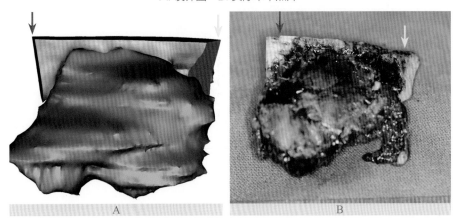

**图 7-2-17** 切除肿物设计与术中实际截骨对比（肿瘤脑面观）（紫箭头为前缘截骨，黄箭头为后缘截骨）
A. 设计图　B. 实际截骨

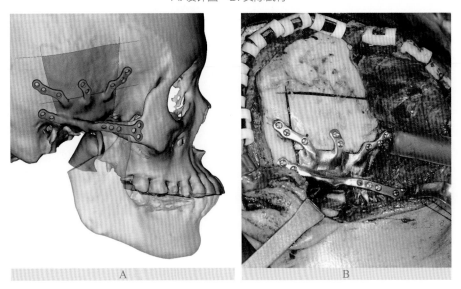

**图 7-2-18** 假体安装、颞骨及颧弓骨块固定
A. 设计图　B. 实际术中照片

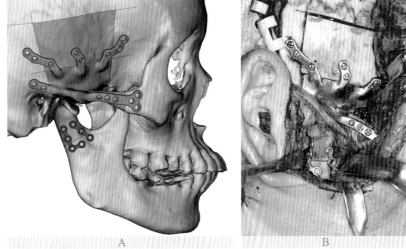
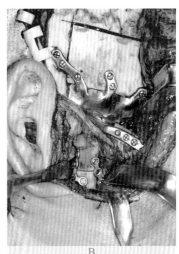

图 7-2-19 预弯钛板固定暂断的髁突，带蒂颞中筋膜脂肪瓣及游离脂肪瓣充填关节间隙

A. 设计图　B. 实际术中照片

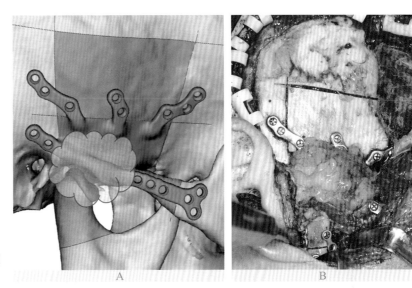

图 7-2-20 游离脂肪瓣充填假体外侧间隙

A. 设计图　B. 实际术中照片

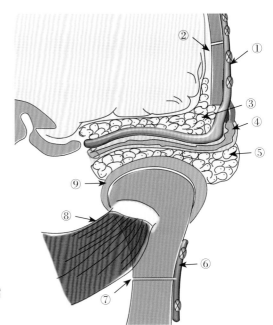

图 7-2-21 手术要点示意图

①颅底 - 关节窝假体；②颞骨开窗骨块回植；③硬脑膜与假体之间脂肪瓣间隔；④颞中动静脉为蒂的带蒂颞中筋膜脂肪瓣；⑤脂肪瓣充填；⑥髁突固定板；⑦髁突截骨线；⑧翼外肌；⑨关节盘

（五）随访与预后

术后定期随访，分别进行外观（面型）、功能（张口度、张口型）、假体评价（安全性、准确性）。

1. **术后即刻** 术中导板就位准确，假体安装顺利（图 7-2-22）；术前设计与术后重建对比显示，假体就位精准（图 7-2-23）。术后假体误差约为 1.02mm（图 7-2-24）。

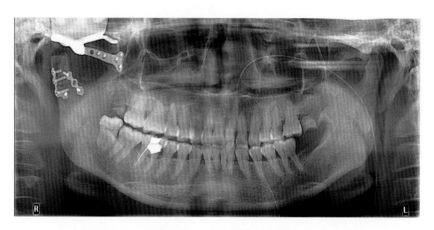

图 7-2-22 术后即刻全景片示假体就位稳定，无移位

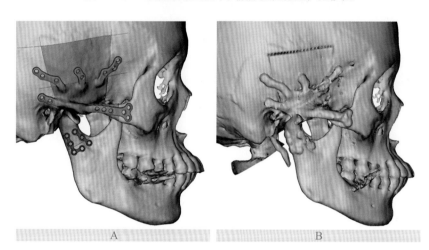

图 7-2-23 CT 重建对比显示，假体就位精准
A. 术前设计 B. 术后即刻

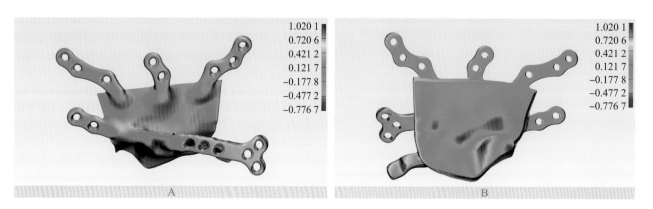

图 7-2-24 假体误差约 1.02mm
A. 外侧误差 B. 内侧误差

### 2. 术后 1 年随访

（1）原有疾病无复发，面型良好无异常，正常饮食。术区无红肿等反应（图 7-2-25）。

（2）耳前疼痛改善，VAS 评分改善至 1；关节 - 颌骨 - 咬合 - 面型协调，咬合关系稳定。

（3）张口度改善至 38mm，患侧侧方运动 10mm，健侧侧方运动 7mm，张口型向患侧偏斜 3mm（图 7-2-26）。

（4）假体评价：假体无感染、排异、松动、移位、断裂、异位成骨、过敏等并发症（图 7-2-27，图 7-2-28）。

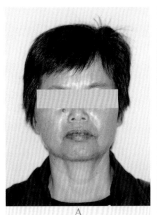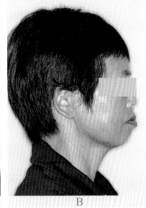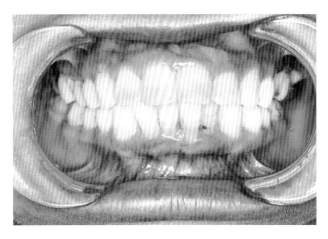

图 7-2-25　术后 1 年复查：面型无异常，术区无红肿等反应　　　　图 7-2-26　术后 1 年复查：口内咬合关系稳定
A. 正面观　B. 侧面观

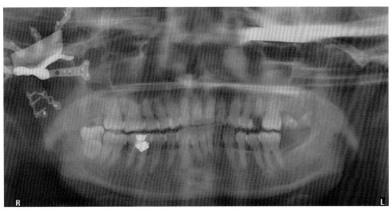

图 7-2-27　术后 1 年全景片示假体无松动、脱位、移位及断裂等

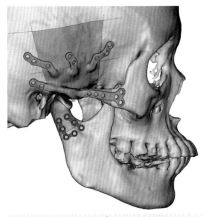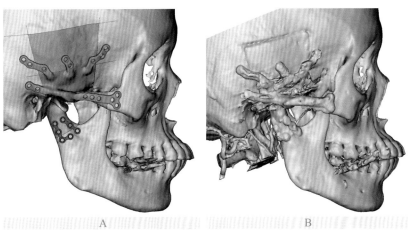

图 7-2-28　术后 1 年 CT 重建对比显示，假体就位精准
A. 术前设计　B. 术后 1 年

（5）髁突评价：CT 显示髁突无吸收，骨皮质完整且改建良好（图 7-2-29）。

（6）其他：听力正常。

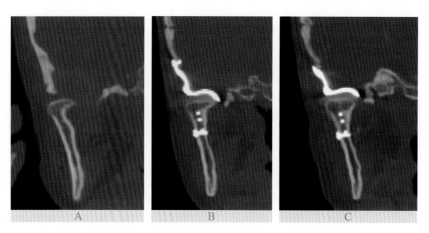

图 7-2-29　髁突形态比较显示，术后髁突无吸收，且改建良好

A. 术前　B. 术后半年　C. 术后 1 年

**3. 术后 5 年随访**　张口度改善至 39mm，耳前疼痛 VAS 评分改善至 0（图 7-2-30 ~ 图 7-2-33）。余同术后 1 年随访情况。

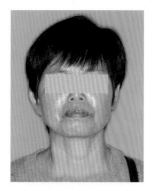 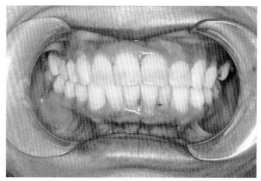

图 7-2-30　术后 5 年复查：　　图 7-2-31　术后 5 年复查：口内咬合关系稳定

面型较术后 1 年无变化

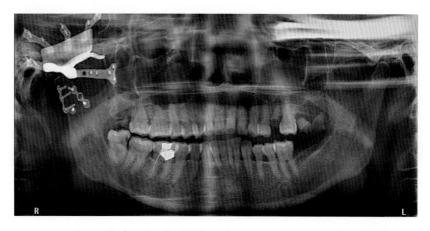

图 7-2-32　术后 5 年全景片示假体就位稳定，无松动、脱位、移位及断裂等

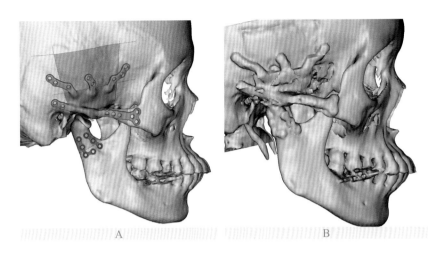

**图 7-2-33　术后 5 年 CT 重建对比显示，假体就位精准**
A. 术前设计　B. 术后 5 年

## （六）优势与不足

1. **优势**　该假体为国内外首次设计和应用，实现了设计目标，不论是假体创新设计方案还是髁突保存技术革新，都得到了良好的临床验证。髁突保存的意义在于保存了该重要器官，使其有可能术后改建，还恢复了关节功能。本案的成功归因于三点：①假体设计制造，设计充分考虑了髁突运动轨迹，制造的关节面光滑如镜；②盘 - 髁 - 肌复合体的保存，关节盘的保存使髁突不会受力过大，翼外肌附着的保存是血供和前伸运动的保障；③关节间隙增大，充填脂肪筋膜瓣，一方面可使髁突 - 关节盘受力缓冲，另一方面预防关节盘与关节窝假体粘连。该假体的其他优势见第六章第二节临床病例 12 中（六）优势与不足，以及第六章第二节临床病例 13 中（六）优势与不足。总体而言，该方案不但保存了正常髁突、关节盘和翼外肌，而且也解决了传统手术方案的不足。

2. **不足**　关于设计，暂无具体的优化设想。目前只是初步的想法，在假体关节面上，若能加上一层耐磨的有弹性的薄层材料，可能会更优异。

（杨　驰　陈敏洁　郭智霖）

# 第三节　院 士 述 评

　　本章案例涉及的是一种源于颞骨岩部的疾病，除累及颅底和关节窝外，还侵入颞下窝，但未侵及关节盘和髁突。经典的手术方法是：为了暴露颞下窝和深部颅底，常选择切除健康髁突进路，并且认为这是理所当然的，而且也只是用软组织填塞修复。这是耳鼻咽喉科、神经外科和颌面肿瘤外科常用的手段。弊端是：颅面畸形和功能障碍在所难免。为了改变现状，实现保存"髁突-关节盘-翼外肌"这一重要解剖结构的设想，最大限度保存关节功能和牙颌面形态，探索性地提出并在本案中进行了尝试，即：一种特殊的半关节假体置换。术前面临的挑战是：如何不让髁突吸收？如何不让假体关节窝面与关节盘粘连？如何最大限度保存关节基本功能？实践看来，本案设计和执行的方法是成功的。其实质是对前述第六章的一种补充，为该复杂区域的肿瘤外科提供了一种较先进的理念（兼容重建外科和保存外科，保存优先原则）和一款新型个性化假体。希望该团队继续扩大样本量，更深入地做好临床研究，期待未来！

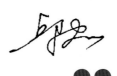

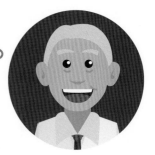

# 第八章

# 颞下颌关节 - 下颌骨联合疾病的修复重建

本章介绍杨氏新分类第 Ⅳb 亚类，即不可保存关节的颞下颌关节 - 下颌骨联合疾病。其修复重建是口腔颌面外科的一项艰巨挑战，主要难点包括：①关节运动中心的精准恢复，以保障良好的运动功能；②关节 - 下颌骨外形恢复，包括供骨选择和植骨放置的设计；③组织保存，包括下牙槽神经血管束等重要结构的保存和恢复；④咬合恢复，即为种植或活动修复提供足够的骨量支撑；⑤远期疗效，即避免植入物暴露等各类影响因素。对此，笔者团队在前期全关节置换的成功经验基础上，聚焦上述难点问题，构建了个性化颞下颌关节 - 下颌骨联合假体修复系统，并逐渐优化成熟，最长经过 8 年的临床应用与随访，获得了较稳定的远期疗效。本章就这一假体系统进行重建手术做详细介绍。

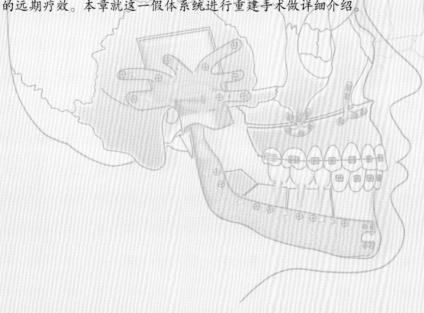

# 第一节　概　　述

　　本节提出不可保存关节的颞下颌关节-下颌骨联合疾病的定义及其新分类，通过回顾传统修复重建方法，发现存在问题，从而推出个性化颞下颌关节-下颌骨联合假体的创新修复重建方法及其数字化设计流程，为后续临床应用做准备。

## 一、不可保存关节的颞下颌关节-下颌骨联合疾病的定义

　　由肿瘤、炎症等造成关节和下颌骨其他部位同时受累的病变，称为"关节-下颌骨联合疾病"，经临床表现、影像学评价和病理学诊断等手段的综合判断，确认为不可保存关节，被定为"不可保存关节的关节-下颌骨联合疾病"。临床上通常表现为关节及下颌骨区域的肿胀、疼痛等。首选多为手术切除髁突和下颌骨病灶，修复重建的种类较多，尚无公论的标准化方案。

## 二、不可保存关节的颞下颌关节-下颌骨联合疾病的分类

　　笔者将不可保存关节的颞下颌关节-下颌骨联合疾病分为两种：①根据疾病来源分类；②根据疾病范围分类。

### （一）根据疾病来源分类

　　根据疾病来源可分为2类。Ⅰ类为下颌骨其他部位的原发病灶侵袭关节，临床较为多见。该类又可分为2个亚类：Ⅰa仅累及髁突，未破坏关节盘和关节窝结构，由于残留健康髁突过短（小于10mm）而无法保留。常见病种是下颌骨的良性或交界性肿瘤、囊性病变、骨纤维异常增殖症和先天缺失等（图8-1-1）。Ⅰb累及全关节导致关节强直，如骨髓炎、骨纤维异常增殖症继发感染和放射性骨坏死等（图8-1-2）。Ⅱ类为关节原发性病变侵及下颌支，临床相对少见，如髁突骨软骨瘤和骨肉瘤等（图8-1-3）。

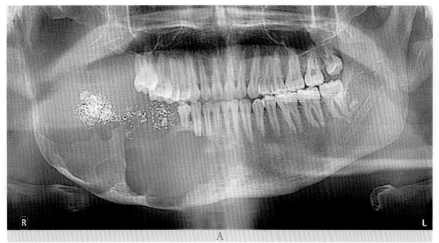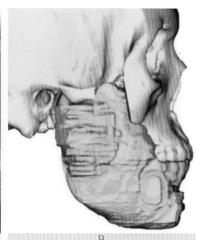

**图 8-1-1　下颌骨成釉细胞瘤累及髁突（Ⅰa类）**
A. 全景片　B. 三维重建

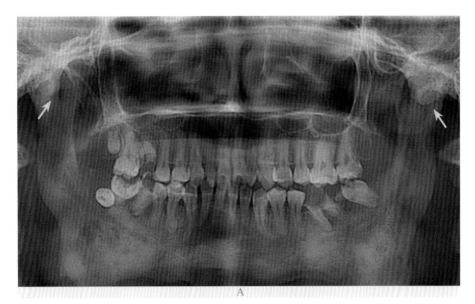

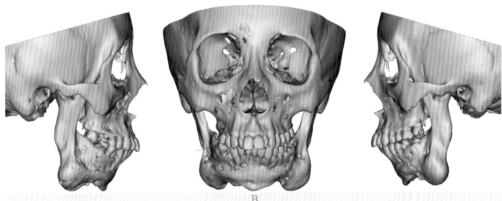

图 8-1-2　下颌骨骨纤维异常增殖症继发感染伴双侧关节强直（Ⅰb 类）

A. 全景片（黄箭头为关节强直）　B. 三维重建（分别为右面观、正面观、左面观）

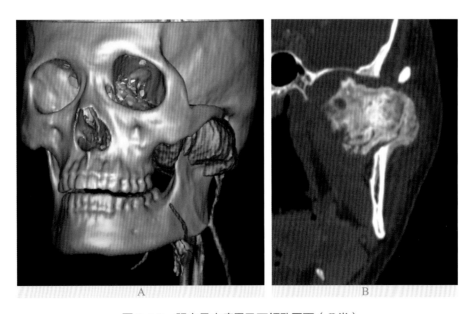

图 8-1-3　髁突骨肉瘤累及下颌孔平面（Ⅱ类）

A. 三维重建示，肿瘤（紫色）原发自关节，向下达下颌孔平面　B. CT 冠状面

（二）根据疾病范围分类

根据疾病范围分类共有 5 类：Ⅰ类为自患侧髁突到下颌孔平面以上区域；Ⅱ类为自患侧髁突过下颌孔到同侧磨牙后区的区域；Ⅲ类为自患侧髁突过磨牙后区到下颌骨中线的区域；Ⅳ类为患侧髁突过下颌骨中线到对侧髁突下区域，同时要求对侧健康髁突组织至少应≥10mm；Ⅴ类为病变覆盖全下颌骨和双侧髁突（图 8-1-4）。

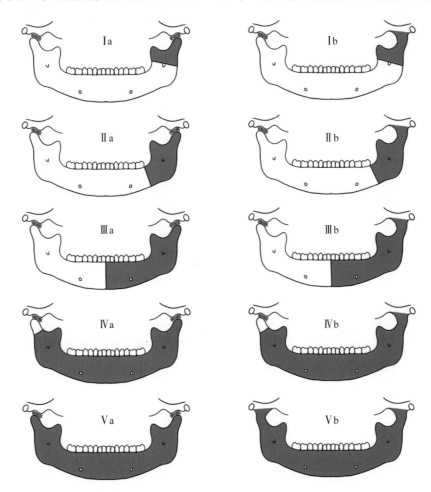

图 8-1-4　关节 - 下颌骨联合疾病分类（白色为健康组织，橙色为关节盘，灰色为病变组织；a 亚类中关节盘及关节窝未受累，b 亚类关节盘及关节窝受累）

Ⅰ类：髁突至下颌孔；Ⅱ类：髁突至同侧第二磨牙远中；Ⅲ类：髁突至下颌骨中线；Ⅳ类：髁突至对侧髁突颈；Ⅴ类：双关节全下颌骨疾病

## 三、不可保存关节的颞下颌关节 - 下颌骨联合疾病的传统修复重建方法

颞下颌关节 - 下颌骨联合疾病的传统修复重建手术方式有自体组织瓣重建（骨瓣或软组织瓣）与人工材料重建（钛板等），但均有各自的局限性，主要体现在以下方面：

1. **切除不修复**　多见于恶性肿瘤或软组织缺损较大者。术后往往导致下颌骨和面下 1/3 偏斜、凹陷畸形、咬合紊乱、咀嚼效率低，超过下颌骨中线的缺损还会引起呼吸障碍等（图 8-1-5）。

2. **钛板修复**　仅起到单纯支撑作用，无法恢复骨和牙列缺损，长期保留可能发生钛板移位、断裂或外露等情况（图 8-1-6）。

3. **半关节假体修复**　多用于残余牙列咬合关系稳定者，虽关节头得到修复，但仍无法恢复关节的稳定和功能，金属关节头还存在突破颅底的风险（图 8-1-7）。

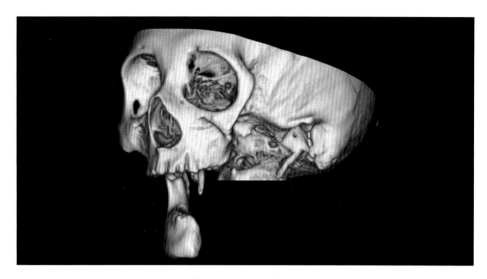

图 8-1-5　关节 - 下颌骨联合疾病切除后不重建

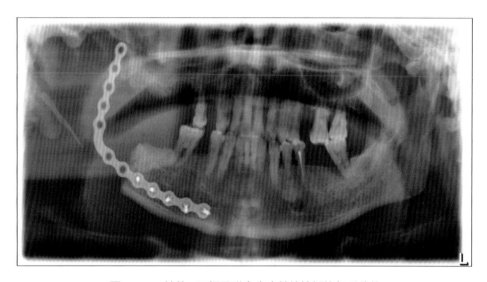

图 8-1-6　关节 - 下颌骨联合疾病单纯钛板修复后移位

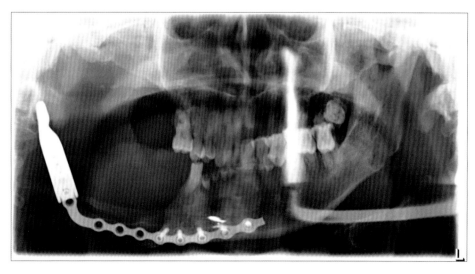

图 8-1-7　关节 - 下颌骨联合疾病半关节修复后，假体脱位

4. **血管化或非血管化的自体骨瓣修复**  虽然有长肋骨重建半侧下颌的成功案例，但是血管化腓骨瓣仍是目前的主流修复方法，其对下颌外形恢复较好，但用腓骨头替代髁突常出现脱位（图 8-1-8）。无论肋骨还是腓骨均长度有限，难以恢复较大范围的颞下颌关节 - 下颌骨联合疾病，且单独一根骨瓣宽度不足以支撑种植牙。

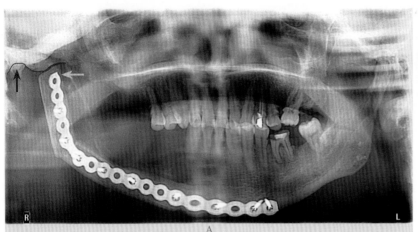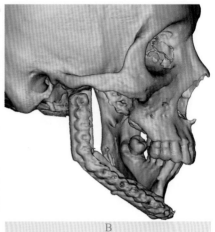

图 8-1-8  关节 - 下颌骨联合疾病切除后腓骨重建，腓骨头位于关节结节前下方，为前脱位状态（红箭头为关节窝，黄箭头为移植腓骨头）

A. 全景片  B. 三维重建

5. **分期修复**  Ⅰ期仅切除疾病，Ⅱ期进行下颌骨和关节结构修复，Ⅱ期重建存在肌肉萎缩导致软组织严重不足，无法肌肉再附着，丧失肌动力，移植组织易移位，以及长期咬合丧失导致颌 - 颌关系难以确定等问题（图 8-1-9）。

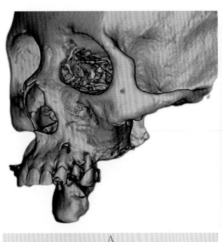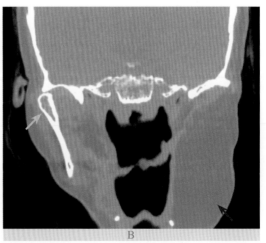

图 8-1-9  关节 - 下颌骨联合疾病切除术后 19 年，健侧髁突脱位（黄箭头），患侧仅余留脂肪瓣修复（红箭头），咬肌、翼内肌等肌肉组织缺失

A. CT 三维重建  B. CT 冠状面

## 四、个性化颞下颌关节 - 下颌骨联合假体的创新修复重建方法

为了克服传统修复重建方法的不足，提出个性化颞下颌关节 - 下颌骨联合假体加自体骨的重建手术方案，以期使此类复杂重建手术趋于简单、精准、稳定、高效。按疾病范围分类的各个重建方案：①Ⅰ类疾病：宜采用全关节置换，涉及翼外肌再附着以保存下颌骨前伸和大张口等功能。②Ⅱ类疾病：宜采用关节 - 下颌骨同期联合修复，涉及下牙槽神经血管束的保存或切除，除涉及翼外肌再附着外，还涉及咬肌和翼内肌的再附着问题，但不涉及牙列修复。③Ⅲ类疾病：宜采用关节 - 下颌骨 - 咬合联合修复，也是"关节 - 颌骨 - 咬合共同体"理念的体现，涉及下牙槽神经血管束的保存或切除，除涉及翼外肌、咬肌和翼内肌的再附着外，还涉及下颌舌骨肌和部分颏舌肌、颏舌骨肌、二腹肌再附着的问题。④Ⅳ类疾病：宜采用保存对侧髁突和关节其他附件的关节 - 下颌骨 - 咬合联合修复，不主张游离髁突再植，易造成吸收；涉及双侧下牙槽神经血管束的保存或切除问题，涉及除对侧翼外肌以外的双侧下颌骨诸肌的再附着问题。⑤Ⅴ类疾病：该类患者少见，上述神经、肌肉、咬合均需考虑，同期修复具有较高的挑战性。

特别指出的是，Ⅳ类和Ⅴ类疾病同期重建时，由于缺乏下颌骨诸肌附着，个性化假体和移植骨瓣的重力作用可能导致髁突脱位或移植骨外露，术中需要采用筋膜悬吊和其他固定方法才能获得术后即刻髁突和下颌骨的稳定。

### （一）颞下颌关节 - 下颌骨联合假体的类型

个性化颞下颌关节 - 下颌骨联合假体是指根据关节 - 下颌骨联合疾病范围，兼顾颌骨重建（骨瓣修复）与咬合重建（种植修复）考量，采用数字化设计、3D 打印和五轴加工工艺，个体化制作而成的关节 - 下颌骨重建假体。已设计的关节 - 下颌骨联合假体的类型共有（不限于）3 型，它们的区别在于下颌骨体部的不同，以应对不同的需求。本章聚焦第二和第三型假体。

1. 类重建板型关节 - 下颌骨联合假体，与移植骨用单排钉固定，适用于无种植牙需要的Ⅲ类及以上的自体骨联合移植（图 8-1-10）。

2. 宽型关节 - 下颌骨联合假体，与移植骨用双排钉固定，应用于Ⅱ类和Ⅲ类疾病的髂骨移植（图 8-1-11），可后期完成种植修复。

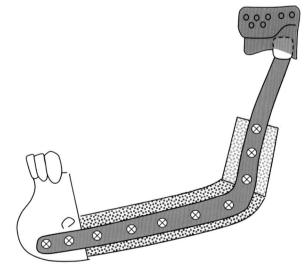

**图 8-1-10　类重建板型关节 - 下颌骨联合假体**

蓝色为关节窝假体，灰色为类重建板型关节 - 下颌骨联合假体，用于固定移植骨瓣（红色与绿色），修复下颌骨轮廓

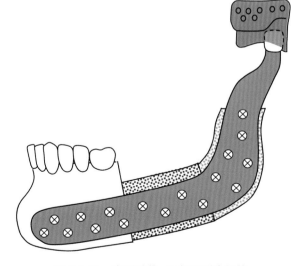

**图 8-1-11　宽型关节 - 下颌骨联合假体**

蓝色为关节窝假体，灰色为宽型关节 - 下颌骨联合假体，假体形态（灰色）较宽，设计双排钉孔，与移植骨瓣（红色与绿色）固定

3. 下颌体增高型关节 - 下颌骨联合假体，下半部蜂巢结构以承托移植骨并减重，上半部与移植骨单排钉固定，适用于Ⅲ类及以上的自体骨联合移植（图 8-1-12），可后期完成种植修复。

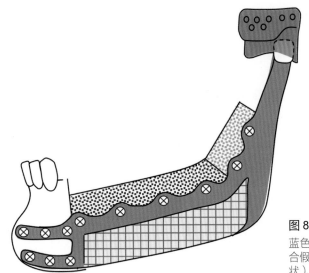

图 8-1-12    下颌体增高型关节 - 下颌骨联合假体

蓝色为关节窝假体，灰色为下颌体增高型关节 – 下颌骨联合假体，假体形态（灰色）分为实体部分与多孔部分（网格状），实体部分可抬高并固定移植骨瓣（红色与绿色）

### （二）颞下颌关节 - 下颌骨联合假体的适应证

适用于多种成年人关节 - 下颌骨联合疾病。主要包括：良性或交界性肿瘤与类肿瘤病变、静止期炎性病变、骨纤维异常增殖症、先天性关节 - 下颌骨发育不足、肿瘤术后或外伤导致的获得性关节 - 下颌骨联合缺损等。

### （三）颞下颌关节 - 下颌骨联合假体的禁忌证

急性骨髓炎或其他病变继发感染的急性期、恶性肿瘤手术不彻底者禁用；放射性骨坏死、生长发育期的青少年、软组织缺损不足以覆盖植骨区等慎用。

## 五、个性化颞下颌关节 - 下颌骨联合假体的数字化设计总流程

以Ⅲ类联合疾病（良性或交界性）为例，总流程包括三方面（图 8-1-13）：疾病截骨模拟手术、假体和导板设计、手术流程。

### （一）疾病截骨模拟手术

1. **疾病范围规划**    CT 以 Dicom 格式接收，经手术设计软件，规划病灶范围，同时标记下牙槽神经血管束（图 8-1-13 A1）。

2. **截骨线设计**    ①前端截骨线：用于安全切除病灶；②下颌孔截骨线：用于下颌骨分块，便于下牙槽神经血管束分离，上份骨块（髁突和冠突）从耳前切口取出；③下牙槽神经血管束截骨线：用于游离该神经血管束；④关节结节截骨线：若伴关节强直、关节结节病变或关节结节陡峭等情况，还要设计关节结节截骨线，以利于去除病灶和关节窝假体就位稳定（图 8-1-13 A2）。上述截骨线将用于截骨定位导板设计。

**3. 缺损模型建立**　按截骨线去除病灶骨并保留下牙槽神经血管束。该模型将用于假体设计（图 8-1-13 A3）。

## （二）假体和导板设计

**1. 关节-下颌骨联合假体设计**　基于缺损模型（图 8-1-13 A3）设计颞下颌关节-下颌骨联合假体（图 8-1-13 B1），要求"抓两头顾中央"。"抓两头"是指人工关节位置准确（关节头部件位于关节窝部件的后份中央，与关节窝部件的挡板相接触）和残余自然牙列咬合稳定；"顾中央"是指以对颌牙为参照设计种植牙以及相应的移植骨，植骨的目的既是为了种植牙，也是咀嚼肌再附着的保证。此部分设计体现"关节-颌骨-咬合"联合重建的功能性外科。如移植骨选择髂骨，可于植骨块作槽，将被保存的下牙槽神经血管束嵌入其中。最后进行假体钉孔设计，使得关节窝假体与颞骨、下颌假体与残余下颌骨、下颌假

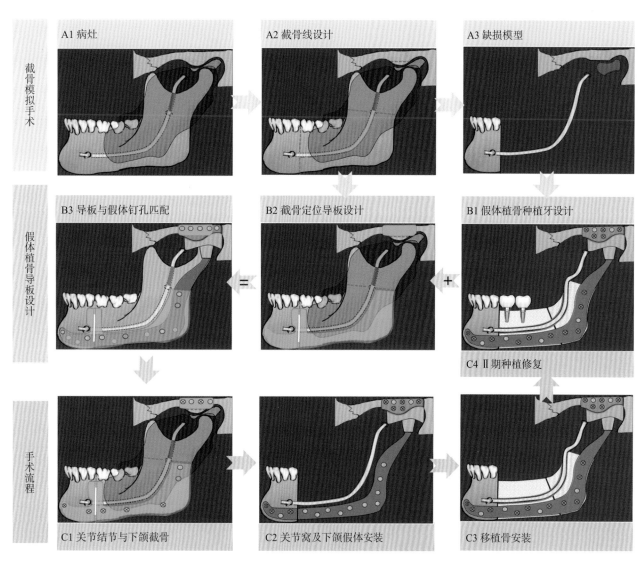

**图 8-1-13　关节-下颌骨联合假体的数字化设计总流程**

A1. 根据 CT 数据进行三维重建，明确联合疾病范围（红色），并标记下牙槽神经血管束走行（黄色）；A2. 设计截骨线，并保护下牙槽神经血管束；A3. 截骨后获得缺损模型，并保留关节盘（棕色）；B1. 依据缺损模型，设计移植骨瓣（淡绿色与淡粉色）与假体形态（蓝色），并模拟种植修复位点；B2. 根据截骨线，设计截骨导板（绿色）；B3. 将假体钉孔位置转移至截骨导板上；C1. 实际手术中，按照截骨导板标记进行截骨；C2. 安装关节窝及下颌假体；C3. 固定移植骨瓣；C4. 技术前设计完成Ⅱ期种植修复。

体与移植骨固位稳定，且避开预留的种植钉位置。颞下颌关节 - 下颌骨联合假体和植骨同期完成，种植牙Ⅱ期进行。

2. **截骨定位导板设计** 基于截骨线设计（图 8-1-13 A2）进行截骨定位导板设计。①下颌骨定位导板设计：一块导板设计三条截骨线，分别提示下颌孔平面截骨线、下牙槽神经血管束截骨线和病灶前端截骨线。此外，该导板还设计了前端的延长部，用于下颌假体固定的钉道转移，其形态与下颌假体在正常骨组织的固定部件相似。如果此部分导板过长，为防止加工和消毒过程中的变形和就位困难，也可分为两部分制作，分别就位于下颌角和颏部。②关节结节截骨导板：同全关节置换，见第三章第二节临床病例 1 中（三）经典型全关节假体与截骨定位导板设计与加工中 2. 数字化截骨定位导板设计（图 8-1-13 B2）。

3. **导板与假体钉孔匹配** 将图 8-1-13 B1 和图 8-1-13 B2 通过图像重叠，根据假体的钉孔位置确定导板的钉孔位置，这样不但能做到截骨精准，假体安装也能精准、简单和快速，而且无需颌间结扎（图 8-1-13 B3）。此外，还应进行移植骨塑形导板设计，根据缺损长度与形态，选择适合的移植骨，于移植骨上设计塑形导板，使之适合缺损修复。

（三）手术流程

1. **下颌骨和关节结节截骨**（图 8-1-13 C1） ①下颌骨截骨，固定截骨板后依次进行下颌孔平面、神经血管束和病灶前端截骨，在下牙槽神经血管束之处只进行单骨皮质截开，去除截骨板，骨凿凿开截骨线分块去除下颌孔水平以下骨块；②关节结节截骨，同全关节置换；③耳颞前切口分离翼外肌和颞肌附着，取出下颌孔水平以上骨块。

2. **假体安装** ①安装关节窝假体，优先固定关节结节截骨导板留下的 2 个钉孔，确保准确性，再固定其他钉孔 3~4 枚；②安装下颌假体，优先固定下颌骨截骨导板留下的 2 个钉孔，检查关节头部件就位和咬合关系正常，确保准确性，再固定其他钉孔 2~4 枚（图 8-1-13 C2）。

3. **移植骨安装** 在导板引导下取骨和塑形，按设计要求就位移植骨块并固定，嵌入下牙槽神经血管束（图 8-1-13 C3）。

4. **咬合重建** 多采用种植牙修复（图 8-1-13 C4）。

（杨　驰　陈敏洁）

# 第二节　个性化颞下颌关节 - 下颌骨联合假体的修复重建技术

本节将以具体临床病例的形式介绍各类假体的设计思考和应用疗效。其中，临床病例 15 为关节 - 下颌骨Ⅱa 类疾病，采用宽型颞下颌关节 - 下颌骨联合假体与游离髂骨瓣修复，恢复关节结构和功能，并保存或改善牙颌面形态。临床病例 16 为关节 - 下颌骨Ⅲa 类疾病，通过分块截骨实现下牙槽神经血管束的保存，采用宽型颞下颌关节 - 下颌骨联合假体与髂骨进行重建，并完成种植牙修复。临床病例 17 为关节 - 下颌骨Ⅲa 类疾病，进一步优化假体设计，采用下颌体增高型颞下颌关节 - 下颌骨联合假体与腓骨瓣重建，体现了组织保存、形态和功能兼顾的修复要求。

## 一、临床病例 15：
## 宽型颞下颌关节 - 下颌骨联合假体的设计与应用

（一）患者情况

患者，男，34 岁。

**主诉：** 右下颌反复肿痛 25 年。

**现病史：** 患者 9 岁时因右下颌肿痛，于当地医院行右下颌骨肿物刮治术，术后出现右下唇麻木。20 岁时肿物复发，再次行下颌骨肿物刮治术，病理诊断不详。近 2 年来，自觉右面部渐进性肿胀，偶有疼痛，遂来诊。

**既往史：** 否认全身系统性疾病史。

**专科检查：** 右腮腺咬肌区稍肿胀，无压痛，右侧下唇触痛觉迟钝，右侧下颌下见瘢痕，张口度 40mm，张口型稍偏左。口内咬合关系稳定，牙周、牙体情况尚可（图 8-2-1，图 8-2-2）。

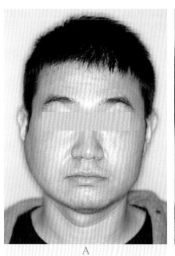
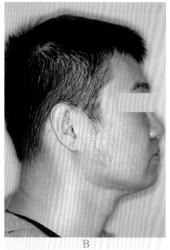

图 8-2-1 口外检查：右腮腺咬肌区肿胀，局部无压痛，右下唇触痛觉迟钝，下颌下瘢痕

A. 正面观 B. 侧面观

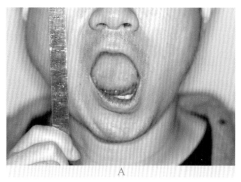
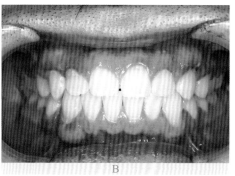

图 8-2-2 口内检查

A. 张口度 40mm B. 咬合关系稳定

**影像学检查：** 颌面部 CT 示，右下颌骨体、角部及升支骨质膨胀，密度降低呈软组织状改变，向颊舌侧膨出，内见多个骨性分隔，病变周壁骨皮质变薄，局部连续性中断，与周围软组织分界清（图 8-2-3）。

**实验室检查：** 完善术前检查，排除手术禁忌。

**诊断：** 牙源性角化囊肿可能。

**术后病理：** 镜下见，纤维囊壁样组织，内衬不全角化鳞状上皮，基底层细胞排列呈栅栏状。病理诊断为下颌骨牙源性角化囊肿，囊壁内见增生的牙源性上皮团及子囊形成。

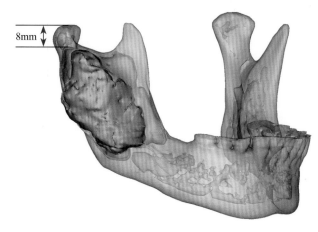

**图 8-2-3　CT 重建示肿物（绿色）与髁突关系（40% 透明度）**

右下颌支、角部病灶，颊舌侧膨出；肿物顶至髁突面 8mm，提示不能或难以保留髁突

## （二）治疗方案

**1. 总体治疗方案**　切除右侧关节 - 下颌骨肿物，采用颞下颌关节 - 下颌骨联合假体（宽型）进行修复重建。

**2. 外科切除设计**

（1）切除范围设计：髁突至 47 远中，属 Ⅱ 类联合疾病，因存在下牙槽神经受损体征，保留价值低。

（2）数字模拟手术：于肿物（绿色）前缘 10mm 设计截骨线（黄箭头），并标记切除范围（棕色），截骨后缺损模型获取（图 8-2-4）。

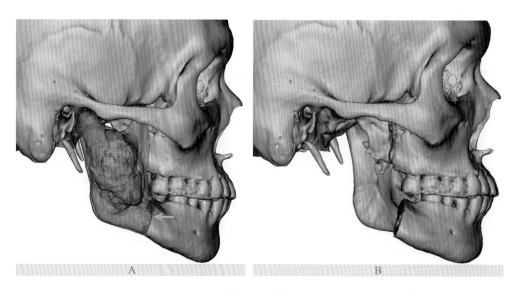

**图 8-2-4　截骨线设计与缺损模型**

A. 下颌骨截骨线（黄箭头）拟设计于肿物（绿色）前缘 10mm　B. 完成截骨后获得关节 - 下颌骨联合缺损模型

**3. 外科修复方案设计**　本案拟采用游离髂骨瓣与宽型颞下颌关节 - 下颌骨联合假体进行修复重建。

（1）移植骨取材设计：参考患侧下颌骨下缘及后缘轮廓（红线），以同侧髂骨为供区，确定髂骨瓣下缘和后缘的重建依据，缺损范围不涉及牙列，因此采用髂前上棘修复下颌骨轮廓。移植骨的主要目的是重建肌附着（图 8-2-5）。

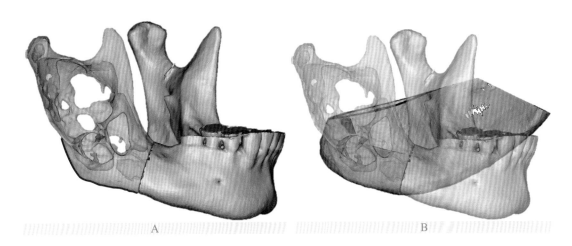

图 8-2-5　移植骨取材规划
A. 轮廓参考线（红色轮廓线）　B. 采用髂前上棘修复下颌骨轮廓

（2）移植骨修整设计：沿下颌骨轮廓线修整移植骨块（黄色骨块），完成髂骨瓣设计，并以此形态设计假体形态（图 8-2-6）。

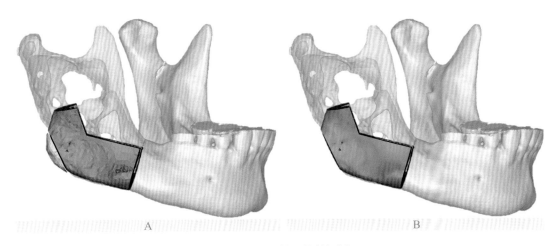

图 8-2-6　移植骨修整规划
A. 按下颌后缘修整移植骨块（黄骨块）　B. 完成髂骨瓣设计

**（三）宽型颞下颌关节 - 下颌骨联合假体与截骨定位导板设计与加工**

**1. 宽型颞下颌关节 - 下颌骨联合假体设计**

（1）核心部件的导入与摆放：导入并摆放关节窝核心部件（黄色）与关节头核心部件（深灰色），见第二章第二节二、个性化颞下颌关节及颅颌假体的设计中（一）核心部件的设计中 2. 核心部件的定位（图 8-2-7）。

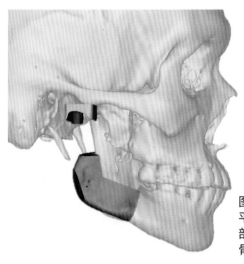

图 8-2-7　核心部件位置确定，由于关节结节平坦，骨质正常，故无需处理（黄色为关节窝部件，深灰色为关节头部件，浅棕色为移植髂骨瓣）

（2）关节窝与下颌延伸部件设计：设计原理见第二章第二节二、个性化颞下颌关节及颅颌假体的设计中（二）延伸部件的设计（图 8-2-8）。

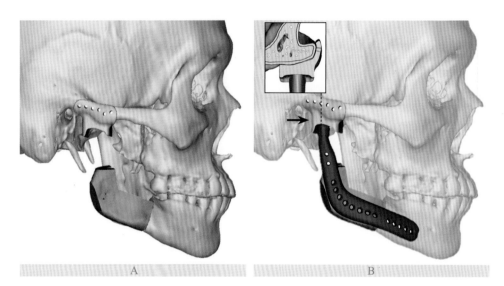

| A | B |

图 8-2-8　关节窝假体与下颌假体延伸部件设计（黄色为关节窝假体，深灰色为下颌假体，浅棕色为移植髂骨瓣）

A. 关节窝假体设计　B. 下颌假体设计，冠状位显示关节窝假体与骨面紧密贴合，关节头位于关节窝后中位

（3）钉孔深度测量：测量假体及移植骨瓣厚度，确定各位点钉孔深度（图 8-2-9A）。

（4）假体制造及试装：制造工艺见第二章第二节中三、个性化颞下颌关节及颅颌假体的加工（图 8-2-9B）。

**2. 数字化截骨定位导板设计**

（1）下颌骨截骨定位导板设计：沿截骨线及下颌骨下缘设计截骨定位导板（紫色），并将假体钉道转移至导板上（图 8-2-10）。

（2）自体游离髂骨截骨定位导板设计：按髂骨瓣取骨范围，设计髂骨截骨定位导板（紫色），并将假体钉道转移至截骨定位导板上（图 8-2-11）。所有导板设计完成后，用树脂 3D 打印机打印。

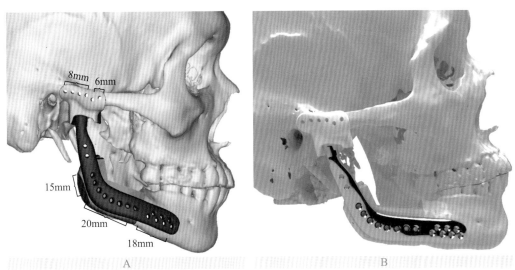

图 8-2-9　完成设计并生产

A. 钉孔深度测量（单位：mm）　B. 假体试装

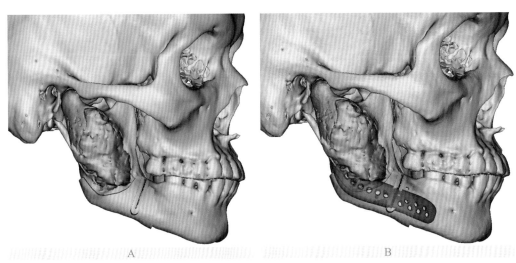

图 8-2-10　下颌骨截骨定位导板（紫色）设计

A. 按下颌骨截骨线设计截骨导板　B. 以假体钉孔确定导板钉孔

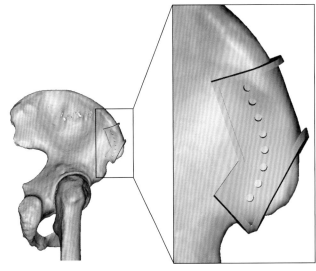

图 8-2-11　自体游离髂骨取骨导板，导板（紫色）钉孔亦是假体钉孔，由此可确定术中髂骨瓣移植位置

（四）手术流程

1. **术前检查**　见第三章第二节临床病例1中（四）手术流程中1.术前检查。

2. **术前准备**　患侧耳周及颌下区备皮，备血400ml，余术前准备见第三章第二节临床病例1中（四）手术流程中2.术前准备。

3. **手术次序**

（1）手术进路：采用耳颞前切口联合下颌下切口。

（2）下颌截骨：安装下颌骨截骨定位导板（紫色），行下颌骨截骨（图8-2-12，图8-2-13）。

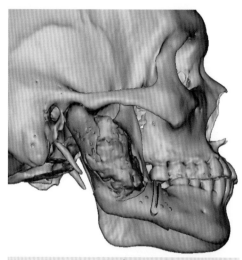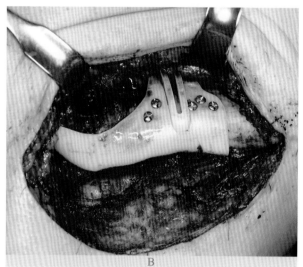

**图 8-2-12　下颌下入路暴露病变下颌骨**

A. 设计　B. 安放导板（白色），确定假体钉孔，行下颌截骨

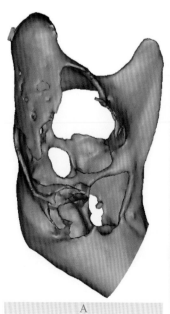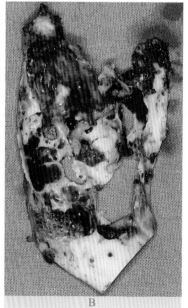

**图 8-2-13　精准切除病变下颌骨**

A. 设计图　B. 实际切除标本

（3）制备游离髂骨瓣：安装髂骨截骨定位导板（紫色），制取髂骨瓣（图 8-2-14）。

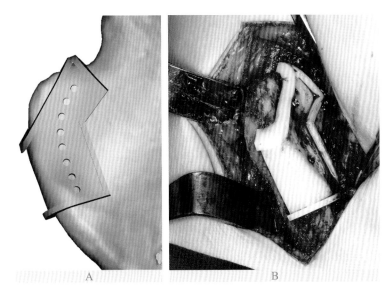

**图 8-2-14 制取右侧髂骨**
A. 设计图　B. 实际术中照片

（4）关节盘处理：松解关节盘前附着，切断并缝扎双板区附着，将关节盘（绿色箭头）向内侧旋转衬垫于关节窝假体内侧（图 8-2-15）。

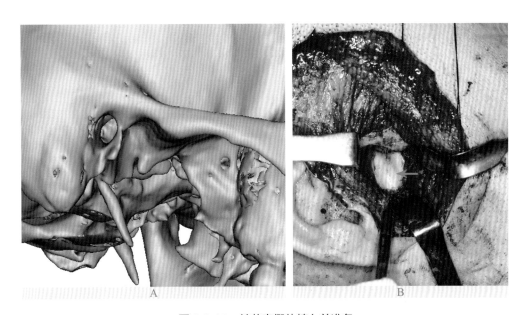

**图 8-2-15 关节窝假体植入前准备**
A. 示意图　B. 保存关节盘（绿箭头），松解前附着，作为假体内衬

（5）关节假体植入，固定移植骨瓣（图 8-2-16 ~ 图 8-2-18）。

（6）术区处理：下颌下切口制备游离脂肪瓣，填塞于假体颈部，见第三章第二节临床病例 1 中（四）手术流程中 3. 手术次序。

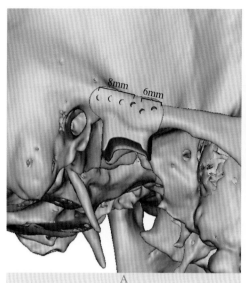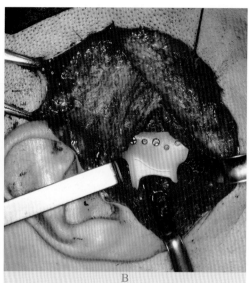

图 8-2-16    安装关节窝假体（单位：mm）

A. 术前钉孔深度测量    B. 假体贴合就位，按测量深度固定 5~6 枚螺钉

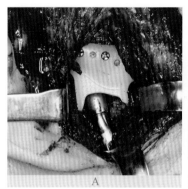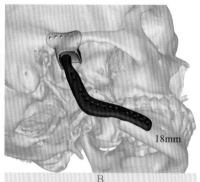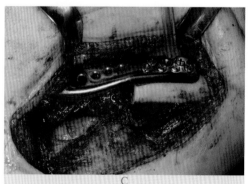

图 8-2-17    关节 - 下颌骨联合假体安装，确保关节头位于关节窝后中位

A. 关节头部件位置理想    B. 设计图    C. 术中下颌假体延伸部固定

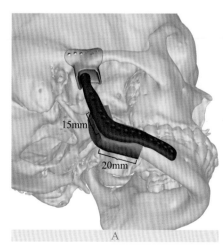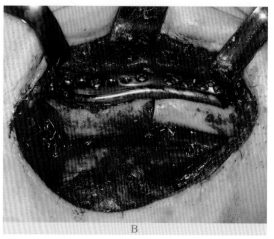

图 8-2-18    按照设计钉孔深度固定髂骨瓣（单位：mm）

A. 设计图    B. 实际术中照片

（7）实际手术改动：为确保假体就位准确，进行颌间结扎，假体安装完成后，证实截骨导板与定位钉孔设计是准确的，至此，后续病例就无需颌间结扎了。

**4. 术后医嘱与护理** 见第三章第二节临床病例 1 中（四）手术流程中 4. 术后医嘱与护理。

**（五）随访与预后**

术后定期随访，分别进行外观（面型）、功能（张口度、张口型）、假体评价（安全性、准确性）。

**1. 术后即刻** 术中导板就位准确，假体安装顺利（图 8-2-19），术前设计与术后重建对比显示，假体就位精准（图 8-2-20）。术后假体安装误差分析显示，核心部件误差约 0.49mm，联合假体总体误差约 1.32mm（图 8-2-21，图 8-2-22）。

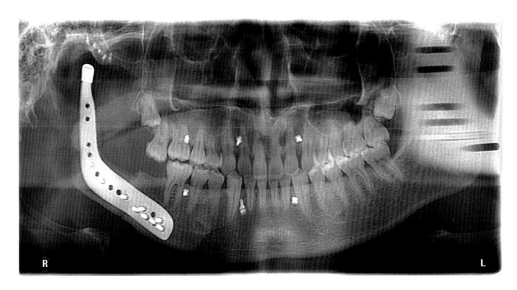

图 8-2-19 术后即刻全景片

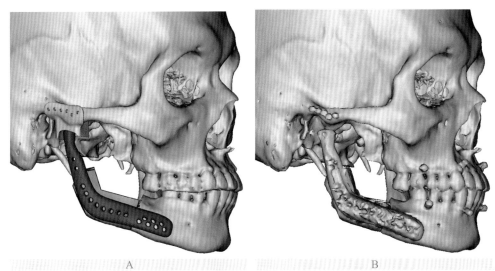

图 8-2-20 CT 重建对比显示，假体就位精准

A. 术前设计 B. 术后即刻

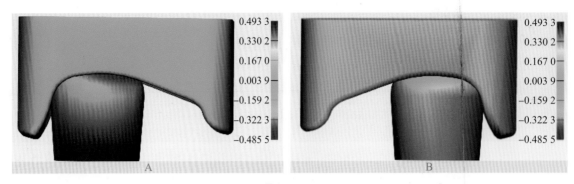

图 8-2-21　假体核心部件误差约 0.49mm

A. 外侧误差　B. 内侧误差

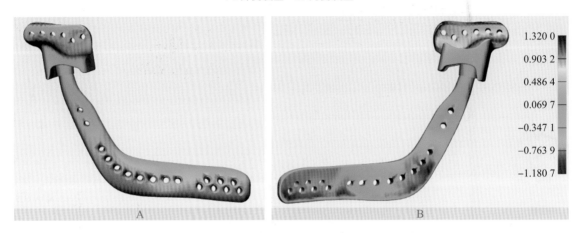

图 8-2-22　颞下颌关节 - 下颌骨联合假体总体误差约 1.32mm

A. 外侧误差　B. 内侧误差

## 2. 术后 1 年随访

（1）面部肿痛无复发，关节区无疼痛或不适感，正常饮食，且无其他并发症。

（2）面型良好（图 8-2-23），关节功能恢复良好，关节 - 颌骨 - 咬合 - 面型协调稳定，张口度 38mm，

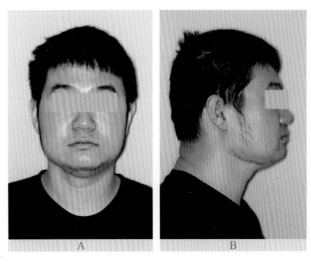

图 8-2-23　术后 1 年复诊：面型无改变

A. 正面观　B. 侧面观

张口型居中，咬合关系稳定（图 8-2-24）。

（3）移植骨及假体评价：术后即刻骨块体积为 10 657.44mm³，术后 1 年，骨块体积为 8 174.74mm³。假体无感染、排异、松动、断裂、异位成骨、材料过敏等并发症（图 8-2-25）。

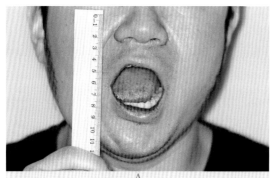
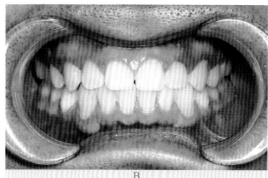

**图 8-2-24　关节功能恢复良好**
A. 张口度 38mm　B. 口内咬合关系稳定

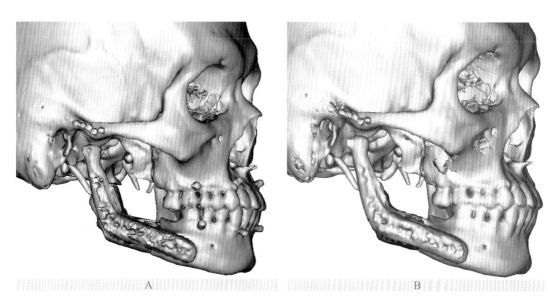

**图 8-2-25　骨块体积变化**
A. 术后即刻，骨块体积 10 657.44mm³　B. 术后 1 年，骨块体积 8 174.74mm³

**3. 术后 3 年随访**　张口度 39mm，咬合关系稳定，移植骨与下颌骨改建良好（图 8-2-26 ~ 图 8-2-28）。

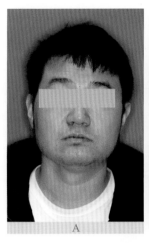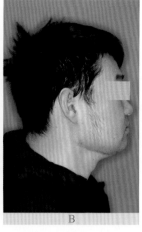

图 8-2-26　术后 3 年随访面型良好
A. 正面观　B. 侧面观

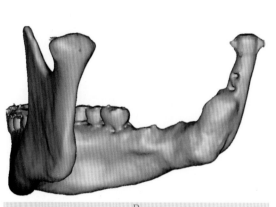

图 8-2-27　术后 3 年咬合关系稳定

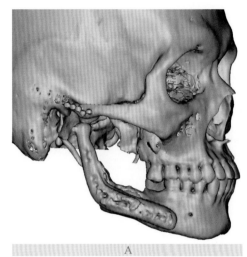

图 8-2-28　术后 3 年 CT 示假体位置稳定，移植骨与下颌骨改建良好
A. 外侧面观　B. 内侧面观

## （六）优势与不足

### 1. 优势

（1）稳定性：与以往常用的单纯腓骨肌皮瓣相比，关节 - 下颌骨联合假体同期恢复颌骨与关节结构及功能，关节窝 - 关节头的关系稳定，避免了常见的腓骨头脱位并发症，保证了咬合的稳定。

（2）咀嚼肌附着：咀嚼肌是下颌运动的动力源，恢复肌附着是植骨的目的之一。另外，重建肌附着还可有效防止假体外露。

### 2. 不足

（1）颌间固定：理论上用定位导板即可，无须颌间结扎，由于本案是早期病例，为保险起见用之，以后可考虑不用。

（2）感染病灶：多数不用本方法（游离植骨）。

（3）翼外肌附着：尚未考虑。

（4）植骨：可否避免植自体骨瓣，取而代之用组织工程成骨或生物打印成骨，是未来努力的方向。

## 二、临床病例 16：
## 宽型颞下颌关节 - 下颌骨联合假体合并牙种植的设计与应用

### （一）患者情况

患者，男，23 岁。

**主诉：** 右侧颌下区渐进性肿胀 6 月余。

**现病史：** 患者 6 个月前无明显诱因出现右侧颌下区肿胀，无自发痛，无张口受限。

**专科检查：** 右侧下颌角部较对侧稍膨隆，质硬，局部轻压痛，双侧下唇触痛觉对称。口内恒牙列，咬合关系稳定，张口度 30mm（图 8-2-29，图 8-2-30）。

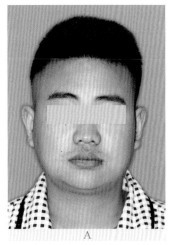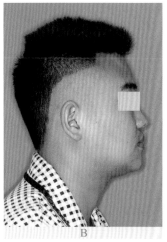

图 8-2-29　口外检查：右侧下颌腮腺咬肌区稍肿胀，无压痛，双侧下唇感觉对称
A. 正面观　B. 侧面观

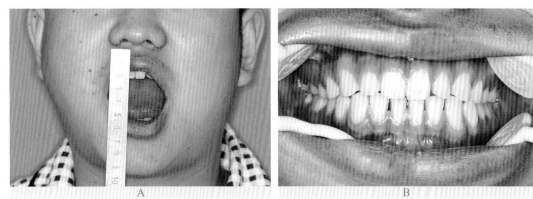

图 8-2-30　口内检查
A. 张口度 30mm　B. 口内无瘘口，咬合关系稳定

**辅助检查：** 颌面部 CT 示，右侧下颌磨牙区及下颌支边界清晰多房透射影，内含右侧下颌第三磨牙（图 8-2-31，图 8-2-32）。

**诊断：** 右侧下颌骨牙源性角化囊性瘤可能。

**术后病理：** 右侧下颌骨牙源性角化囊性瘤，衬里上皮轻度异常增生；免疫组化结果：CKH，CKpan，p63（+）；CK14，CK19，Ki-67 部分（+）；Vim，S-100（-）。

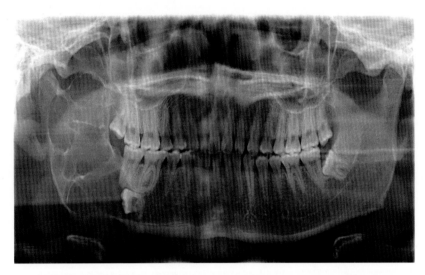

图 8-2-31 全景片示 47 至髁突见多房性密度减低影，囊内见骨间隔和牙

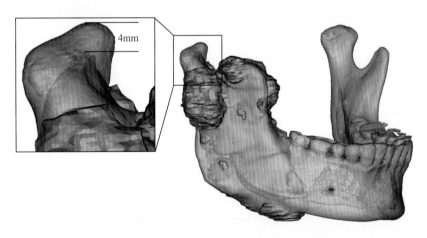

图 8-2-32 CT 重建（40% 透明度）示肿物（绿色）上界距髁突顶 4mm，提示髁突无法保存，下牙槽神经血管束轨迹清晰可见，提示可保存

（二）治疗方案

1. **总体治疗方案** 切除右侧关节 - 下颌骨肿物，采用颞下颌关节 - 下颌骨联合假体（宽型）进行修复重建，Ⅱ期种植牙修复。

2. **外科切除设计**

（1）切除范围设计：髁突至 45 远中，属Ⅲ类联合疾病。本案为下颌骨良性病变，无下牙槽神经受累症状，故应保存。

（2）数字模拟手术：于肿物（绿色）前缘 10mm 设计截骨线（黄箭头），标记切除范围（棕色），并于关节结节设计截骨线（红箭头），截骨后获取缺损模型（图 8-2-33）。

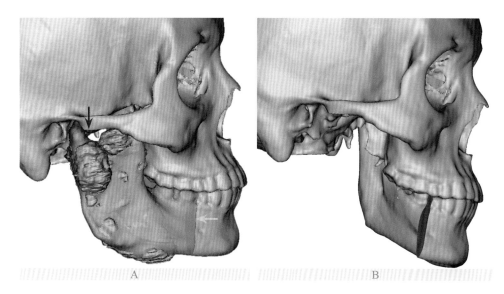

图 8-2-33　截骨线设计

A. 关节结节截骨线（红箭头）和下颌骨前方截骨线（黄箭头）　B. 切除肿物后获取关节 - 下颌骨联合缺损模型

**3. 外科修复方案设计**　本案拟采用宽型颞下颌关节 - 下颌骨联合假体与游离髂骨瓣进行修复重建，并考虑后期种植牙修复。

（1）移植骨取材设计：设计游离髂骨修复，应以满足后期种植修复为首要目标，同时兼顾下颌骨轮廓恢复，确定骨块位置及数量后，可据此设计假体形态。本案设计右侧游离髂骨瓣，将健侧下颌骨镜像，显示患侧下颌骨轮廓及咬合关系（图 8-2-34）。

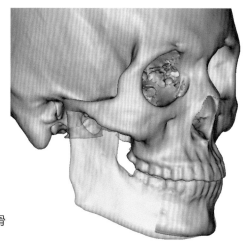

图 8-2-34　移植骨取材规划，镜像健侧下颌骨（蓝色），确定患侧移植骨轮廓

（2）移植骨块设计：利用髂骨的髂前上棘修复下颌角，重建肌肉附着，骨块后缘与镜像下颌骨后缘贴合，重建范围至 47 远中；前方骨块设计，将骨皮质向上，利于后期种植，骨块顶端距牙槽嵴顶约 5mm，以便术中缝合口内创面；最终完成髂骨瓣设计，模拟种植体位点与方向（图 8-2-35）。

（3）移植骨块修整：沿下颌骨外形修整移植骨块，完成髂骨瓣设计，并以此设计假体形态（图 8-2-36）。

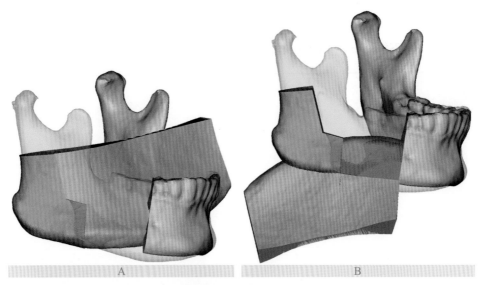

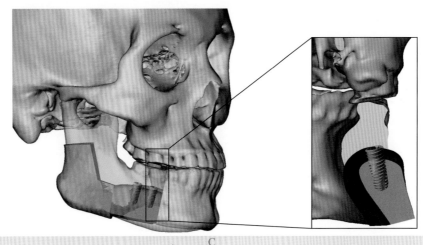

图 8-2-35　依据健侧下颌骨镜像（蓝色）进行移植骨块设计

A. 后方骨块设计（浅棕色），修复下颌支、下颌角至 47 远中　B. 前方骨块（深棕色）将骨皮质向上，顶端距牙槽嵴顶约 5mm
C. 完成髂骨瓣设计，模拟种植体位点与方向

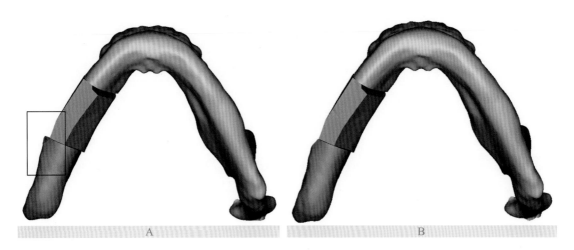

图 8-2-36　修整骨块台阶，利于设计假体

A. 方框内显示修整骨块（红色）　B. 修整后外形轮廓光滑平整

（三）宽型颞下颌关节 - 下颌骨联合假体与截骨定位导板设计与加工

**1. 宽型颞下颌关节 - 下颌骨联合假体设计**

（1）核心部件定形与假体设计：见第二章第二节二、个性化颞下颌关节及颅颌假体的设计中（一）核心部件的设计与（二）延伸部件的设计（图 8-2-37）。

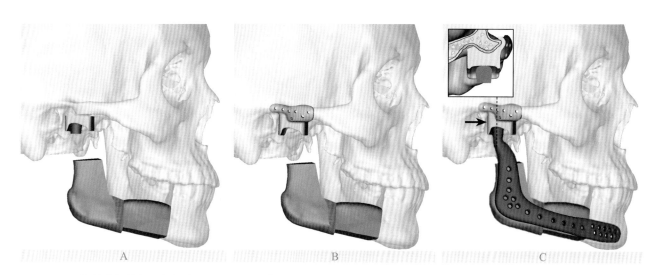

图 8-2-37　关节窝假体与下颌假体延伸部件设计（黄色为关节窝部件，深灰色为关节头部件，浅棕色与深棕色为移植髂骨瓣）
A. 确定核心部件位置　B. 关节窝假体设计　C. 下颌假体设计

（2）钉孔深度测量：测量假体及移植骨瓣厚度，确定各位点钉孔深度（图 8-2-38A）。

（3）假体制造及试装：见第二章第二节中三、个性化颞下颌关节及颅颌假体的加工（图 8-2-38B）。

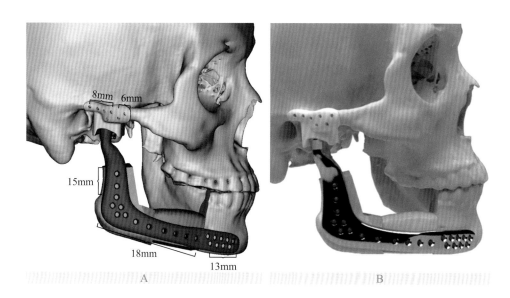

图 8-2-38　完成设计并生产
A. 钉孔深度测量（单位：mm）　B. 假体试装

（4）Ⅱ期种植修复设计：为便于术中缝合口内黏膜，避免移植骨与假体暴露，髂骨瓣设计高度应较原有牙槽嵴高度降低 5mm，同时考虑到游离植骨术后吸收的问题，故拟于Ⅱ期设计帐篷钉植骨，恢复牙槽嵴高度，以利于种植修复（图 8-2-39）。

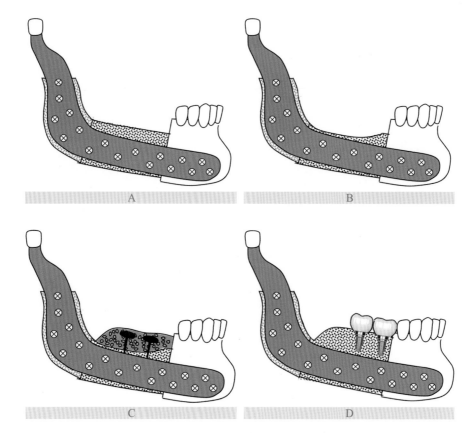

**图 8-2-39　Ⅱ期种植修复示意图**

A. 移植骨（红色与绿色骨块）　B. 移植骨吸收　C. 帐篷钉植骨（紫色为植骨示意，黑色为帐篷钉）　D. 牙种植修复

## 2. 数字化截骨定位导板设计

（1）关节结节及下颌骨截骨定位导板设计：沿关节结节截骨线与下颌截骨线设计截骨定位导板，并将假体钉道转移至导板上（图 8-2-40）。

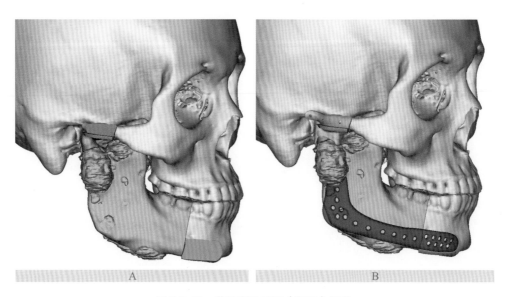

**图 8-2-40　截骨定位导板（紫色）设计**

A. 按截骨线设计截骨导板　B. 导板与假体钉孔一致

（2）下牙槽神经血管束保存截骨定位导板：沿下牙槽神经血管束走行设计导板（紫色），并测量下牙槽神经血管束距下颌骨颊侧的距离（图8-2-41）。

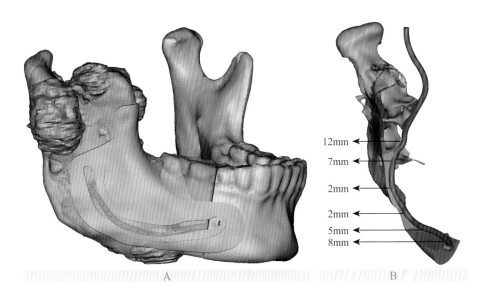

**图 8-2-41 下牙槽神经血管束保存截骨定位导板（紫色）设计（单位：mm）**
A. 标记下牙槽神经血管束走向　B. 测量颊侧截骨深度

（3）自体游离髂骨截骨定位导板设计，并用树脂3D打印机打印（图8-2-42）。

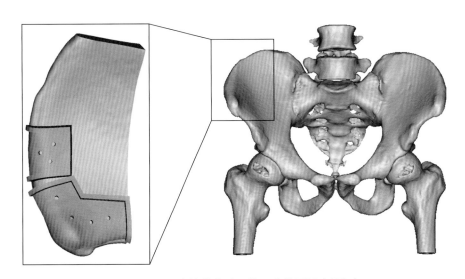

**图 8-2-42 自体游离髂骨截骨定位导板（紫色）**

## （四）手术流程

1. **术前检查**　见第三章第二节临床病例1中（四）手术流程中1.术前检查。

2. **术前准备**　患侧耳周及颌下区备皮，备血400ml，余见第三章第二节临床病例1中（四）手术流程中2.术前准备。

3. **手术次序**

（1）手术进路：见本章第二节临床病例15中（四）手术流程中3.手术次序。下颌下切口向前延长，并注意保护颏神经。

（2）下颌截骨：安装下颌骨截骨定位导板（紫色），行下颌骨截骨（图 8-2-43 ~ 图 8-2-45）。

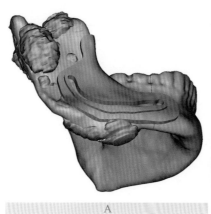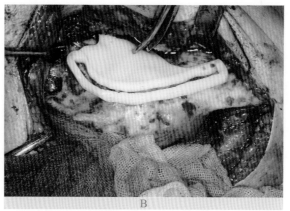

**图 8-2-43  游离下牙槽神经血管束**

A. 截骨导板（紫色）设计  B. 安放定位导板（白色），按设计深度，用摆动锯和超声骨刀（近颏神经时用该器械更安全）行颊侧骨皮质截骨

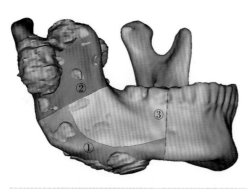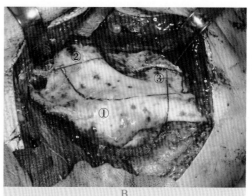

**图 8-2-44  截骨次序：①下牙槽神经血管束轨迹截骨；②平下颌孔截骨；③下颌骨远心端截骨**

A. 设计图  B. 实际术中照片

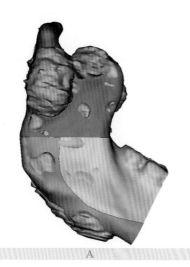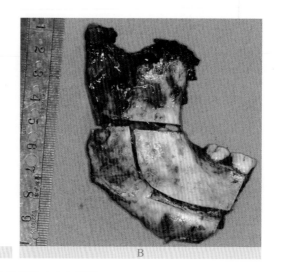

**图 8-2-45  精准切除病变下颌骨**

A. 设计图  B. 实际术中照片

（3）制备游离髂骨瓣：安装髂骨截骨定位导板，制取髂骨瓣（图 8-2-46）。

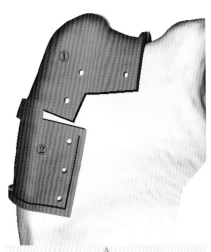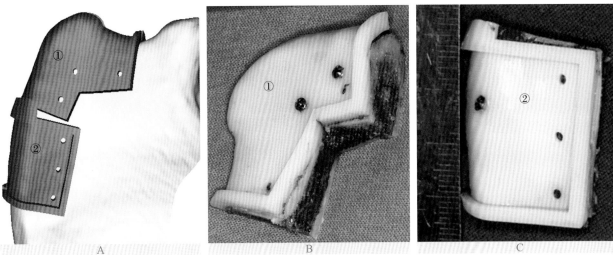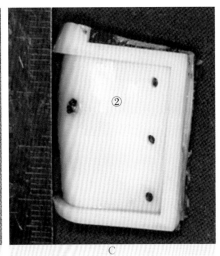

**图 8-2-46　制取右侧髂骨瓣**
A. 设计图（红色为髂骨截骨定位导板）　B、C. 实际术中照片：①后方骨块；②前方骨块

（4）关节结节截骨和关节盘处理：见本章第二节临床病例 15 中（四）手术流程中 3. 手术次序，松解关节盘前附着，将关节盘向内侧旋转衬垫于关节窝假体内侧（图 8-2-47）。

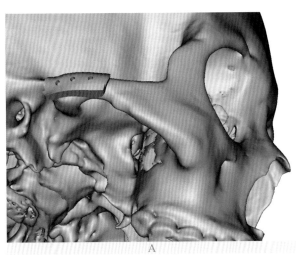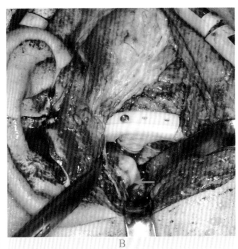

**图 8-2-47　截骨定位和关节盘处理**
A. 设计图，安放关节结节截骨定位导板（紫色），多用 2 孔固定　B. 实际术中，固定导板，摆动锯截骨并修平骨面，松解关节盘前附着，将关节盘（绿箭头）推向内侧作为假体内衬

（5）安装颞下颌关节 - 下颌骨联合假体，固定骨瓣（图 8-2-48，图 8-2-49）。

（6）脂肪瓣充填：制取颌下区游离脂肪瓣，填塞于下颌假体颈部周围（图 8-2-50）。

（7）实际手术的改动：为利于缝合口腔黏膜，避免植骨块暴露，术中拔除 45。因术中实际所见设计截骨线处骨质无病灶累及，因此实际截骨范围后移 2mm，并相应修整前方髂骨块，以利于假体就位。

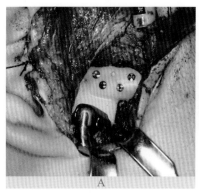
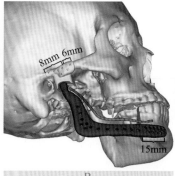
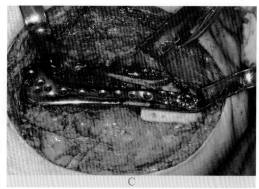

**图 8-2-48 假体安装（单位：mm）**

A. 术中安装假体时确保关节头部件位于关节窝后中位　B. 设计图，应先固定导板所确定的 2 枚钉孔，再固定剩余螺钉，共 5~6 枚
C. 术中安装下颌骨假体

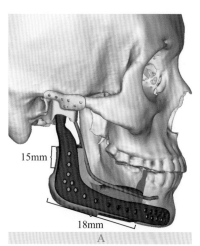
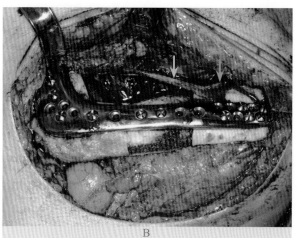

**图 8-2-49 固定髂骨瓣（单位：mm）**

A. 设计图　B. 实际术中照片（黄箭头为下牙槽神经血管束，蓝箭头为颏神经）

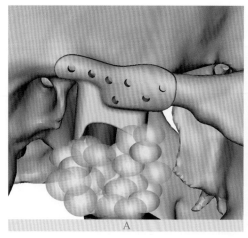
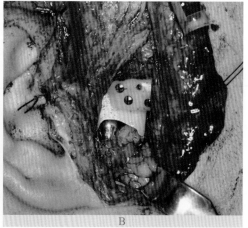

**图 8-2-50 脂肪瓣充填**

A. 示意图　B. 术中下颌下切口周围取脂肪瓣，置于假体颈部周围，预防异位成骨和瘢痕形成

　　**4. 术后医嘱与护理**　术后鼻饲 1 周，每日观察口内伤口情况，并注意口腔护理，余见第三章第二节临床病例 1 中（四）手术流程中 4. 术后医嘱与护理。

（五）随访与预后

术后定期随访，分别进行外观（面型）、功能（张口度、张口型）、假体评价（安全性、准确性）。

**1. 术后即刻** 术中导板就位准确，假体安装顺利，术前设计与术后重建对比显示，假体就位准确（图 8-2-51）。术后假体安装误差分析，核心部件误差约1.01mm，总体误差约1.46mm（图 8-2-52，图 8-2-53）。

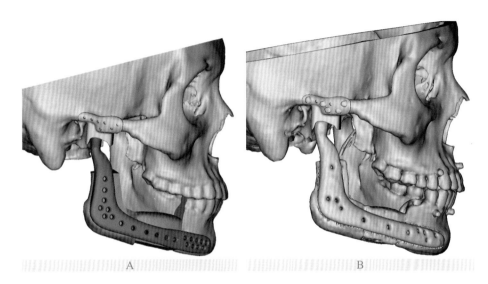

图 8-2-51 CT 重建对比显示，假体就位精准
A. 术前设计 B. 术后即刻

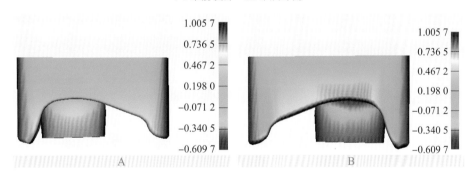

图 8-2-52 假体核心部件误差约 1.01mm
A. 外侧误差 B. 内侧误差

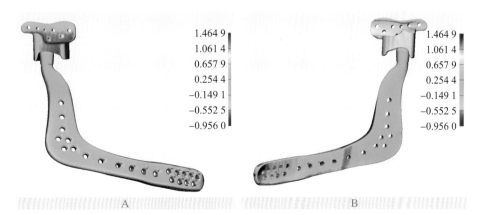

图 8-2-53 颞下颌关节 - 下颌骨联合假体整体误差约 1.46mm
A. 外侧误差 B. 内侧误差

假体无感染、排异、异位成骨、材料过敏、松动、断裂等并发症。

### 2. 术后1年随访

（1）面部肿痛无复发，关节区无疼痛或不适感，正常饮食，且无其他并发症。

（2）面型良好（图 8-2-54），关节功能恢复良好，关节区无疼痛或不适感，关节 - 颌骨 - 咬合 - 面型协调稳定，张口度增加至 40mm，咬合关系稳定（图 8-2-55）。

（3）移植骨及假体评价：术后1年 CT 示，移植骨块稳定（图 8-2-56，表 8-2-1）。

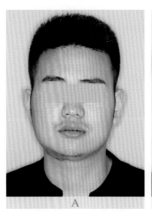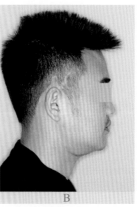

**图 8-2-54 术后1年复诊面型无改变**

A. 正面观　B. 侧面观

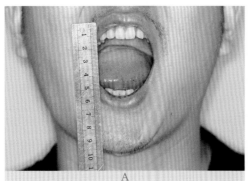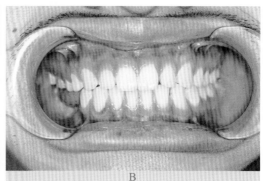

**图 8-2-55 术后1年关节功能恢复良好**

A. 张口度 40mm　B. 咬合关系稳定

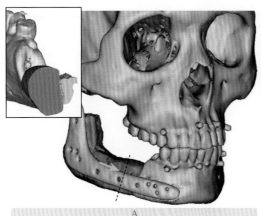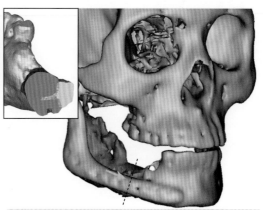

**图 8-2-56 骨块体积变化（虚线处为右下颌模拟种植位点，黄箭头为移植骨断面）**

A. 术后即刻　B. 术后1年

表 8-2-1　各随访时间点骨块体积、表面积、高度与宽度变化

体积单位: mm³; 表面积单位 mm²; 长度单位: mm

| 评价指标 | 时间 | |
| --- | --- | --- |
| | 术后即刻 | 术后 1 年 |
| 骨块高度 | 17.33 | 16.36 |
| 骨块宽度 | 16.56 | 15.83 |
| 骨块体积 | 22 556.81 | 19 591.92 |
| 骨块表面积 | 6 354.12 | 6 887.11 |

（4）种植修复：术后 3 年随访，牙槽嵴顶形态良好，种植位点骨高度不足（图 8-2-57），因此行帐篷钉植骨（图 8-2-58，图 8-2-59），并完成种植修复（图 8-2-60）。

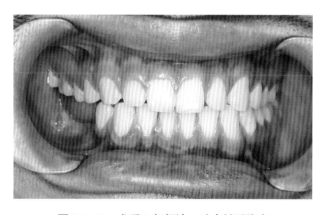

图 8-2-57　术后 3 年复诊: 咬合关系稳定

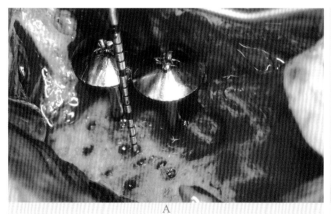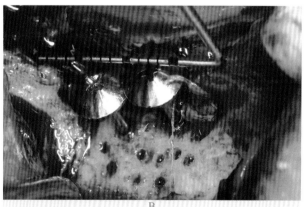

图 8-2-58　骨增量手术，帐篷钉植入

A. 垂直向增高 7mm　B. 近远中向长度增加 18mm

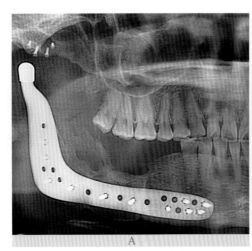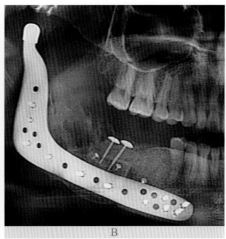

**图 8-2-59 帐篷钉植骨前后对比**

A. 植骨前高度不足　B. 骨增量后，种植区骨高度与牙槽嵴顶平齐

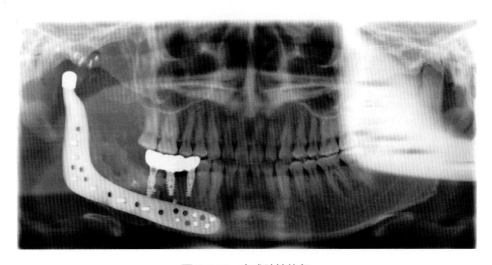

**图 8-2-60 完成种植修复**

（5）下唇感觉功能检查：感觉神经定量检测，结果显示双侧下唇感觉无差异（表 8-2-2）。

**表 8-2-2 感觉神经定量检测结果** 频率单位：Hz

| 检测项目 | 检测区域 | | | | | |
|---|---|---|---|---|---|---|
| | 右侧下唇 | | | 左侧下唇 | | |
| 刺激频率 | 2 000 | 250 | 5 | 2 000 | 250 | 5 |
| 检测评分 | 70 | 9.5 | 9 | 95 | 19 | 11 |
| 损伤等级 | 0.00 | | | 0.00 | | |

**3. 术后 8 年随访**　关节 - 颌骨 - 咬合 - 面型保持协调稳定，余同术后 1 年随访情况（图 8-2-61 ~ 图 8-2-63）。

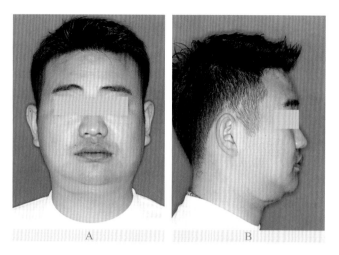

图 8-2-61　术后 8 年复诊：面型良好
A. 正面观　B. 侧面观

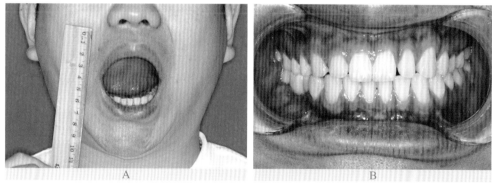

图 8-2-62　关节功能稳定
A. 张口度 39mm　B. 咬合关系稳定

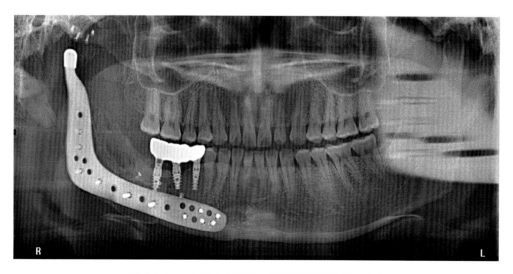

图 8-2-63　术后 8 年随访，移植骨及假体位置稳定

### （六）优势与不足

#### 1. 优势

（1）安全性和稳定性，经最长 8 年随访，无不良反应和并发症，证明该假体稳定可靠。

（2）设计理念较先进，实现关节 - 下颌骨 - 咬合 - 面型重建结构和功能的恢复与平衡。

（3）数字化精准性高，数控全过程，包括：截骨、取骨及假体设计、制造与安装等。

（4）重要功能被维系，包括：下唇感觉功能（下牙槽神经血管束保存），咀嚼力双侧基本一致（移植骨为咀嚼肌提供了附着床），张口度基本正常（假体设计基本合理），维持牙列完整性（成功实施种植牙）等。

#### 2. 不足

（1）假体（下颌骨假体）设计略显笨拙，应结合个性化的咀嚼肌力测量，用得到的应力参数和分布为依据，设计假体的形态。

（2）移植骨问题，游离髂骨的塑形可控和术后面型好，但存在植牙区骨质吸收的弊端，需 Ⅱ 期植骨方可行种植牙。若采用血管化髂骨肌瓣又有体积过大和术后面部臃肿等问题；若用腓骨瓣，又有高度不足，不利于植牙的问题。

（3）游离植骨不适用于感染性病灶。

（4）过长的下颌骨缺失不能用该骨瓣。

上述不足是今后研发需要解决的问题。

## 三、临床病例 17：<br>下颌体增高型颞下颌关节 - 下颌骨联合假体的设计与应用

### （一）患者情况

患者，女，28 岁。

**主诉：** 左侧下颌骨反复肿痛 4 年余。

**现病史：** 患者因左侧下颌骨反复肿痛 4 年余来诊。4 年前行 "下颌骨囊肿开窗及受累牙拔除术"，术后病理为 "牙源性角化囊肿"，术后 2 年间因左侧面颊部反复肿痛行三次下颌骨肿物刮治，术后效果不佳，肿痛反复发作，约 1～2 次 / 月。

**专科检查：** 左侧面颊部、下颌支肿胀明显，质硬，局部皮温高，压痛明显，口内恒牙列，咬合关系稳定，张口度 17mm，张口型偏左，36、37 缺失，左侧磨牙后区可见瘘管（图 8-2-64，图 8-2-65）。

**辅助检查：** 左侧下颌骨体、下颌支骨质膨胀性改变，髓腔密度不均，部分密度增高，部分呈软组织密度影，左侧髁突可见一类椭圆形低密度影（图 8-2-66，图 8-2-67）。

**诊断：** 左侧下颌骨牙源性角化囊肿可能，伴继发感染。

**术后病理：** 镜下见，炎性纤维囊壁组织，上衬不全角化复层鳞状上皮，局灶囊壁内炎性细胞浸润。病理诊断为左侧下颌骨牙源性角化囊肿，伴继发感染。

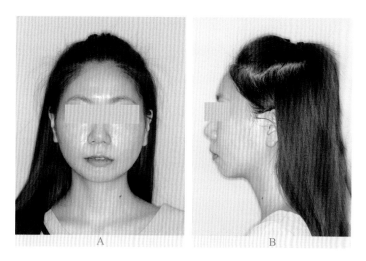

图 8-2-64 口外检查：左面部稍肿胀，左下颌角部及耳前区轻压痛，双侧下唇感觉对称
A. 正面观 B. 侧面观

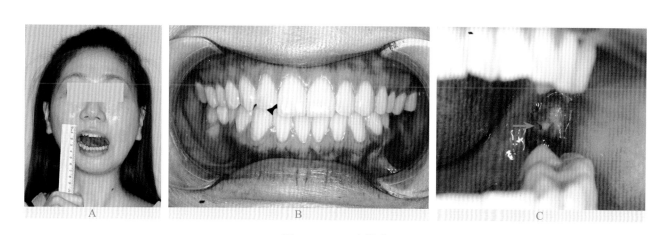

图 8-2-65 口内检查
A. 张口度 17mm，张口型偏左 B. 口内恒牙列，下牙列中线左偏 2mm，36、37 缺失，咬合关系稳定
C. 左侧磨牙后区可见瘘管（绿箭头）

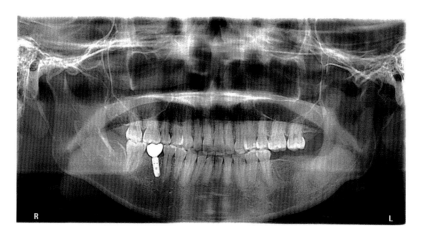

图 8-2-66 全景片示左侧下颌骨体部及下颌支骨质密度不均匀，左侧髁突内见卵圆形低密度影（红箭头）

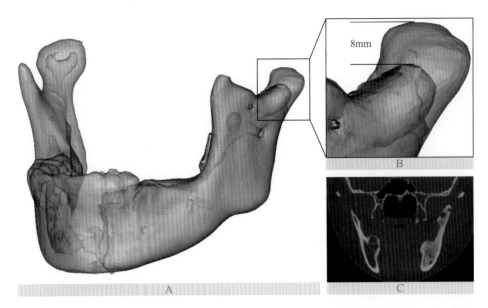

图 8-2-67　下颌骨病变范围（40% 透明度）：左侧下颌体、下颌支骨质膨胀性改变，髓腔
密度不均，部分密度增高，部分呈软组织密度影，提示下颌骨慢性骨髓炎表现；左侧髁突
见一类椭圆形低密度影，肿物上界距髁突顶端 8mm，提示髁突无法保存
A. 全下颌 CT 三维重建　B. 髁突　C. 冠状面 CT

## （二）治疗方案

1. **总体治疗方案**　切除左侧关节 - 下颌骨肿物，采用颞下颌关节 - 下颌骨联合假体（下颌体增高型）
进行修复重建，并考虑 Ⅱ 期种植修复。

2. **外科切除设计**

（1）切除范围设计：患侧髁突至 32 远中，属Ⅲa 类疾病。本病例为下颌骨良性疾病，无下牙槽神经
受累症状，故应保存。

（2）数字模拟手术：见本章第二节临床病例 15 中（二）治疗方案中 2. 外科切除设计，于肿物前缘设
计截骨线，并标记切除范围，截骨后获取缺损模型，并将健侧下颌骨镜像至患侧，以此设计移植骨瓣及假
体（图 8-2-68）。

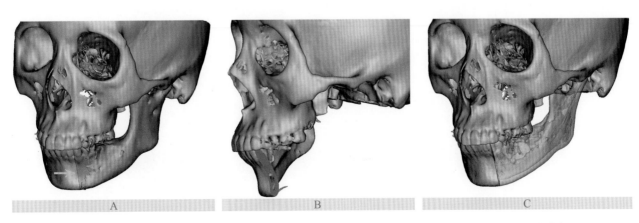

图 8-2-68　切除肿物与缺损模型获取（绿色为肿物，棕色为切除范围，蓝色为健侧下颌骨镜像）
A. 下颌骨截骨线设计于 32 远中（黄箭头）　B. 切除肿物后造成关节 - 下颌骨联合缺损　C. 将健侧下颌骨镜像，显示患侧下颌骨
轮廓及咬合关系

3. **外科修复方案设计**　采用腓骨肌皮瓣修复下颌缺损，腓骨设计三段式重建下颌体与部分下颌支。腓骨瓣设计应以满足种植修复为首要目的，故将腓骨瓣上抬，下颌骨轮廓外形则由假体形态恢复。第一段自 32 远中至 35 远中，第二段自 35 远中至下颌角部，第三段自下颌角部至下颌孔平面。完成腓骨瓣设计，并模拟种植位点，以此外形设计假体形态（图 8-2-69）。

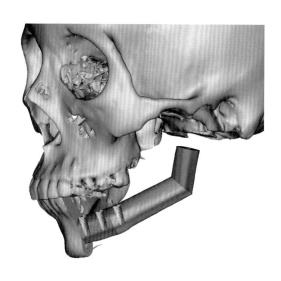

图 8-2-69　移植骨取材规划，模拟种植位点，以此外形设计假体形态

### （三）下颌体增高型颞下颌关节 - 下颌骨联合假体与截骨定位导板设计与加工

**1. 下颌体增高型颞下颌关节 - 下颌骨联合假体设计**

（1）核心部件的导入与摆放：见第二章第二节二、个性化颞下颌关节及颅颌假体的设计中（一）核心部件的设计中 2. 核心部件的定位（图 8-2-70）。

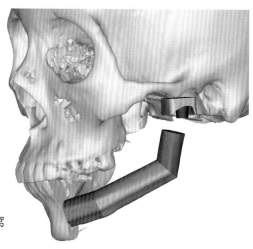

图 8-2-70　假体核心部件摆放（黄色为关节窝部件，深灰色为关节头部件）

（2）关节窝与下颌假体延伸部件设计：设计原理见第二章第二节二、个性化颞下颌关节及颅颌假体的设计中（二）延伸部件的设计，并提出新的设计形式，即下颌假体的截面设计为分层结构，其中与腓骨瓣重叠部分设计为实体，用于固定腓骨瓣，假体下缘亦为实体，用于增强力学性能，中间层设计为多孔结构，利于整体减重与肌附着（图 8-2-71）。

（3）假体制造及试装：见第二章第二节中三、个性化颞下颌关节及颅颌假体的加工（图 8-2-72）。

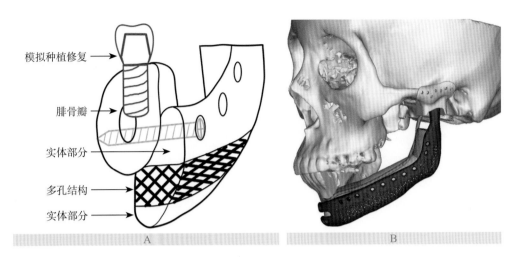

模拟种植修复 →

腓骨瓣 →

实体部分 →

多孔结构 →

实体部分 →

A　　　　　　　　　　　　B

**图 8-2-71　下颌假体的截面设计**
A. 设计示意图　B. 完成关节窝及下颌假体设计

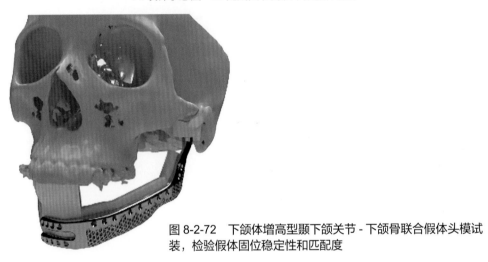

**图 8-2-72　下颌体增高型颞下颌关节 - 下颌骨联合假体头模试
装，检验假体固位稳定性和匹配度**

## 2. 数字化截骨定位导板设计

（1）下颌骨截骨定位导板设计：沿下颌截骨线设计导板，并将假体钉道转移至导板上（图 8-2-73）。

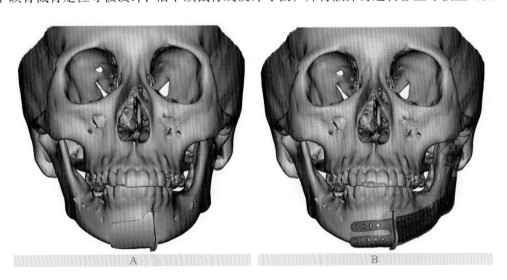

A　　　　　　　　　　　　B

**图 8-2-73　下颌骨截骨定位导板（紫色）设计**
A. 根据截骨线设计截骨导板　B. 根据假体钉孔设计截骨导板钉孔

（2）下牙槽神经血管束保存截骨导板设计（图 8-2-74）。

（3）腓骨截骨定位导板设计（图 8-2-75）。所有导板设计完成后，用树脂 3D 打印机加工制造。

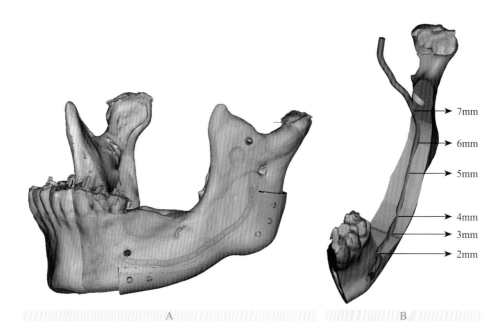

图 8-2-74　下牙槽神经血管束保存截骨定位导板（紫色）设计（单位: mm）

A. 标记下牙槽神经血管束走行，用于术中定位　B. 测量下颌管距颊侧骨皮质的深度，术中依据测量深度精准截骨，保存神经

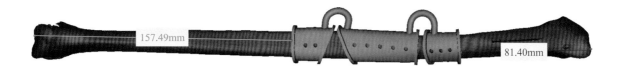

图 8-2-75　腓骨（红色）截骨定位导板设计（灰色）

## （四）手术流程

1. **术前检查**　见第三章第二节临床病例 1 中（四）手术流程中 1. 术前检查。增加右侧下肢胫腓干、腓动脉穿支动脉定点 B 超检查。

2. **术前准备**　患侧耳周及颌下区备皮，备血 400ml，余见第三章第二节临床病例 1 中（四）手术流程中 2. 术前准备。

3. **手术次序**

（1）手术进路：见本章第二节临床病例 15 中（四）手术流程中 3. 手术次序，下颌下切口向前延长至中线并注意保护颏神经。

（2）下颌截骨：安装下牙槽神经血管束保存截骨定位导板，行下颌骨截骨（图 8-2-76 ~ 图 8-2-78）。

（3）血管化腓骨肌皮瓣制取与移植，安装腓骨截骨定位导板，制取腓骨瓣（图 8-2-79 ~ 图 8-2-81）。

（4）假体植入，并固定移植骨瓣。

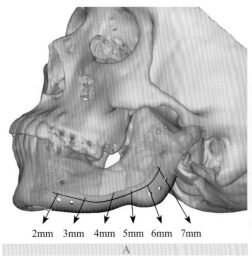
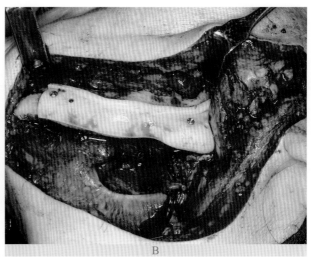

2mm　3mm　4mm　5mm　6mm　7mm

**图 8-2-76　游离下牙槽神经血管束（单位：mm）**

A. 下牙槽神经血管束保存截骨定位导板（紫色）设计示意图　B. 安放导板（白色），按设计截骨深度，超声骨刀截开导板上缘颊侧骨皮质，摆动锯截开导板前后缘骨质

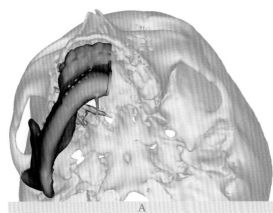
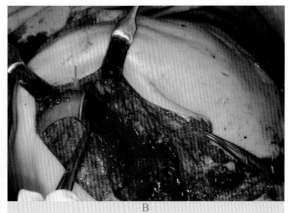

**图 8-2-77　下颌骨截骨**

A. 放置下颌骨截骨定位导板（绿箭头），确定截骨线和假体钉孔，完成下颌截骨设计图　B. 实际术中照片

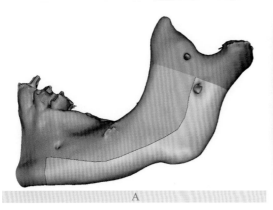
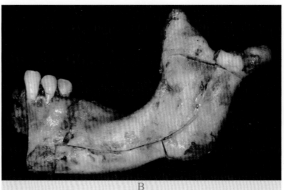

**图 8-2-78　精准切除病变下颌骨**

A. 设计图　B. 实际术中照片

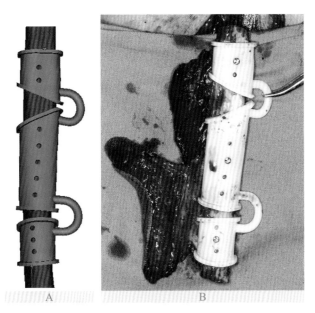

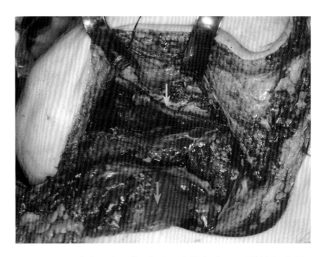

图 8-2-79　导板辅助腓骨塑形

A. 导板（灰色）设计　B. 安装导板（白色），制取腓骨瓣照片

图 8-2-80　病变下颌骨切除后，完整保存下牙槽神经血管束（黄箭头），并完成腓骨瓣（蓝箭头）血管吻合

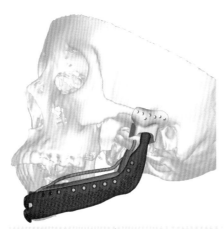

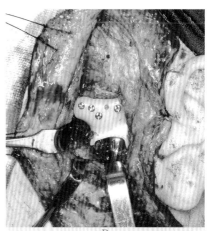

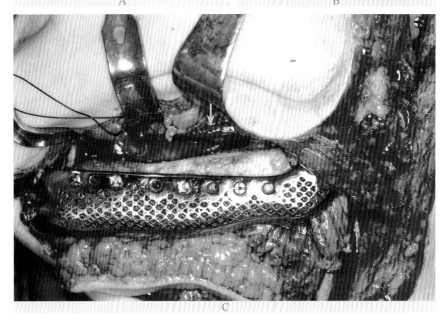

图 8-2-81　假体和移植骨安装

A. 设计图　B. 术中安装关节窝假体，按设计深度，植入 5~6 枚螺钉　C. 术中安装下颌假体，先固定下颌骨截骨定位导板所确定的钉孔，再固定剩余螺钉，将腓骨瓣固定于假体上，螺钉注意避开后期种植位点，并应确定关节头部件位于关节窝部件后中位（黄色箭头为下牙槽神经血管束）

（5）术区处理：经下颌下切口取游离脂肪瓣填塞于假体颈部。

（6）实际手术改动：术中为了利于缝合口腔黏膜，避免植骨块及假体暴露，拔除了32。

**4. 术后医嘱与护理** 术后鼻饲1周，注意每日观察口内皮瓣，并进行口腔护理，余见本章第二节临床病例16中（四）手术流程中4.术后医嘱与护理。

### （五）随访与预后

术后定期随访，分别进行外观（面型）、功能（张口度、张口型）、假体评价（安全性、准确性）。

**1. 术后即刻** 术中导板就位准确，假体安装顺利，术前设计与术后重建对比，假体就位精准（图8-2-82）。术后假体核心部件误差约0.38mm，整体误差约1.34mm（图8-2-83，图8-2-84）。假体无感染、排异、异位成骨、材料过敏、松动、断裂等并发症。

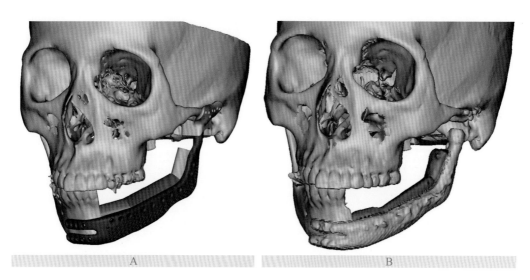

**图 8-2-82 CT 重建对比显示，假体就位精准**

A. 术前设计 B. 术后即刻

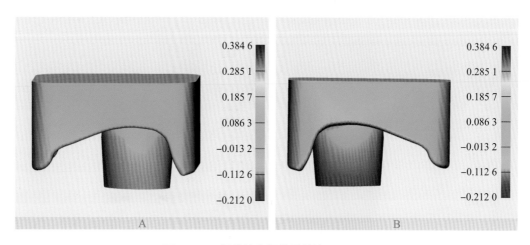

**图 8-2-83 假体核心部件误差约 0.38mm**

A. 外侧误差 B. 内侧误差

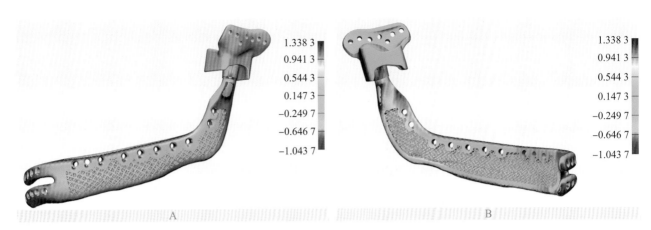

图 8-2-84　颞下颌关节 - 下颌骨联合假体总体误差约 1.34mm
A. 外侧误差　B. 内侧误差

2. 术后 6 个月随访结果

（1）术前面部肿痛情况消失，影像学随访显示肿瘤无复发。

（2）面型良好（图 8-2-85），关节功能恢复良好，关节区无疼痛或不适感，基本正常饮食，关节 - 颌骨 - 咬合 - 面型协调稳定，张口度改善至 25mm，咬合关系稳定（图 8-2-86）。

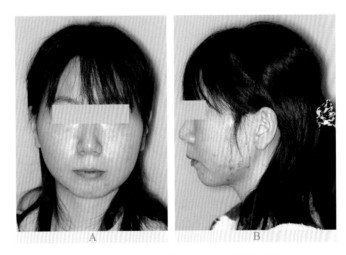

图 8-2-85　术后 6 个月随访，左侧略丰满
A. 正面观　B. 侧面观

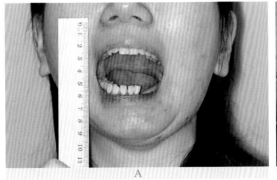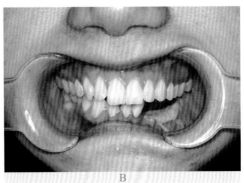

图 8-2-86　关节功能及咬合情况
A. 张口度 25mm，张口型稍偏左　B. 口内咬合关系稳定，下牙列中线偏左 3mm（较术前增加 1mm），牙槽嵴形态良好

（3）移植骨及假体评价（图 8-2-87，图 8-2-88）。

3．术后 2 年随访，拟行种植修复治疗，先行帐篷钉骨增量手术（图 8-2-89）。

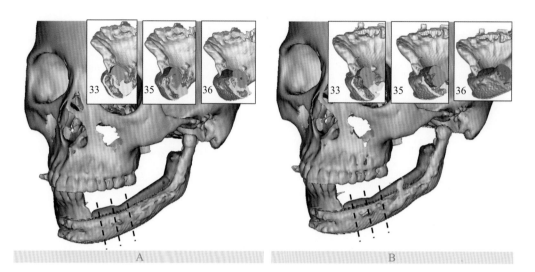

**图 8-2-87　骨块体积变化（虚线处为模拟种植位点，黄箭头为移植骨断面）**

A. 术后即刻，移植骨体积为 10 057mm³；33 位置高度为 22.9mm，宽度为 7.83mm；35 位置高度为 22.3mm，宽度为 9.29mm；36 位置高度为 21.5mm，宽度为 9.84mm　B. 术后 6 个月，移植骨体积为 9 833.92mm³；33 位置高度为 23.1mm，宽度为 7.74mm；35 位置高度为 21.9mm，宽度为 8.70mm；36 位置高度为 21.2mm，宽度为 8.90mm

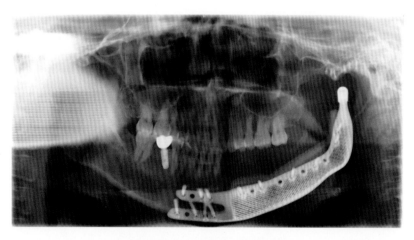

**图 8-2-88　术后 6 个月全景片**

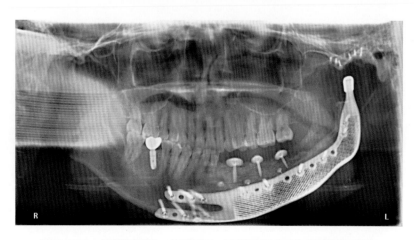

**图 8-2-89　帐篷钉植骨，骨增量后，种植区骨高度与牙槽嵴顶平齐**

4．术后 3 年随访结果　术后 3 年随访，面型良好（图 8-2-90），咬合关系稳定，张口度改善至 30mm（图 8-2-91），移植骨改建良好，假体位置稳定（图 8-2-92），拟拆除帐篷钉行种植牙修复。其余与术后 1 年随访无异。

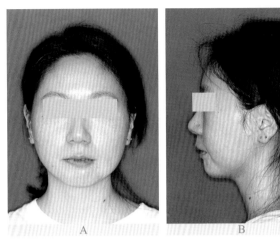
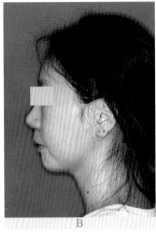
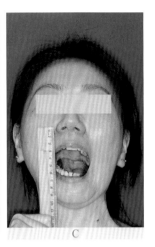

图 8-2-90　术后 3 年随访，面型与关节功能恢复良好
A. 正面观　B. 侧面观　C. 张口度改善至 30mm

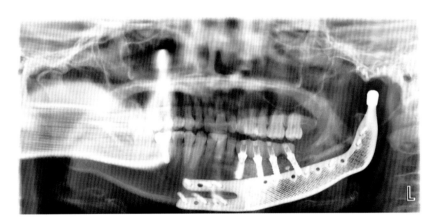

图 8-2-91　完成种植修复

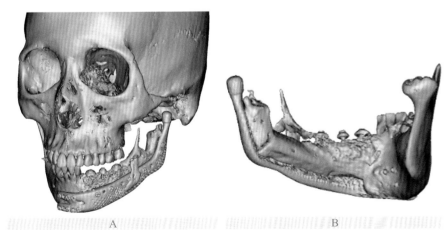
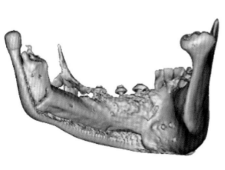

图 8-2-92　术后 3 年 CT 示假体位置稳定，移植骨与下颌骨改建良好
A. 外侧面观　B. 内侧面观

## （六）优势与不足

**1. 优势**　传统方法中为弥补腓骨高度的不足，需另截取游离腓骨以增加牙槽嵴高度。张陈平等创造性地将牵引成骨与种植牙一体化，以解决牙列修复问题。但该方法操作难度大，精准性要求高。本病例中对颞下颌关节 - 下颌骨联合假体进行创新性优化设计，在恢复面型与关节功能的基础上，开创性地将腓骨瓣上抬修复牙槽嵴顶，为后期种植修复奠定基础；同时增加下颌骨假体下份高度，以保持整体高度，获得良好外形。由于采用网状结构，可减少假体重量和利于组织附着。最重要的是从根本上解决了常见的下颌骨 - 髁突重建并发症的发生和不良修复（见图 8-2-92）。

**2. 不足**　本案属大范围疾病联合修复，由于早期肌动力尚未恢复，因此存在假体关节头脱位风险。如何保证假体初期就位稳定性仍需进一步研究。

（陈敏洁　焦子先　邹多宏）

# 第三节　院 士 述 评

"

　　从提出以关节为中心的关节 - 下颌骨联合疾病分类，到数字手术设计和假体制造流程，再到根据不同疾病类型设计假体修复理念与实践，最后是宽型假体的临床应用和下颌体增高型假体的问世。该系统工程是主创人员以创新理念指导医工深度融合的充分体现，同时，也充分反映了多个不同领域团队联合攻关的重要性。

　　关节 - 下颌骨联合疾病的修复是一个较常见临床问题，目前尚未成熟且争议颇多。本章提出的方案是在探索更合理的"关节 - 颌骨 - 咬合"结构和功能重建的道路上又迈进了一步，主要表现在：由于数字化截骨定位导板和个性化假体应用，使复杂手术变得简便易行，而且更为精准；又因为关节头部件与关节窝部件的紧密接触，解决了长期以来植骨顶端的移位难题，使"关节 - 颌骨 - 咬合"长期处于稳定关系；同时，还考虑到种植牙修复牙列缺损的问题，实现了三者结构和功能的平衡修复理念。最后，在切除下颌骨病灶时，对于良性和交界性病变，提出保存下牙槽神经血管束的观点和相关技术，体现了重建外科也应包含保存外科，意义较为深远。就研发的假体而言，应用随访已达 8 年余，较为成熟，结论可信，值得推广。下颌体增高型假体还有待更长时间的随访，让我们拭目以待。

　　综上所述，该联合假体的研发和应用，有望为关节 - 下颌骨联合疾病的外科修复领域提供有益的借鉴！

"

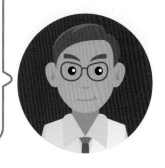

# 第九章

# 可保存关节的下颌骨疾病的修复重建

　　本章介绍杨氏新分类第Ⅳa亚类，即可保存关节的近颞下颌关节（髁突）的下颌骨病变。下颌骨原发病灶，如囊性病变和交界性病变，常侵及近髁突，是口腔颌面 - 头颈肿瘤科的常见病，传统手术存在的不足是，不注重髁突的保存，常一并切除；或游离髁突后再植，易发生髁突吸收等。如何有效地保存髁突和关节盘，以维系正常的关节形态和功能是值得关注的问题。本章从髁突保存、关节稳定、植骨设计、咬合恢复几个层面综合探讨采用个性化髁突保存型下颌骨重建板修复重建，以解决上述问题。创新重建板系统经过 5 年的临床应用与随访，结果满意。本章就这一重建板系统的设计与应用做详细介绍。

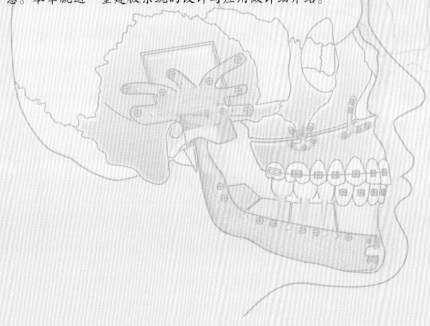

# 第一节 概 述

提出可保存关节（髁突）的下颌骨疾病的定义及其新分类；通过回顾传统修复重建方法，发现存在问题，从而推出个性化髁突保存型下颌骨重建板的创新修复重建方法及其数字化设计流程，为后续临床应用奠定基础。

## 一、可保存关节的下颌骨疾病的定义

由发生于下颌骨的肿瘤、类肿瘤、骨髓炎等疾病侵袭越过下颌切迹至髁突，当健康髁突高度≥10mm或疾病位于关节囊外时，提示考虑保存髁突，这类疾病被称为"可保存关节的下颌骨疾病"（图 9-1-1）。临床上通常表现为下颌骨区域的肿胀、疼痛、张口受限等。手术切除和修复重建的种类较多，尚无公论的标准化方案。

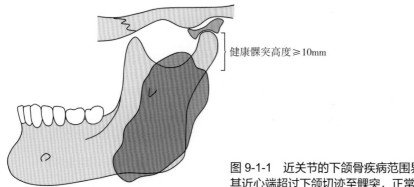

图 9-1-1 近关节的下颌骨疾病范围界定（蓝色代表关节盘，红色代表疾病，其近心端超过下颌切迹至髁突，正常髁突高度≥10mm）

## 二、可保存关节的下颌骨疾病的分类

根据下颌骨是否存在可保存的后下缘分为 2 类：Ⅰ类是可保存后下缘的近关节的下颌骨疾病（图 9-1-2）；Ⅱ类是不可保存后下缘的近关节的下颌骨疾病（图 9-1-3）。

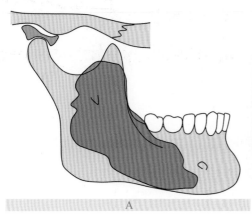 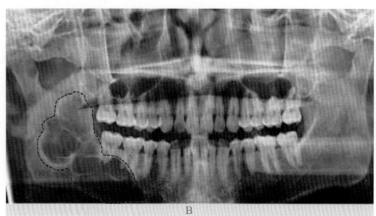

图 9-1-2 近关节的下颌骨疾病（Ⅰ类）

A. 示意图（蓝色为关节盘，红色为疾病范围） B. 全景片示右侧下颌骨肿物（红色虚线）未累及下颌骨后下缘

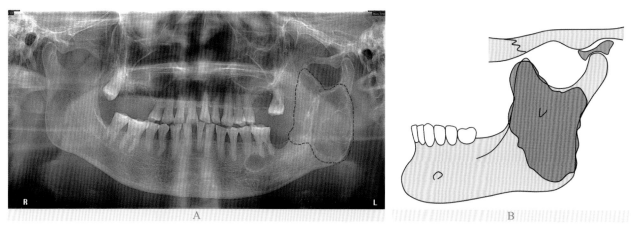
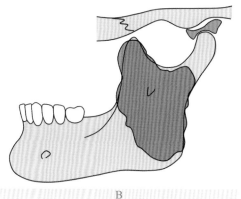

图 9-1-3 近关节的下颌骨疾病（Ⅱ类）
A. 全景片示左侧下颌骨肿物（红色虚线）累及下颌骨后下缘　B. 示意图（蓝色为关节盘，红色为疾病范围）

## 三、可保存关节的下颌骨疾病的传统修复重建方法

传统近关节的下颌骨疾病的手术切除范围和修复重建存在一些不足之处，主要表现为：①可保存的髁突被切除；②游离髁突回植固定，术后发生吸收或移位；③不游离髁突的预成钛板固定法，存在固定难度大、髁突易移位等问题。

**1. 可保存的髁突被切除**　髁突及其附件（关节盘、关节囊、翼外肌）对维系关节的稳定性极其重要，任何移植骨都无法重建关节周围附件结构，从而无法获得完整的关节功能（图 9-1-4）。

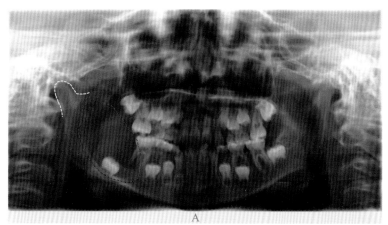
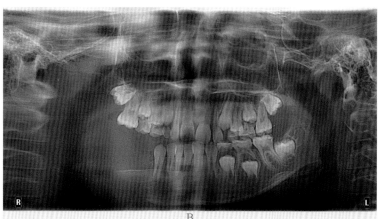

图 9-1-4 可保留的髁突被切除
A. 术前全景片示右侧下颌骨肿物（红色虚线）达下颌切迹水平，髁突（黄色虚线）未累及　B. 术后全景片示髁突被切除

**2. 游离髁突再植后吸收** 常规的下颌下切口存在无法充分暴露髁突的缺陷，即便手术者想保留髁突，碍于视野和操作空间的限制，也只能将髁突连带病变颌骨一并拉出，再将髁突从病变颌骨截取，固定于移植骨顶端，而后作为整体一并固定移植。从长期来看，失去翼外肌附着的游离髁突易发生因缺少血供而吸收或继发骨关节炎等问题（图 9-1-5）。

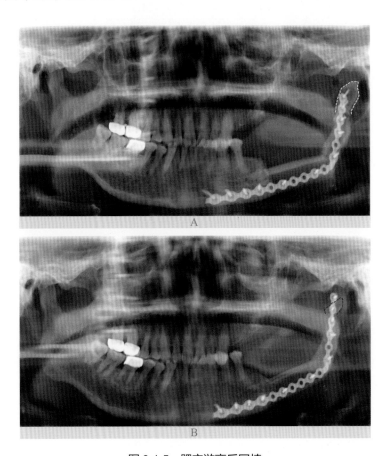

**图 9-1-5　髁突游离后回植**
A. 术后 1 周全景片示回植髁突形态尚可（黄虚线）　B. 术后 1 年全景片示髁突吸收（红虚线）

**3. 髁突脱位移位** 髁突的回植或原位固定可能造成髁突脱位，其原因为：①常规的下颌下切口不易观察移植骨与盘 - 髁复合体的对位关系，没有耳颞前切口对关节视野的良好暴露，回植髁突或保留的髁突可能对位不精准，即术中就没有将髁突回复至关节窝内；②回植髁突缺乏翼外肌、关节囊及韧带的控制，髁突位置难以稳定在关节窝内。常见是髁突前内脱位，可造成牙颌面偏斜（图 9-1-6）。

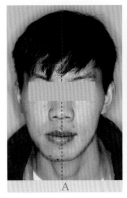
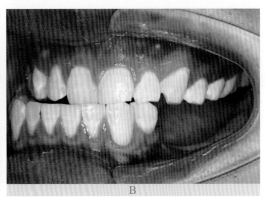

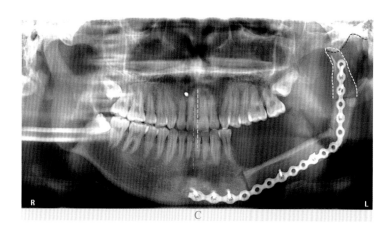

图 9-1-6　传统近关节的下颌骨疾病手术保留髁突联合腓骨重建术后

A. 正面观颏点右偏　B. 口内咬合紊乱，下牙列中线右偏　C. 全景片示髁突前脱位（黄虚线为髁突，红虚线为关节窝）及下牙列中线（蓝虚线）较上牙列中线（绿虚线）右偏

**4. 不游离髁突的预成钛板固定法**　不游离髁突需要下颌下后切口联合耳颞前切口，充分暴露髁突，不破坏关节囊，并保留翼外肌附着。但即便用预成钛板，术中移植骨的塑形仍复杂，精准固定难度较大（图 9-1-7）。

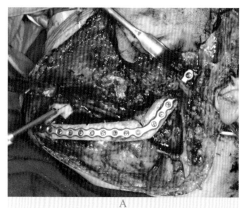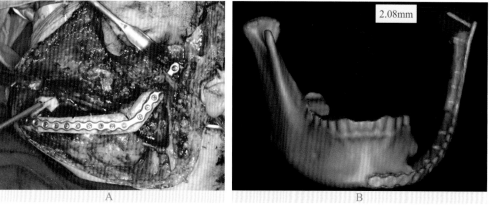

图 9-1-7　保留髁突及关节附件的下颌重建

A. 术中充分暴露关节，使髁突位置稳定于关节窝　B. 术后 CT 示保留髁突位置良好，固位稳定

## 四、个性化髁突保存型下颌骨重建板的创新修复重建方法

为了解决上述可保存关节的下颌骨疾病的传统修复重建方法存在的 4 个问题，笔者提出新型重建方案应达到关节精准保存、精准定位和坚固固定，以获得颌骨 - 咬合精准重建和长期稳定。采用的方案是术前数字化设计截骨范围和自体移植骨塑形，再设计个性化髁突保存型下颌骨重建板；增加改良耳颞前切口以实现"盘 - 髁 - 肌复合体"的保留；术中以个性化髁突保存型下颌骨重建板为基准安放和固定移植骨，并连接近心的髁突和远心的下颌骨残端。无需颌间结扎，手术操作简便且精准。

（一）个性化髁突保存型下颌骨重建板的设计类型

已设计的下颌骨重建板的类型有（不限于）2 型，它们的区别在于是否存在下颌后下缘。

1. 髁突及下颌后下缘保存型下颌骨重建板，移植骨位置要考虑后期的种植牙修复（图 9-1-8）。

2. 单纯髁突保存型下颌骨重建板，该下颌骨重建板适用于下颌后下缘不连续，需修复牙槽骨、下颌后下缘的下颌骨重建（图 9-1-9）。

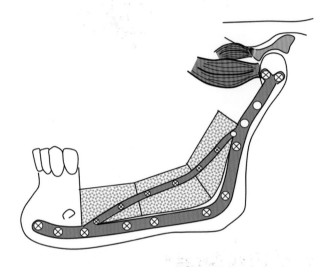

图 9-1-8　髁突及下颌后下缘保存型下颌骨重建板示意图（灰蓝色为下颌骨重建板，绿色为自体移植骨，蓝色为关节盘，红色为翼外肌）

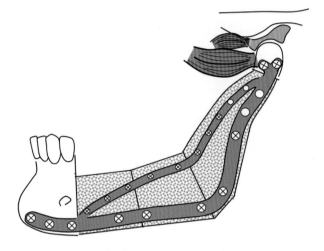

图 9-1-9　单纯髁突保存型下颌骨重建板示意图（灰蓝色为下颌骨重建板，绿色为自体移植骨，蓝色为关节盘，红色为翼外肌）

（二）下颌骨重建板的适应证

适用于多种成年人下颌体或下颌支疾病，且髁突至少有 10mm 未受累，主要包括：下颌骨良性、交界性或类肿瘤疾病，静止期炎性疾病等。

（三）下颌骨重建板的禁忌证

见第八章第一节四、个性化颞下颌关节 - 下颌骨联合假体的创新修复重建方法中（五）颞下颌关节 - 下颌骨联合假体的禁忌证。

## 五、个性化髁突保存型下颌骨重建板的数字化设计总流程

个性化髁突保存型下颌骨重建板的数字化设计总流程包括三方面（图 9-1-10）：疾病截骨模拟手术；重建板和导板设计；手术流程。

（一）疾病截骨模拟手术

1. 疾病范围规划　术前 CT 以 Dicom 格式接收，经手术设计软件，规划疾病范围，同时标记下牙槽神经血管束（图 9-1-10 A1）。

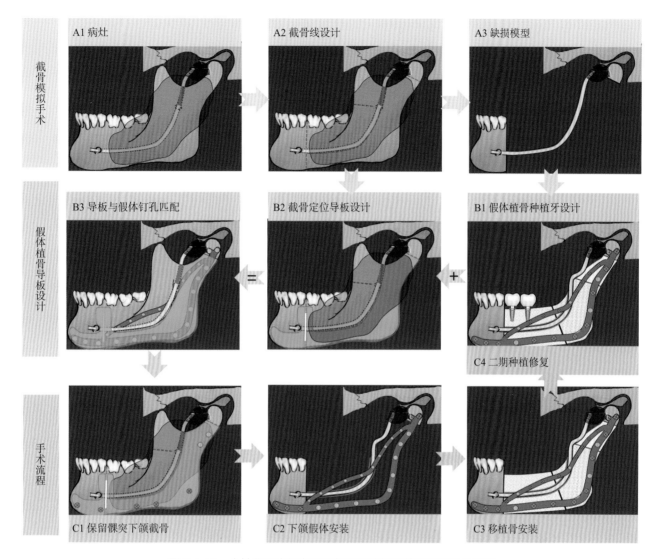

图 9-1-10　个性化髁突保存型下颌骨重建板的数字化设计总流程

A1. 根据 CT 数据进行三维重建，明确疾病范围（淡红色），并标记下牙槽神经血管束走行（黄色）；A2. 设计截骨线，保留下牙槽神经血管束，保存翼外肌及关节盘等健康关节附件；A3. 截骨后获得缺损模型，并保留关节盘（棕色）与翼外肌（红色）；B1. 依据缺损模型，模拟种植修复位点，设计自体移植骨（淡绿色、淡粉色、淡黄色）与重建板（蓝色）；B2. 根据截骨线，设计截骨定位导板（绿色）；B3. 将重建板钉孔位置转移至截骨定位导板上；C1. 按照截骨定位导板标记进行截骨；C2. 安装个性化下颌骨重建板；C3. 固定自体移植骨；C4. 按术前设计完成Ⅱ期种植修复。

2. **截骨线设计**　①近心端截骨线：用于安全切除疾病，保留髁突及附件；②下颌孔截骨线：用于下颌骨分块，便于下牙槽神经血管束分离；③下牙槽神经血管束截骨线：用于游离该神经血管束；④远心端截骨线：用于安全切除病变组织（图 9-1-10 A2）。上述截骨线将用于截骨定位导板的设计。

3. **缺损模型建立**　按截骨线切除病变组织获得缺损模型。该模型将用于重建板及导板设计（图 9-1-10 A3）。

（二）重建板和导板设计

1. **下颌骨重建板设计**　基于缺损模型（图 9-1-10 A3）设计下颌骨重建板（图 9-1-10 B1），要求同第八章第一节五、个性化颞下颌关节 - 下颌骨联合假体的数字化设计总流程中（二）假体和导板设计中1.关节 - 下颌骨联合假体设计"抓两头顾中央"。"抓两头"是指保存健康关节附件，且髁突位置准确和残余自然牙列咬合稳定;"顾中央"是指以对颌牙为参照设计种植牙以及确定自体移植骨位置,以此设计下颌骨重建。重建板的形态要求既达到固位强度,又要减重和美观。此部分设计体现"关节 - 颌骨 - 咬合"联合重建的功能性外科。最后进行下颌骨重建板钉孔设计,髁突部分的钉孔应尽量远离关节面,使得重建板与髁突、自体移植骨、残余下颌骨固位稳定,且避开预留的种植钉位置,以利于Ⅱ期种植牙的修复。

2. **截骨定位导板设计** 基于截骨线设计(图 9-1-10 A2)进行截骨定位导板设计(图 9-1-10 B2)。如髁突截骨线低于下颌切迹,可设计一块导板,定位髁突端、下颌骨端和下牙槽神经血管束截骨线(见第八章第一节五、个性化颞下颌关节 - 下颌骨联合假体的数字化设计总流程中(二)假体和导板设计中 2.截骨定位导板设计)。如髁突截骨线近髁突,可设计成两块导板,一块定位髁突截骨线;另一块定位下颌骨和保留下牙槽神经血管束截骨线,以防止导板过长。

3. **导板与重建板钉孔匹配** 将图 9-1-10 B1 和图 9-1-10 B2 通过图像重叠,根据重建板的钉孔确定导板的钉孔位置,这样不但能做到截骨精准,安装也能精准、简单和快速,而且无需颌间结扎(图 9-1-10 B3)。

4. **自体移植骨截骨定位导板设计** 根据缺损处自体移植骨的大小和尺寸,设计自体移植骨截骨定位导板。

### (三)手术流程

1. **髁突和下颌骨截骨(图 9-1-10 C1)** ①髁突截骨:采用改良耳颞前切口暴露髁突,但不打开关节囊,不游离翼外肌,放置髁突截骨定位导板后截断髁突;②下颌骨截骨,固定下颌骨和保留下牙槽神经血管束截骨定位导板后,依次进行下牙槽神经血管束和下颌骨端截骨。下牙槽神经血管束截骨时,先只进行单骨皮质截开,去除截骨定位导板,骨凿凿开截骨线,分块去除下颌管上下病变组织,如疾病侵入软组织,应注意边缘的完整性。

2. **下颌骨重建板安装** ①按照导板钉孔,将重建板与髁突固定,如只能固定一枚螺钉,需有足够的长度(双皮质);②同理将下颌骨重建板与下颌骨残端固定,同时满足剩余牙的咬合稳定性和髁突位置的良好(图 9-1-10 C2)。

3. **自体移植骨安装** 在导板引导下截取自体骨(见第八章第一节五、个性化颞下颌关节 - 下颌骨联合假体的数字化设计总流程中(三)手术流程中 3.移植骨安装),按设计要求就位自体骨并固定,嵌入下牙槽神经血管束(图 9-1-10 C3)。

4. **咬合重建** 多采用Ⅱ期种植牙修复(图 9-1-10 C4)。

(杨 驰 陈敏洁)

## 第二节 个性化髁突保存型下颌骨重建板的修复重建技术

本节按个性化髁突保存型下颌骨重建板修复重建流程展示 1 个临床病例,其为Ⅰ类近关节 - 下颌骨疾病,采用髁突及下颌后下缘保存型个性化下颌骨重建板联合游离髂骨瓣重建方案,完整展现从重建板设计到临床应用及随访结果的全过程。

## 临床病例18：
## 髁突及下颌后下缘保存型下颌骨重建板的设计与应用

### （一）患者情况

患者，男，34岁。

**主诉：** 左侧下颌骨成釉细胞瘤刮治术后复发1年余。

**现病史：** 患者4年前出现反复张口受限伴左侧下颌肿胀，2年前曾于外院行左侧下颌骨占位开窗减压术及刮治术，术后病理示："左侧下颌骨"成釉细胞瘤，术后1年复发。

**既往史：** 体健，否认系统性疾病史，否认药物和食物过敏史。

**专科检查：** 面部不对称，左侧腮腺咬肌区肿大，下颌下存在瘢痕，双侧下颌感觉对称、无异常。双侧关节区无压痛（图9-2-1），张口度35mm。口内无瘘口，咬合关系稳定（图9-2-2）。下颌区疼痛VAS评分为4。

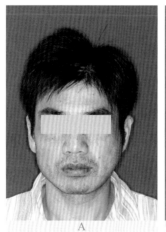 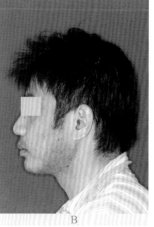

图9-2-1　口外检查：面部不对称，左侧腮腺咬肌区肿大，左侧下颌下瘢痕

A.正面观　B.侧面观

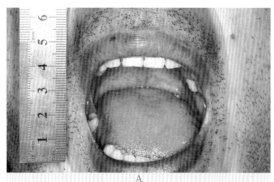 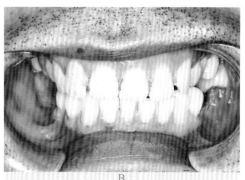

图9-2-2　口内检查

A.张口度35mm　B.咬合关系稳定

**影像学检查：** 全景片示，左侧近关节、冠突、部分下颌支及下颌体囊性占位，膨隆明显（图 9-2-3）。CT 示，左侧下颌骨体部骨质缺损，残余下颌支及下颌体骨质膨隆，病变组织大小约 6.0cm×2.7cm，内见多囊状低密度影，骨质亦有吸收，周围软组织未见明显异常，下颌后下缘完整（图 9-2-4）。

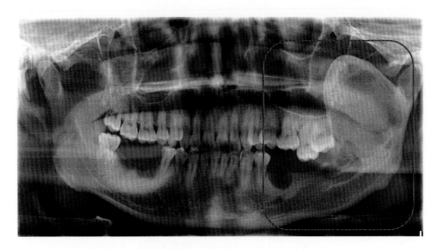

图 9-2-3　术前全景片（红框为左侧下颌骨囊性占位）

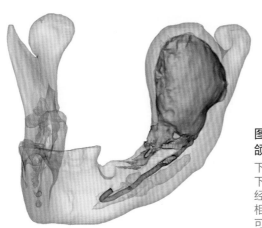

**图 9-2-4　肿物（绿色）与下颌骨关系**
下颌后下缘完整，提示可保存下颌后下缘及髁突，下牙槽神经血管束（橙色）与疾病下缘相邻，由于是良性囊性疾病，可予保留

**诊断：** 左侧下颌骨成釉细胞瘤刮治术后复发。

**术后病理：** 镜下描述，骨组织 6.0cm×4.5cm×4.0cm，空洞内壁见囊壁样组织，灰白灰红，壁厚 1～2mm，部分区域囊内附着黄色豆渣样物。病理诊断："左侧下颌骨"成釉细胞瘤（复发），伴囊性变。

（二）治疗方案

1. **总体治疗方案**　切除左侧近关节的下颌骨肿物，采用游离髂骨移植和个性化髁突保存型下颌骨重建板（髁突及下颌后下缘保存型）修复和固定。

2. **外科切除设计**

（1）切除范围设计：左侧冠突、肿物及下颌骨部分切除，颧弓暂断，保存下颌切迹以上的关节组织及下颌骨后下缘。

（2）数字模拟手术

1）颧弓暂断截骨：确定颧弓前后截骨线，截断颧弓，保留下方咬肌附着，将其推向前下方（红箭头），以暴露冠突病变（图 9-2-5）。

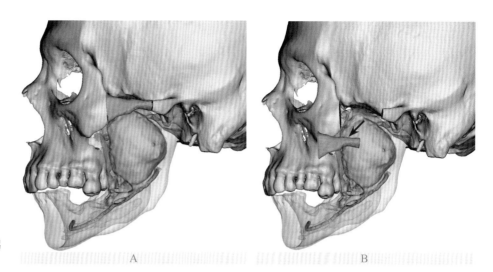

**图 9-2-5　颧弓暂断（黄色）截骨**

A. 颧弓截骨线　B. 将暂断颧弓推向前下方（红箭头）

2）切除肿物及缺损模型的建立：截骨线设计应保存下颌后下缘和髁突（图 9-2-6）。

3）自体移植骨设计：复位颧弓，以牙列修复为目的，进行自体髂骨瓣设计（骨皮质向上），将下牙槽神经血管束摆放在移植骨外侧（图 9-2-7）。

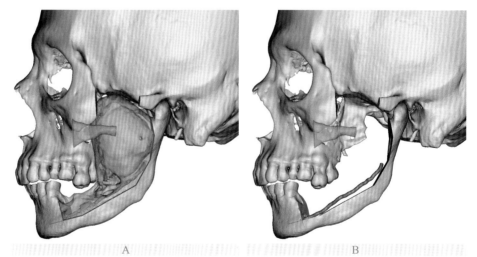

**图 9-2-6　保存下颌后下缘和髁突的截骨线设计**

A. 截骨线（红色）设计　B. 缺损模型，橙色为下牙槽神经血管束

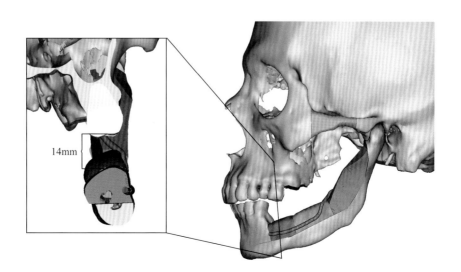

**图 9-2-7　自体髂骨瓣移植（橙色）设计（单位：mm），移植骨瓣顶部距离上颌𬌗平面 14mm**

（三）髁突及下颌后下缘保存型下颌骨重建板与截骨定位导板的设计与加工

**1. 髁突及下颌后下缘保存型下颌骨重建板设计**

（1）下颌骨重建板设计原理：基于第二章第二节一、个性化颞下颌关节及颅颌假体的设计中（二）延伸部件的定型中 1. 正常关节 - 颅颌应力分析的全头颅应力分布中全头颅应力分析结果，下颌骨应力主要沿外斜线和下颌后下缘分布，提示该下颌骨重建板设计的主要支架在外斜线和下颌后下缘，二者间可用"X"形支架连接，共同分散应力（图 9-2-8）。

（2）重建板制造及试装：下颌骨重建板材料选用钛合金，利用金属 3D 打印机制造。加工完成后，需在树脂头模上试装，观察重建板是否与骨面贴合且稳定（图 9-2-9）。

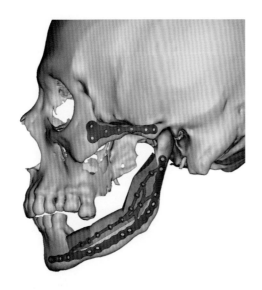 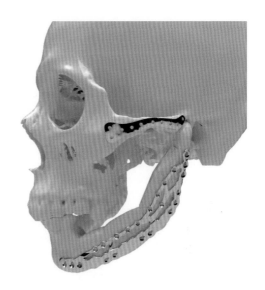

图 9-2-8　髁突及下颌后下缘保存型下颌骨重建板（深灰色）设计图　　图 9-2-9　下颌骨重建板制造及树脂头模上试装

**2. 数字化截骨定位导板设计（图 9-2-10）**

（1）颧弓截骨定位导板设计：沿颧弓截骨线设计颧弓截骨定位导板。

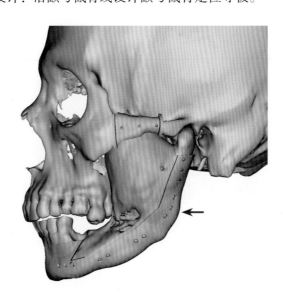

图 9-2-10　颧弓截骨定位导板（黄箭头）和下颌骨截骨定位导板（红箭头）设计模型

（2）下颌骨截骨定位导板：沿髁突截骨线、下颌骨截骨线和下牙槽神经血管束走行设计下颌骨截骨定位导板，用于术中定位，精准截骨，保存神经血管束。

（3）自体移植骨截骨定位导板设计：依据髂骨外形，确定取骨区域，设计截骨定位导板（图9-2-11）。

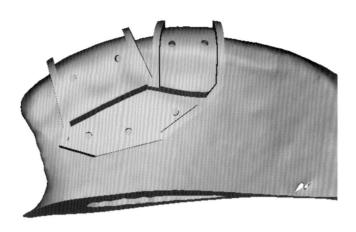

图 9-2-11 髂骨截骨定位导板（紫色）设计模型

### （四）手术流程

**1. 术前检查** 见第三章第二节临床病例1中（四）手术流程中1.术前检查。

**2. 术前准备** 备血400ml，余见第三章第二节临床病例1中（四）手术流程中2.术前准备。

**3. 手术次序**

（1）手术进路：采用改良耳颞前和下颌下切口，暴露关节、颧弓、下颌支和下颌体。

（2）颧弓截骨：安装颧弓截骨定位导板，暂断颧弓，注意不要分离咬肌附着；然后牵开被截断的颧弓和咬肌，暴露病变组织，保护面神经（图9-2-12）。

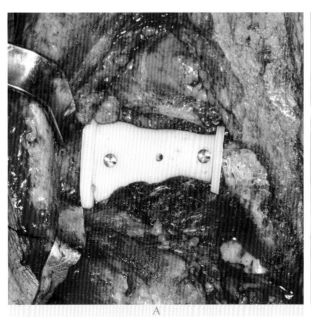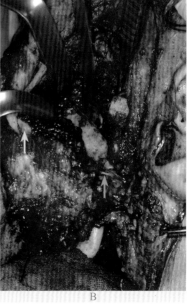

图 9-2-12 手术进路及病变组织暴露（黄箭头为被截断的颧弓和咬肌，蓝箭头为面神经）

A. 安装颧弓截骨定位导板，准备暂时截断颧弓 B. 病变组织暴露

（3）切除肿物：使用下颌骨截骨定位导板确定疾病后下缘边界，分离并保留下牙槽神经血管束，完整切除肿物，保留下颌后下缘（图 9-2-13，图 9-2-14）。

（4）自体髂骨移植：利用髂骨截骨定位导板辅助髂骨取骨（图 9-2-15）。

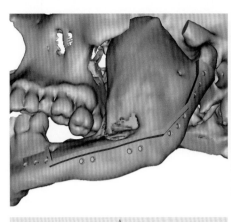
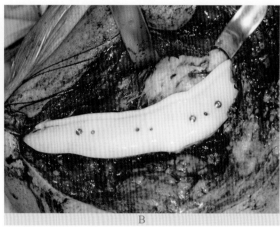

图 9-2-13 下颌骨截骨定位导板辅助截骨和定位下牙槽神经血管束

A. 设计图 B. 实际术中照片

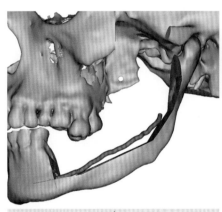
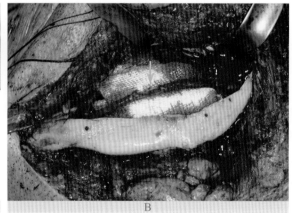

图 9-2-14 切除肿物后缺损模型和被保留的下牙槽神经血管束

A. 设计图（橙色为下牙槽神经血管束） B. 实际术中照片（黄箭头为下牙槽神经血管束）

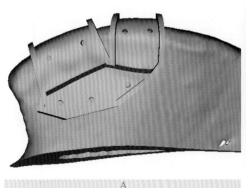
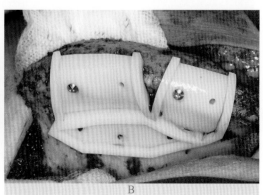

图 9-2-15 利用髂骨截骨定位导板分块取骨

A. 设计图 B. 实际术中照片

（5）下颌骨重建板安装及骨块固定：依据术前设计安装下颌骨重建板并固定自体移植骨块，复位颧弓并固定（图 9-2-16）。

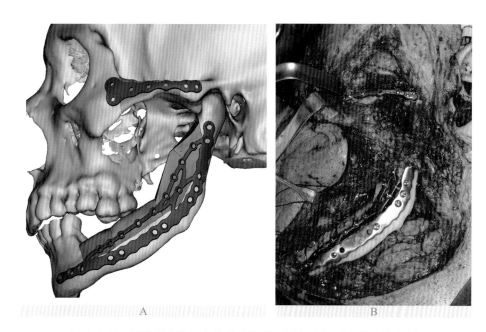

图 9-2-16　重建板安装及自体髂骨瓣移植骨块固定，颧弓复位与固定
A. 设计图　B. 实际术中照片

## （五）随访与预后

术后定期随访，分别进行外观（面型）、功能（张口度、张口型）、重建板评价（安全性、准确性）。

**1. 术后即刻**　术中导板就位准确，重建板安装顺利（图 9-2-17），术前设计与术后重建对比显示，重建板就位精准（图 9-2-18）。术后重建板安装误差为约 1.14mm（图 9-2-19）。

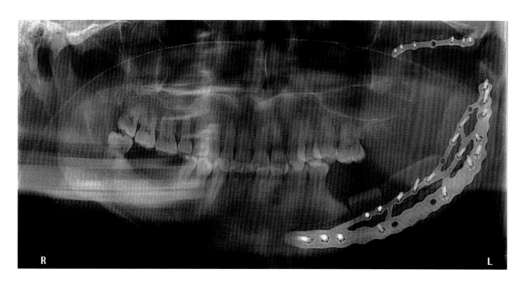

图 9-2-17　术后即刻全景片示重建板及移植骨块就位稳定，无移位

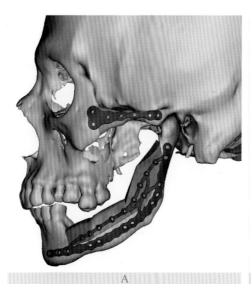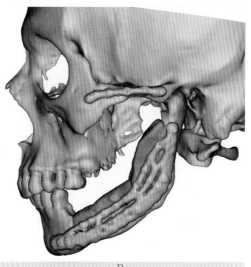

**图 9-2-18 术后即刻 CT 重建对比显示，重建板就位为精准**
A. 术前设计 B. 术后即刻

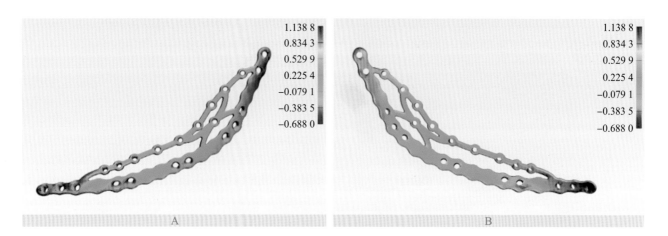

**图 9-2-19 重建板最大误差约 1.14mm**
A. 外侧误差 B. 内侧误差

## 2. 术后 5 年随访

（1）肿瘤无复发，面型良好无异常，正常饮食。术区无红肿等反应。

（2）下颌区疼痛消失，VAS 评分改善至 0，关节 - 颌骨 - 咬合 - 面型协调，咬合关系稳定（图 9-2-20）。

（3）张口度改善至 38mm，患侧侧方运动 6mm，健侧侧方运动 6mm，张口型无偏斜（图 9-2-21）。

（4）移植骨及重建板评价：全景片示重建板已拆除，自体骨结合良好，局部自体骨存在吸收（图 9-2-22）。计算各时间段自体骨高度和体积变化，对比术后即刻、术后 2 年、术后 5 年，得出种植牙区骨高度稳定，可安排种植修复牙列缺损（图 9-2-23，表 9-2-1）。

（5）其他：术后 6 个月下唇部麻木基本恢复到术前水平。颧弓回植后骨愈合良好，说明保存咬肌附着的颧弓截骨再植后未诱发骨吸收。

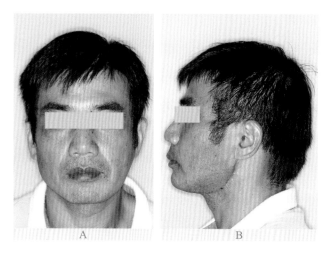

图 9-2-20　术后 5 年复诊：面型良好无异常，术区无红肿等反应
A. 正面观　B. 侧面观

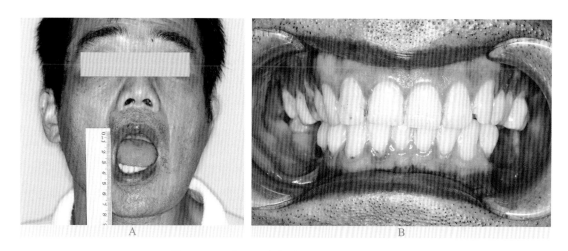

图 9-2-21　术后 5 年复诊：关节功能恢复良好
A. 张口度 38mm　B. 口内咬合关系稳定

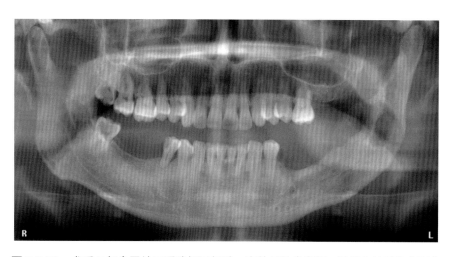

图 9-2-22　术后 5 年全景片示重建板已拆除，自体骨结合良好，局部自体骨存在吸收

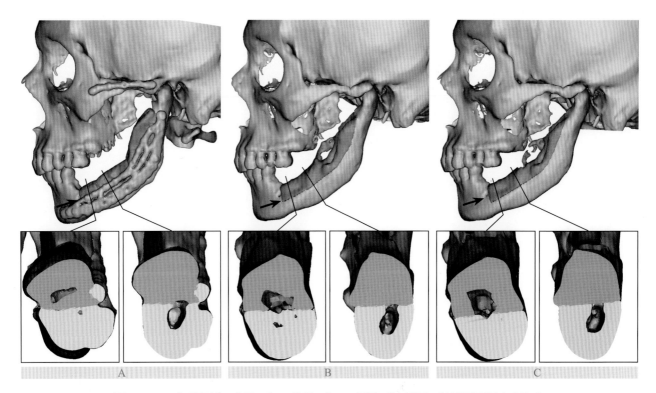

图 9-2-23　术后即刻、术后 2 年、术后 5 年 CT 重建对比显示，种植牙区骨高度稳定
A. 术后即刻　B. 术后 2 年　C. 术后 5 年

表 9-2-1　各随访时间点骨块体积、表面积及高度变化
体积单位: mm³；表面积单位: mm²；长度单位: mm

| 骨块情况 | 随访时间 | | |
|---|---|---|---|
| | 术后即刻 | 术后 2 年 | 术后 5 年 |
| 骨块体积 | 12 411.92 | 9 955.11 | 9 323.85 |
| 骨块表面积 | 5 945.04 | 4 698.43 | 4 545.18 |
| 36 种植牙区骨高度 | 12.03 | 11.81 | 11.76 |
| 37 种植牙区骨高度 | 12.11 | 12.02 | 11.97 |

（六）优势与不足

**1. 优势**

（1）经最长 5 年随访，无不良反应和并发症，证明该重建板稳定、可靠。

（2）根据应力分布，设计理念较先进，实现髁突和下颌后下缘保存，维持关节 - 下颌骨 - 面型的结构，使功能得到恢复与平衡。

（3）数字化精准性高，数控全过程，包括：截骨、取骨、重建设计制造、安装等。该个性化髁突保存型下颌骨重建板在下颌骨节段性缺损的修复病例中，保证髁突位置和角度不改变的作用更大。

（4）种植牙区采用自体骨骨皮质向上，可有效降低骨吸收。

## 2. 不足

（1）游离植骨不适用于感染性疾病。

（2）病变范围过大的下颌骨疾病不能用该骨瓣。

（3）亟待择期种植牙修复，但本案患者拒绝。

（陈敏洁　郑吉驷）

# 第三节　院 士 述 评

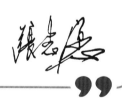

　　本章讲述与关节手术相关的下颌骨固定和重建的案例，具体来说是关于"保存髁突的个性化下颌骨重建板"的设计与应用。下颌骨疾病是口腔颌面外科的常见病种，当下颌骨疾病侵袭越过下颌切迹进入关节区域时，往往会一同切除髁突，其实，许多情况髁突是可以保存的，只要髁突保存，就是保存了正常的关节功能，这一理念还不够深入人心，尤其是对肿瘤外科的专科医师。如何保存也是值得探讨的问题，因为许多情况是术后被保存的髁突发生了脱位，原因是固定不精准导致残存髁突移位。也有不少学者采用游离髁突再植的方法，结果是术后出现髁突吸收。如何才能科学合理地保存髁突，本案提供了非常有意义的经验。本案是保存髁突和下颌骨下缘并举。对于单纯保存髁突的病例，应用该类重建板的意义更为深远，临床上，这类病例更多，应用前景更广。

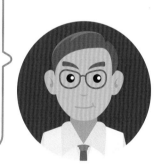

# 第十章

# 髁突脱位的修复重建

　　髁突脱位是指髁突自行运动或受外力打击脱出关节窝，其中前脱位最常见。外科治疗的主要方法包括：关节结节增高术、关节结节削平术和髁突高位切除术等，这些手术共同的问题是破坏关节结构和内环境。为了避免关节囊内手术，最大限度保存关节结构的完整性，同时获得长期疗效稳定和手术操作快捷微创等目标，拟采用个性化假体实现上述设想。该类假体设计应遵循以下原则：①假体安装后能允许髁突运动到正常生理极限，但不脱出关节窝；②稳定耐用，即不易折断和移位等；③安装于关节囊外，不打开关节囊和不破坏囊内结构；④假体安装简便易操作，就位精准；⑤假体设计简约、制造工艺简单。笔者研发了两款个性化髁突脱位用假体，经2年以上的临床应用，实现了既定目标。

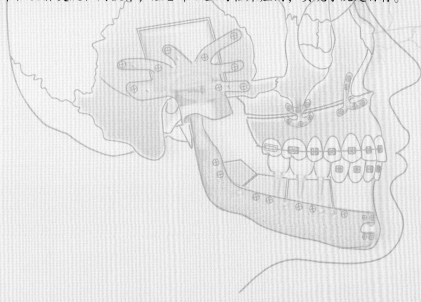

# 第一节　概　　述

　　回顾髁突脱位的定义，聚焦复发性脱位和陈旧性脱位，提出基于 MRI 检查的盘 - 髁关系的复发性脱位分类和陈旧性脱位分类，并总结传统手术治疗方法，发现存在的问题。着重提出个性化髁突脱位用假体的创新修复重建方法，试图克服传统手术的不足。

## 一、髁突脱位的定义

　　髁突脱出关节窝以外，超越了关节运动的正常限度，称为髁突脱位，又称颞下颌关节脱位。其临床症状多表现为下颌运动异常，前牙开𬌗、反𬌗，下颌前伸，耳屏前方触诊凹陷等，长期或反复脱位的患者往往造成严重的言语、进食困难。

## 二、髁突脱位的分类

　　髁突脱位按照部位可以分为单侧脱位和双侧脱位；按照性质可分为急性脱位、复发性脱位和陈旧性脱位；按照脱出的方向、位置可分为前方脱位、后方脱位、上方脱位以及侧方脱位，其中前脱位最常见，而后三种脱位主要由于外力损伤引起。本章重点阐述需手术干预的复发性脱位和陈旧性脱位。

### （一）复发性髁突脱位的分类

　　复发性髁突脱位又称习惯性脱位，指在正常下颌运动中反复发生的髁突脱位。笔者曾提出基于 MRI 检查关节盘移位与否的分类方法（图 10-1-1）。Ⅰ类：闭口位时盘 - 髁关系正常，最大开口位时髁突脱位；Ⅱ类：闭口位时关节盘前移位，最大开口位时髁突脱位。

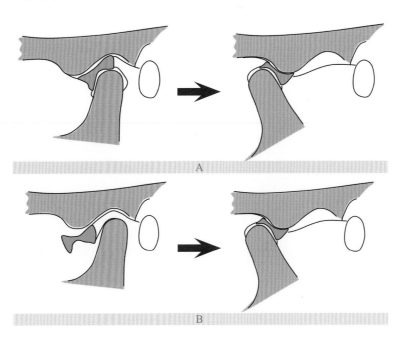

图 10-1-1　复发性髁突脱位的分类（蓝色为关节盘）
A. Ⅰ类　B. Ⅱ类

### （二）陈旧性髁突脱位的分类

无论急性髁突脱位还是复发性髁突脱位，如数周尚未复位者称为陈旧性脱位。由于髁突长期脱位于关节结节前上方，关节局部组织受到撕裂、挤压，因此在关节周围常有不同程度的结缔组织或骨组织增生，尤以髁突后部为甚，并且相应的咀嚼肌群也有不同程度的痉挛。脱位时间越久，这些变化越严重，复位也就越困难。笔者依据关节结构的破坏程度，提出如下分类（图 10-1-2）：Ⅰ类陈旧性脱位，脱位时间短，关节骨结构无变化和关节腔内基本无粘连；Ⅱ类陈旧性脱位，脱位时间较长（3~6个月），关节骨结构有变化，可见髁突增生，关节腔内有增生和粘连；Ⅲ类陈旧性脱位，脱位时间很长（6个月以上），关节骨结构有明显变化，关节腔内存在大量增生和粘连，甚至形成关节强直。

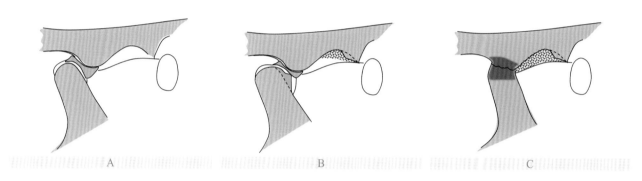

图 10-1-2　陈旧性髁突脱位的分类

A. Ⅰ类（蓝色为关节盘）　B. Ⅱ类（蓝色为关节盘，绿色为髁突增生骨质，红色为关节腔内粘连）　C. Ⅲ类（褐色为强直骨球，红色为关节腔内存在大量增生和粘连）

## 三、髁突脱位的传统修复重建方法

传统复发性和陈旧性髁突脱位的手术方法主要包括关节结节增高术、关节结节削平术、髁突高位切除术、关节置换术、关节盘复位术和关节韧带紧缩术等。这些方法均存在一些不足。

### （一）关节结节增高术

以增加关节结节高度来阻挡髁突向前运动的幅度。流行最广的方法是 Dautrey 法（颧弓骨折，向下移位），也有学者采用关节结节劈开植骨术，这两种方法均以牺牲骨结构为代价（图 10-1-3）。国外学者及笔

图 10-1-3　关节结节增高术

A. Dautrey 法（颧弓下折），该方法于关节结节前方折断、下移并重新固定颧弓（红色），以提高关节结节的高度　B. 关节结节劈开植骨术，该方法于关节结节的后斜面劈开关节结节，并于劈开处植骨（蓝色），从而提高关节结节的高度

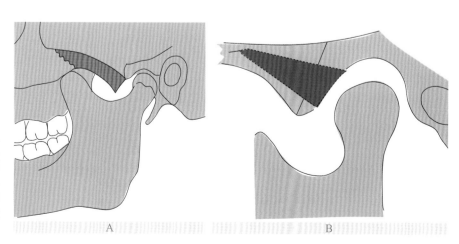

者曾提出小钛板关节结节增高术，其虽保存了关节结构，但因小钛板为术中术者自行弯制，对于髁突自然运动轨迹无法预估，且材质相对单薄，易受髁突撞击而断裂（图 10-1-4）。

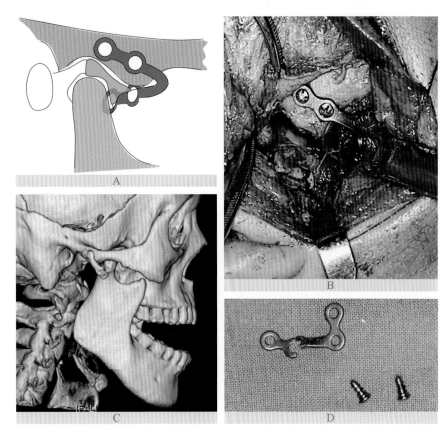

图 10-1-4　小钛板关节结节增高术
A. 示意图，该方法于关节结节前方植入小钛板以增加关节结节的高度（蓝色为关节盘）　B. 术中植入小钛板照片　C. 随访显示小钛板折断，脱位复发　D. 再次手术取出的折断钛板

（二）关节结节削平术

　　关节结节削平术由 Al-Kayat 和 Bramly 于 1979 年首次采用，旨在去除髁突运动路线上的阻挡，使其来去自由（图 10-1-5）。最大的问题是囊内截除关节结节将造成严重的囊内粘连而影响关节运动，关节上腔微环境的改变还可引发退行性变。

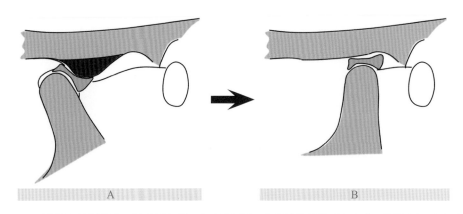

图 10-1-5　关节结节削平术，该方法切除了阻挡髁突运动的关节结节（红色），使髁突运动来去自由
A.　术前　B.　术后

### （三）髁突高位切除术

髁突高位切除术多用于陈旧性髁突脱位后并发髁突增生的病例，髁突的修整不仅可以解除髁突的卡锁，还能使髁突形态更适应关节窝，以利于复位后的稳定（图10-1-6），但修整后的髁突失去了表面的关节软骨，易继发骨关节病和关节强直；由于下颌支变短将继发牙颌面畸形。

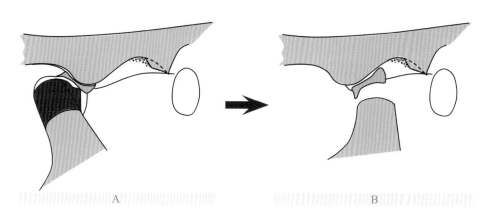

图 10-1-6　髁突高位切除术，该方法切除并修整了陈旧性脱位后增生形变的髁突（红色），从而解除髁突的卡锁并保持术后稳定
A. 术前　B. 术后

### （四）关节置换术

对于陈旧性脱位继发严重骨关节病或关节强直的患者，需行髁突切除术和关节置换术（自体骨或全关节假体），以利于下颌支高度和咬合的维持（图10-1-7）。

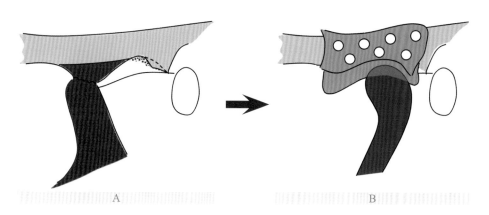

图 10-1-7　关节置换，该方法切除了陈旧性脱位继发关节强直患者的髁突及强直骨球（红色），并进行关节置换，从而维持了下颌支的高度及咬合
A. 术前　B. 术后（关节置换）

### （五）关节盘复位术或关节韧带紧缩术

对于Ⅰ类复发性脱位，闭口位盘 - 髁关系正常，可用关节盘后区紧缩缝合术。对于Ⅱ类复发性脱位，闭口位关节盘移位，可用关节盘复位术。这两种方法手术创伤小，但还是存在一定的复发率。

## 四、个性化髁突脱位用假体的创新修复重建方法

为了解决传统髁突脱位手术方法的不足，笔者团队依据复发性及陈旧性髁突脱位的分类，设计个性化髁突脱位用假体，设计的思路是在高效治疗髁突脱位的前提下，既不破坏关节结构又能保存关节运动功能。

### （一）髁突脱位用假体的设计类型

已设计的髁突脱位用假体的类型有（不限于）2型，它们的区别在于一型是着眼于阻挡髁突过度运动，被命名为"髁突脱位挡板"；另一型是增加关节结节横嵴水平的前部面积，从而起到防止髁突越过关节结节横嵴的作用，被命名为"关节结节延长假体"。

1. **髁突脱位挡板** 该假体通过于关节结节的前下方设置横向的阻挡板，从而阻挡髁突过度运动（图10-1-8）。

2. **关节结节延长假体** 该假体通过于颧弓与颞骨鳞部间隙内设置纵向的延长部，以增加关节结节横嵴水平的前部面积，从而起到防止髁突越过关节结节横嵴的作用（图10-1-9）。

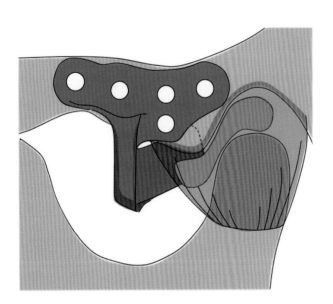 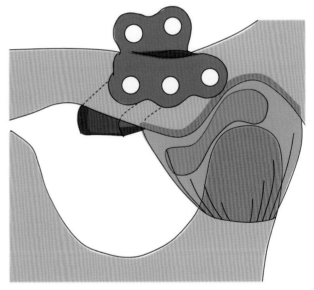

图10-1-8　髁突脱位挡板（深灰色为髁突脱位挡板，红色为关节囊，蓝色为关节盘）

图10-1-9　关节结节延长假体（深灰色为关节结节延长假体，红色为关节囊，蓝色为关节盘）

### （二）髁突脱位用假体的适应证

适用于复发性和陈旧性髁突脱位，且关节盘和髁突可保存者（预计能行使正常关节功能）。

### （三）髁突脱位用假体的禁忌证

复发性和陈旧性髁突脱位，且关节盘和髁突不可保存的病例，需行关节置换术。余见第三章第一节四、个性化全颞下颌关节假体的创新修复重建方法中（三）全关节假体的禁忌证。

## 五、个性化髁突脱位用假体的数字化设计总流程

以复发性髁突脱位的关节结节延长假体为例，总流程：髁突最前运动位模拟；假体设计；手术流程。

### （一）髁突最前运动位模拟

**1. CT 数据获取** 患者拍摄闭口位和脱位前最大张口位 CT，CT 数据以 Dicom 格式接收，输入手术设计软件。

**2. 髁突最前运动位模型建立** 通过脱位前最大张口位 CT 数据，构建该位置下髁突与关节结节的位置关系模型，并以该模型为基础进行假体设计。

### （二）假体设计

基于髁突最前运动位模型设计关节结节延长假体，此假体包含 3 个部件：①关节结节延长部件，位于关节结节前方、颧弓根部与颞骨之间，下方与关节结节最低点齐平或略高，最前点与髁突运动最前点一致，此部件不可宽于颧弓根至颞骨的间隙，以利于就位；②颞骨固位部件，与颞骨外形相匹配，设计 2~3 个钉孔，标注钉孔深度；③颧弓固定部件，呈倒 "U" 字形覆盖颧弓根外侧缘，设计 2~3 个钉孔，标注钉孔深度。

### （三）手术流程

**1. 手术进路** 采用改良耳颞前切口，逐层切开，暴露关节囊外侧、颧弓、关节结节外侧面，以及相应的颞骨面。

**2. 假体安装** 假体由颞骨和颧弓根之间的间隙就位，固位部件紧贴颞骨和颧弓，关节结节延长部件紧贴关节结节前斜面前缘，以钛钉固定。

**3. 张口验证** 口内安放张口器，最大张口度时，髁突位于关节结节延长假体下方，无脱位。

（杨　驰　陈敏洁）

# 第二节　个性化髁突脱位用假体的修复重建技术

通过 2 个临床病例分别展示 2 种假体的设计方法和临床应用效果。临床病例 19 是"髁突脱位挡板"的设计和应用，该假体由钛合金加工生产而成，采用改良耳颞前切口，于关节结节的前下方植入挡板，其设计原理着眼于阻挡髁突过度前向运动。临床病例 20 是"关节结节延长假体"的设计与应用，于颧弓根与对应颞骨之间的间隙内植入假体，其假体设计原理是增加关节结节横嵴水平的前部面积，从而既不干扰髁突运动，又可阻止其向上方脱位。

# 一、临床病例 19：
## 髁突脱位挡板的设计与应用

### （一）患者情况

患者，女，32 岁。

**主诉：** 左侧关节反复脱位 10 年余。

**现病史：** 患者因左侧关节反复脱位，7 年前行手法复位绷带固定以及硬化剂注射治疗，均复发，效果不佳，6 年前行小钛板关节结节增高术，1 年前脱位复发，复查 CT 显示小钛板断裂。

**既往史：** 否认全身系统性疾病史。

**专科检查：** 面部基本对称，双侧关节区无明显压痛；张口度 40mm，张口型偏左；口内恒牙列，咬合关系稳定。

**影像学检查：** 关节 MRI（小钛板植入术前）示患侧关节运动过度；颌面部 CT 示小钛板断裂，无法阻挡髁突过度滑行运动，从而导致脱位复发（图 10-2-1 ～ 图 10-2-3）。

**诊断：** 左侧复发性髁突脱位。

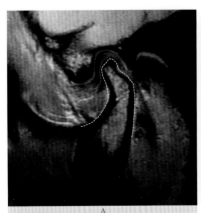 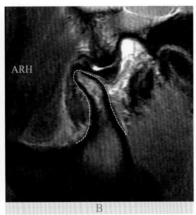

图 10-2-1　关节 MRI（小钛板植入术前），患侧关节运动过度，盘 - 髁关系尚可（红虚线为关节盘，黄虚线为髁突）

A. 闭口位　B. 开口位

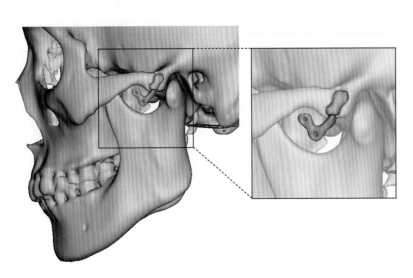

图 10-2-2　CT 三维重建示小钛板断裂

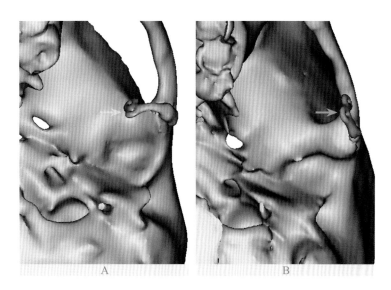

图 10-2-3　CT 三维重建颅底面观

A. 小钛板常规植入位置（黄箭头）　B. 术后 6 年复查显示，小钛板断裂并移位（蓝箭头）

## （二）治疗方案

总体治疗方案：拆除左侧断裂钛板，采用髁突脱位挡板修复重建。

## （三）髁突脱位挡板的设计与加工

### 1. 髁突脱位挡板的设计

（1）髁突最前运动位模型的建立：依据设计者经验，在三维设计软件中模拟患者最大张口度（37mm），此时髁突前向运动的位置为髁突最前运动位，并以此位置为基础建立髁突最前运动位模型（图 10-2-4）。

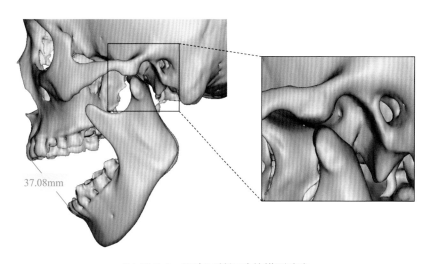

图 10-2-4　髁突最前运动位模型建立

（2）挡板设计：图 10-2-5 所示深灰色部分为挡板的主体部分，挡板由两部分组成，分别为：①颧弓固位部件，该结构正面凸起，背面凹陷，能与颧弓外形相贴合；②阻挡板部件，其位置紧贴于关节结节前方，用于限制髁突过度前下方运动（图 10-2-6 ~ 图 10-2-8）。

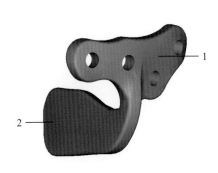

图 10-2-5　挡板外形设计："1"为颧弓
固位部件，"2"为阻挡板部件

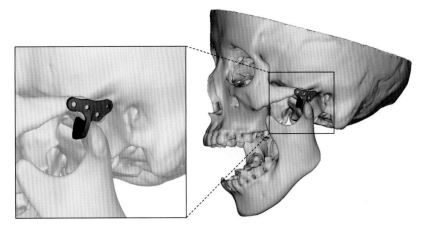

图 10-2-6　挡板设计位置侧面图

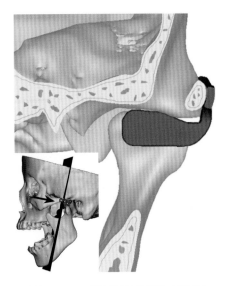

图 10-2-7　挡板设计位置矢状位图

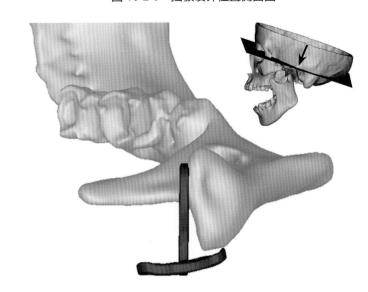

图 10-2-8　挡板设计位置俯视图

2. 挡板制造及试装　材料选择钛合金，利用金属 3D 打印机制造。加工完成后，需在树脂头模上试
装，观察挡板是否与骨面贴合且稳定（图 10-2-9）。

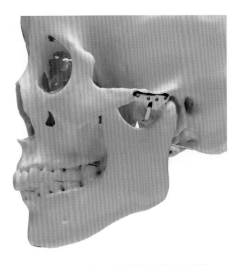

图 10-2-9　髁突脱位挡板制造及试装

（四）手术流程

1. **术前检查**　见第三章第二节临床病例 1 中（四）手术流程中 1. 术前检查。
2. **术前准备**　见第三章第二节临床病例 1 中（四）手术流程中 2. 术前准备。
3. **手术次序**　手术采用改良耳颞前切口进路，充分暴露关节结节外侧缘和部分颧弓外侧，不打开关节囊，依据术前设计，就位挡板，并用钛钉固定（图 10-2-10）。
4. **术后医嘱与护理**　见第三章第二节临床病例 1 中（四）手术流程中 4. 术后医嘱与护理。

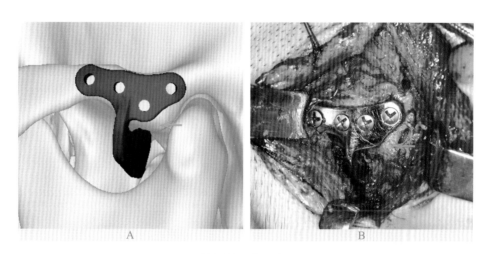

图 10-2-10　挡板植入（蓝箭头为关节结节）
A. 设计图　B. 实际术中照片

（五）随访与预后

术后定期随访，分别进行外观（面型）、功能（有无脱位复发、张口度、张口型）和挡板评价（对髁突、咬肌、翼外肌的影响）。

1. **术后即刻**　术中挡板安装顺利，术前设计与术后重建对比示其就位精准（图 10-2-11）。术后安装误差分析显示，最大误差约 1.20mm，较设计位置略靠前（图 10-2-12）。

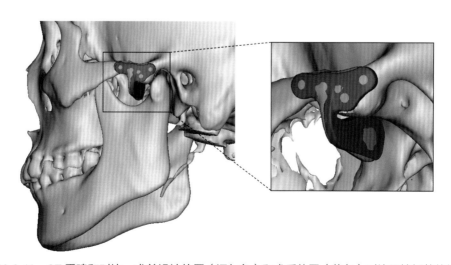

图 10-2-11　CT 重建和对比，术前设计位置（深灰色）和术后位置（蓝色）对比示挡板就位精准

图 10-2-12　误差分析，最大误差约 1.20mm，较设计位置略靠前

A. 前外侧误差　B. 后外侧误差

### 2. 术后 1 年随访

（1）术后 1 年内患者未发生髁突脱位。

（2）关节功能恢复良好，关节区无疼痛或不适感，张口度 31mm，张口型向患侧偏斜 6mm，咬合关系稳定。

（3）挡板对患侧髁突骨质影响：术前及术后 1 年 CT 检查对比显示，术前患侧髁突体积为 2 737.71mm$^3$，术后 1 年患侧髁突体积为 2 720.51mm$^3$，术后 1 年患侧髁突基本无变化。

（4）挡板对咬肌影响：术前及术后 1 年 CT 检查对比显示，术前患侧咬肌体积为 24 474.74mm$^3$，术后 1 年患侧咬肌体积为 19 465.90mm$^3$，术后 1 年患侧咬肌出现萎缩。

（5）挡板对翼外肌影响：术前及术后 1 年 CT 检查对比显示，术前患侧翼外肌体积为 8 405.77mm$^3$，术后 1 年患侧翼外肌体积为 8 359.25mm$^3$，术后 1 年患侧翼外肌基本无变化。

### 3. 术后 3 年随访

（1）术后 3 年内患者未发生髁突脱位。

（2）面部左右不对称，与术前比较左侧咬肌区凹陷（图 10-2-13）。

（3）张口度改善至 33mm，余同术后 1 年复查情况（图 10-2-14）。

（4）挡板对患侧髁突骨质影响：术前及术后 3 年 CT 检查对比显示，术前患侧髁突体积为 2 737.71mm$^3$，术后 3 年患侧髁突体积为 2 813.13mm$^3$，术后 3 年患侧髁突基本无变化（图 10-2-15，表 10-2-1）。

（5）挡板对咬肌影响：术前及术后 3 年 CT 检查对比显示，术前患侧咬肌体积为 24 474.74mm$^3$，术后 3 年患侧咬肌体积为 10 944.16mm$^3$，术后 3 年患侧咬肌出现明显萎缩（图 10-2-16，表 10-2-2）。

（6）挡板对翼外肌影响：术前及术后 3 年 CT 检查对比显示，术前患侧翼外肌体积为 8 405.77mm$^3$，术后 3 年患侧翼外肌体积为 8 195.30mm$^3$，术后 3 年患侧翼外肌基本无变化（图 10-2-17，表 10-2-3）。

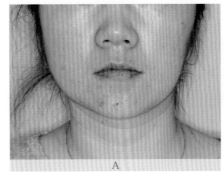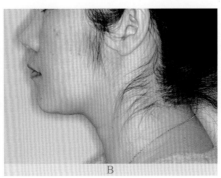

图 10-2-13　术后 3 年复查，面部左右不对称，与术前比较左侧咬肌区凹陷

A. 正面观　B. 侧面观

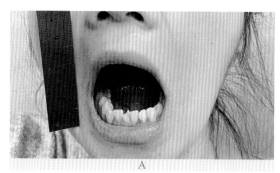
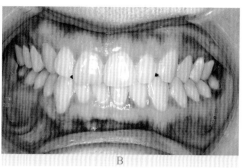

图 10-2-14　术后 3 年复查

A. 张口度 33mm，张口型偏左　B. 口内咬合关系稳定

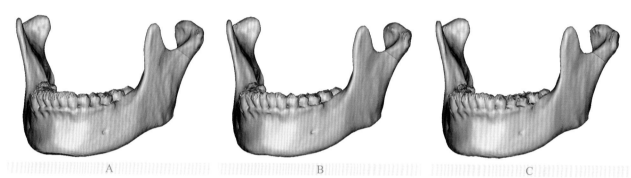

图 10-2-15　术后患侧髁突骨质无变化

A. 术前　B. 术后 1 年　C. 术后 3 年

表 10-2-1　手术前后患侧髁突情况对比

长度单位：mm；体积单位：mm$^3$；表面积单位：mm$^2$

| 髁突情况 | 随访时间 | | |
|---|---|---|---|
| | 术前 | 术后 1 年 | 术后 3 年 |
| 髁突内外径 | 22.08 | 21.77 | 21.63 |
| 髁突前后径 | 8.68 | 8.99 | 9.08 |
| 髁突体积 | 2 737.71 | 2 720.51 | 2 813.13 |
| 髁突表面积 | 1 205.67 | 1 200.60 | 1 233.08 |

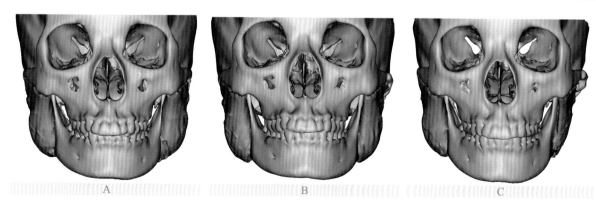

图 10-2-16　术后患侧咬肌体积减小

A. 术前　B. 术后 1 年　C. 术后 3 年

表 10-2-2 手术前后健患侧咬肌体积及表面积变化

体积单位: mm³; 表面积单位: mm²

| 咬肌情况 | 随访时间 | | |
| --- | --- | --- | --- |
| | 术前 | 术后 1 年 | 术后 3 年 |
| 患侧咬肌体积 | 24 474.74 | 19 465.90 | 10 944.16 |
| 健侧咬肌体积 | 24 906.41 | 24 716.10 | 24 664.99 |
| 患侧咬肌表面积 | 7 192.40 | 6 108.99 | 5 115.22 |
| 健侧咬肌表面积 | 6 725.87 | 6 977.50 | 6 676.10 |

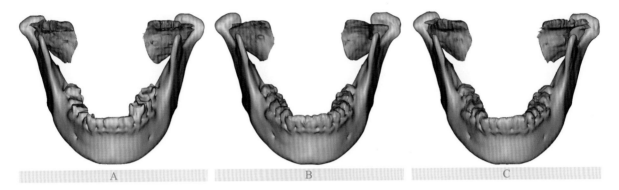

图 10-2-17 术后患侧翼外肌体积无变化

A. 术前 B. 术后 1 年 C. 术后 3 年

表 10-2-3 手术前后健患侧翼外肌体积及表面积变化

体积单位: mm³; 表面积单位: mm²

| 翼外肌情况 | 随访时间 | | |
| --- | --- | --- | --- |
| | 术前 | 术后 1 年 | 术后 3 年 |
| 患侧翼外肌体积 | 8 405.77 | 8 359.25 | 8 195.30 |
| 健侧翼外肌体积 | 7 712.29 | 7 936.08 | 7 892.67 |
| 患侧翼外肌表面积 | 3 230.13 | 3 301.94 | 3 474.60 |
| 健侧翼外肌表面积 | 3 015.14 | 3 107.50 | 3 016.91 |

（六）优势与不足

1. 优势
（1）有效性：经 3 年随访，脱位无复发，证明其有效性。
（2）稳定性：影像学检查证实，挡板无移位和断裂。
2. 不足
（1）设计：①挡板的定位依据不足，在 CT 重建图中人为将髁突放置于关节结节的下方，不完全是生理（实际）情况；②挡板与髁突接触，未能考虑到给关节盘预留空间，易造成髁突运动度受限；③挡板过低，理论上压迫翼外肌，影响其收缩和易诱发萎缩，本案翼外肌体积无变化，可知假体对翼外肌无影响；④挡板自定位不够精准，固定易出现偏差，今后要设计自定位假体，即增加固位部件的前后卡扣。

（2）术后不良结果：①髁突运动在一定程度上受限，推测与挡板阻碍有关；②咬肌萎缩，推测是挡板压迫咬肌神经所致，因为挡板的位置就是该神经的途经之地，加之挡板位置过低，易压迫之，挡板的面积和位置需要进一步优化。

## 二、临床病例 20：
## 关节结节延长假体的设计与应用

### （一）患者情况

患者，男，17 岁。

**主诉：** 双侧髁突反复脱位 3 年余。

**现病史：** 3 年来患者双侧髁突反复脱位，行手法复位绷带固定治疗效果不佳。

**既往史：** 否认全身系统性疾病史。

**专科检查：** 面部基本对称，双侧关节区无明显压痛，下颌轻度后缩；张口度 41mm，张口型基本正常；口内恒牙列，咬合关系稳定（图 10-2-18，图 10-2-19）。

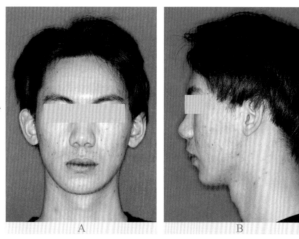

**图 10-2-18　口外检查：面部基本对称，下颌轻度后缩**
A. 正面观　B. 侧面观

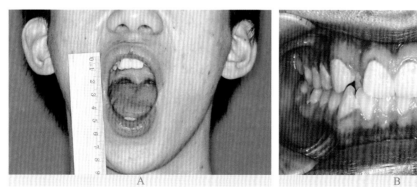

**图 10-2-19　口内检查**
A. 张口度 41mm　B. 咬合关系稳定

**影像学检查：** 关节 MRI 示关节运动过度，盘 - 髁关系尚可（图 10-2-20）。

**诊断：** 双侧复发性髁突脱位。

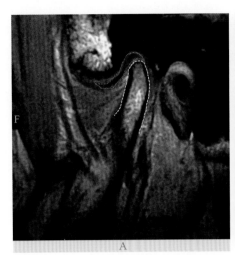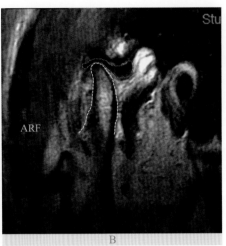

图 10-2-20　关节 MRI 示关节运动过度，盘 - 髁关系尚可（红虚线为关节盘，黄虚线为髁突）
A. 闭口位　B. 开口位

## （二）治疗方案

总体治疗方案：双侧关节结节延长假体修复重建。

## （三）关节结节延长假体的设计与加工

### 关节结节延长假体的设计

（1）髁突最前运动位模型建立：确定髁突不脱位前提下的最大张口度，并在此位置下拍摄 CT 及关节 MRI，拍摄时放置用于固定张口度的咬合固位块，其高度为 35mm。通过脱位前最大张口位 CT 数据，构建该位置下髁突与关节结节的位置关系模型，并以该模型为基础进行假体设计（图 10-2-21，图 10-2-22）。

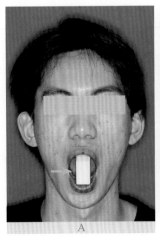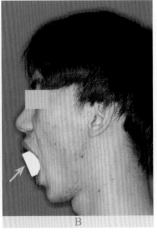

图 10-2-21　髁突最前运动位判断（黄箭头为用于固定张口度的咬合固位块，高度为 35mm）
A. 正面观　B. 侧面观

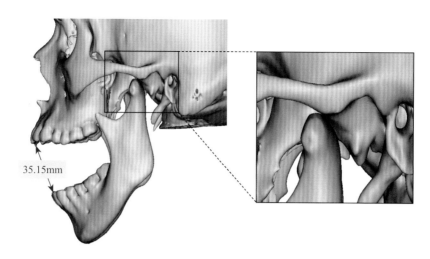

图 10-2-22 髁突最前运动位模型

（2）关节盘厚度预留判断：髁突最前运动位下 CT 与关节 MRI 融合匹配，获得关节盘位置及其厚度预留情况（图 10-2-23）。

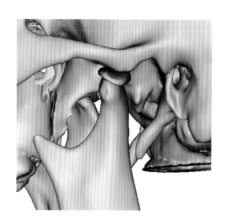

图 10-2-23 关节盘厚度预留模型

（3）关节结节延长假体设计：图 10-2-24 所示为假体的主体部分。假体由三部分组成，分别为：①颞骨固位部件：该结构外形与颞骨鳞部外形相贴合，通过该结构将假体固定于颞骨鳞部；②颧弓固定部件：该结构外形与颧弓外形相贴合，通过该结构将假体固定于颧弓；③关节结节延长部件：其跨过颞骨鳞部与颧弓之间，止于关节结节前方，用于限制髁突过度前上运动引起的脱位。设计具体要求见图 10-2-25 ~ 图 10-2-28。

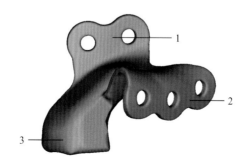

图 10-2-24 关节结节延长假体设计："1"为颞骨固位部件；"2"为颧弓固定部件；"3"为关节结节延长部件

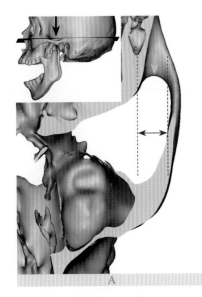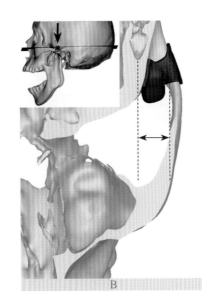

图 10-2-25　假体设计位置俯视图

A. 颞骨鳞部与颧弓之间的间隙　B. 假体设计位置

黄箭头为颞骨鳞部与颧弓之间的间隙，其中要求关节结节延长部件内外径小于该间隙最窄处（红色双箭头所指区域），以避免产生倒凹而影响假体就位

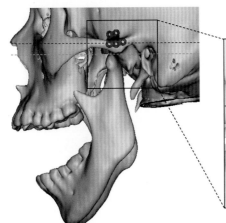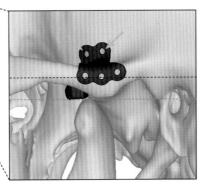

图 10-2-26　假体设计位置侧面图

要求：①关节结节延长部件下缘方向（蓝虚线）与眶耳平面（红虚线）平行，关节结节延长部件齐平或略高于关节结节最低点；②颞骨固位螺钉（黄箭头）长度不超过内侧骨皮质，避免对颅内造成不良影响

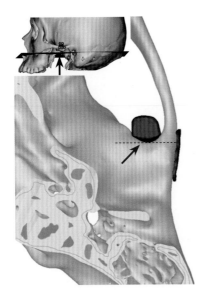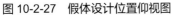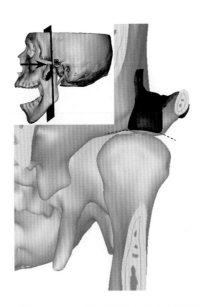

图 10-2-27　假体设计位置仰视图

要求关节结节延长部件后缘止于关节结节前方（红箭头），勿突入其下方，避免产生倒凹及破坏关节囊的完整性

图 10-2-28　假体设计位置矢状位图

要求关节结节延长部件底面与髁突上缘弧度相对应：髁突顶为凸面（蓝色虚线），延长部件底为与之匹配的凹面（红色虚线），以保证关节结节延长部件不会对髁突造成局部压迫而引发骨质破坏

（4）假体制造及试装：材料选用钛合金，利用金属 3D 打印机制造。加工完成后，需在树脂头模上试装，观察假体是否与骨面贴合且稳定，有无倒凹产生（图 10-2-29）。

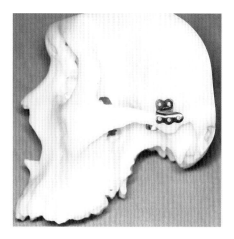

图 10-2-29　假体制造及试装

## （四）手术流程

1. **术前检查**　见第三章第二节临床病例 1 中（四）手术流程中 1. 术前检查。
2. **术前准备**　见第三章第二节临床病例 1 中（四）手术流程中 2. 术前准备。
3. **手术次序**　手术采用改良耳颞前切口进路，充分暴露关节结节前界、颧弓以及颞骨鳞部，不打开关节囊，依据术前设计，就位假体，并用钛钉固定（图 10-2-30，图 10-2-31）。

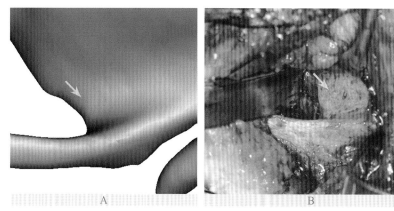
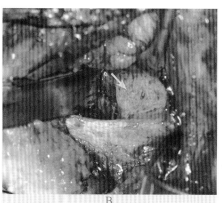

图 10-2-30　假体植入术中暴露植入区域（黄色箭头）
A. 设计图　B. 实际术中照片

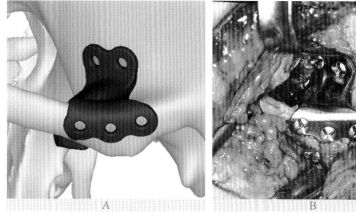
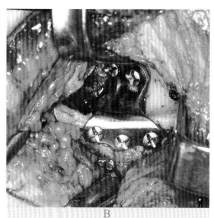

图 10-2-31　假体植入并用钛钉固定
A. 设计图　B. 实际术中照片

**4. 术后医嘱与护理**  见第三章第二节临床病例 1 中（四）手术流程中 4. 术后医嘱与护理。

**（五）随访与预后**

术后定期随访，分别进行外观（面型）、功能（有无脱位复发、张口度、张口型）和假体评价（对髁突、咬肌、翼外肌的影响）。

**1. 术后即刻**  术中假体安装顺利，术前设计与术后重建对比显示，假体就位精准（图 10-2-32）。术后假体安装误差分析显示，最大误差约 0.47mm，较设计位置略靠上（图 10-2-33）。

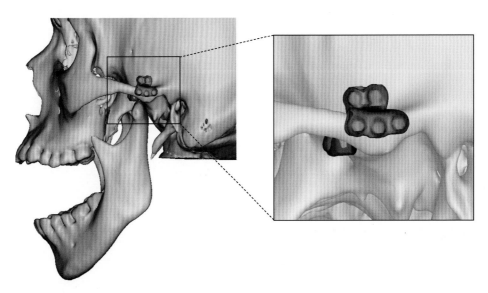

图 10-2-32  CT 重建和对比，术前设计位置（深灰色）和术后假体位置（蓝色）对比显示假体就位精准

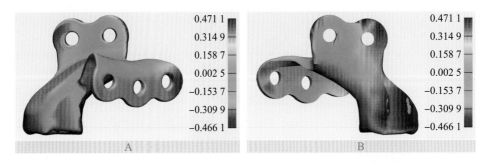

图 10-2-33  误差分析，最大误差约 0.47mm，较设计位置略靠上
A. 前外侧误差  B. 后内侧误差

**2. 术后 2 年随访**

（1）术后 2 年内患者未发生髁突脱位。

（2）面部左右对称，与术前比较无变化（图 10-2-34）。

（3）关节功能恢复良好，关节区无疼痛或不适感，张口度 33mm，张口型无偏斜，咬合关系稳定，与术前比较无变化（图 10-2-35）。术后 2 年 CT 检查显示患者最大开口位时，假体可有效防止髁突脱位发生（图 10-2-36）。

（4）假体对髁突骨质影响：术前及术后 2 年 CT 检查对比显示，术前左侧髁突体积为 2 217.60mm³，

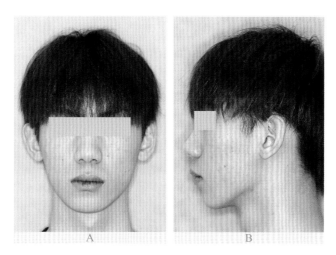

图 10-2-34 术后 2 年复查: 面部左右对称, 与术前比较无变化
A. 正面观 B. 侧面观

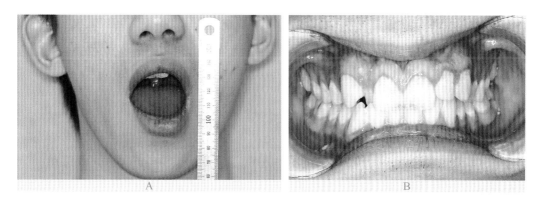

图 10-2-35 术后 2 年复查
A. 张口度 33mm, 张口型无偏斜 B. 口内咬合关系稳定, 与术前比较无变化

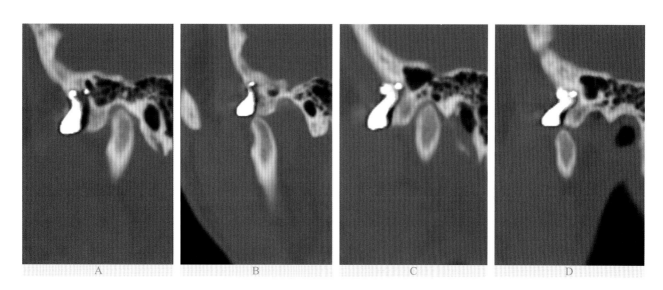

图 10-2-36 术后 2 年 CT 复查
A. 左侧闭口位 B. 左侧开口位 C. 右侧闭口位 D. 右侧开口位

右侧髁突体积为 1 930.63mm³；术后 2 年左侧髁突体积为 2 271.06mm³，右侧髁突体积为 1 965.80mm³，植入假体对髁突无影响（图 10-2-37，表 10-2-4）。

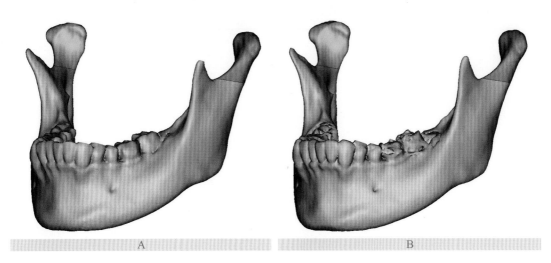

**图 10-2-37　术后双侧髁突骨质无变化**
A. 术前　B. 术后 2 年

**表 10-2-4　手术前后双侧髁突情况**
长度单位：mm；体积单位：mm³；表面积单位：mm²

| 髁突情况 | 随访时间 | |
|---|---|---|
| | 术前 | 术后 2 年 |
| 左侧髁突内外径 | 18.37 | 18.22 |
| 左侧髁突前后径 | 7.93 | 8.16 |
| 左侧髁突体积 | 2 217.60 | 2 271.06 |
| 左侧髁突表面积 | 1 075.85 | 1 103.58 |
| 右侧髁突内外径 | 19.81 | 20.08 |
| 右侧髁突前后径 | 8.19 | 8.14 |
| 右侧髁突体积 | 1 930.63 | 1 965.80 |
| 右侧髁突表面积 | 998.91 | 1 026.05 |

（5）假体对咬肌影响：术前及术后 2 年 CT 检查对比显示，术前左侧咬肌体积为 22 715.09mm³，右侧咬肌体积为 22 144.96mm³；术后 2 年左侧咬肌体积为 21 293.60mm³，右侧咬肌体积为 21 977.10mm³；术后 2 年假体对咬肌无影响，双侧咬肌无萎缩（图 10-2-38，表 10-2-5）。

（6）假体对翼外肌影响：术前及术后 2 年 CT 检查对比显示，术前左侧翼外肌体积为 10 532.73mm³，右侧翼外肌体积为 9 708.87mm³；术后 2 年左侧翼外肌体积为 10 540.60mm³，右侧翼外肌体积为 9 118.94mm³；术后 2 年假体对翼外肌无影响，双侧翼外肌无萎缩（图 10-2-39，表 10-2-6）。

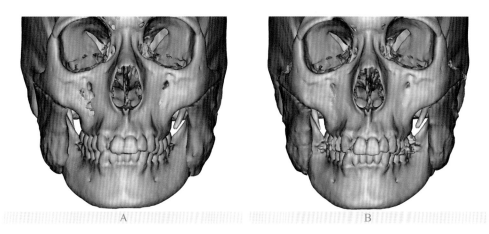

图 10-2-38　术后双侧咬肌无变化

A. 术前　B. 术后 2 年

表 10-2-5　手术前后双侧咬肌体积及表面积情况

体积单位: mm³; 表面积单位: mm²

| 咬肌情况 | 随访时间 | |
|---|---|---|
| | 术前 | 术后 2 年 |
| 左侧咬肌体积 | 22 715.09 | 21 293.60 |
| 右侧咬肌体积 | 22 144.96 | 21 977.10 |
| 左侧咬肌表面积 | 6 926.58 | 7 116.89 |
| 右侧咬肌表面积 | 6 730.36 | 6 942.20 |

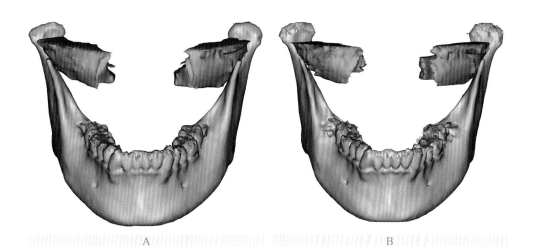

图 10-2-39　术后双侧翼外肌无变化

A. 术前　B. 术后 2 年

**表 10-2-6　手术前后双侧翼外肌体积及表面积情况**

体积单位: mm³; 表面积单位: mm²

| 翼外肌情况 | 随访时间 | |
|---|---|---|
| | 术前 | 术后 2 年 |
| 左侧翼外肌体积 | 10 532.73 | 10 540.60 |
| 右侧翼外肌体积 | 9 708.87 | 9 118.94 |
| 左侧翼外肌表面积 | 3 732.06 | 4 102.12 |
| 右侧翼外肌表面积 | 3 381.66 | 3 618.21 |

## （六）优势与不足

1. **优势**　该假体在有效治疗髁突脱位的前提下，通过颞骨鳞部与颧弓之间植入，可有效避免其对关节囊及关节相关区域完整性的破坏，避免了其对髁突运动的不良影响，实现了关节结构及功能的完整保存；同时，该假体设计上可有效避免其对于咬肌神经、翼外肌附着等神经肌肉组织的破坏，完整保存了咀嚼肌的结构及功能。

2. **不足**

张口度不如术前，可能与延长部件底面过低有关，可以考虑抬高延长部件底面，设计抬高高度为关节盘前带厚度，约 2mm。

（陈敏洁　韩孜祥）

# 第三节　院 士 述 评

　　顽固的复发性髁突脱位，在临床上是一种相对难治的疾病，手术种类较多，其中被国外推崇的是关节结节削平术，意思是即使髁突运动过度，平坦的关节结节也阻挡不了髁突回归关节窝。但这种手术的明显弊端有两点：①关节结节软骨面清除后，不但会与关节盘粘连影响运动，还会引起骨质退变；②没有关节结节前后斜面，就缺少了关节重要的功能引导面，导致运动轨迹异常。为此，提倡研发不切开关节囊和不破坏关节结构的微创方法。早年，提出并应用小钛板作为阻挡板固定于关节结节前外侧，实现了不用切开关节囊和切除关节组织的目的，但固定位置凭经验，术后会在一定程度上影响关节运动，更严重的是髁突撞击钛板，可能发生钛板折断致使髁突脱位复发。

　　本章第二节临床病例 19 中设计和应用髁突脱位挡板是有效的、稳定的，但存在一些不足，应改进设计以避免之。另外，杨驰团队又研发理论上更微创的关节结节延长假体，并开始应用。从设计上看，假体就位于颞骨鳞部与颧弓之间，其选址巧妙，不影响神经和肌组织；设计形态简单又不影响髁突运动和关节内部结构，经过术后 2 年随访，其疗效稳定。

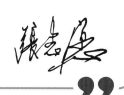

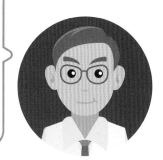

# 第十一章

# 颞下颌关节及颅底假体的未来发展趋势

经过至少 2 年和最长 8 年的临床随访，结果已较充分肯定了笔者团队研发的各种个性化颞下颌关节及颅颌假体的安全性和有效性。但是，依然可以发现其中的不足之处，主要表现在：①全关节假体及联合假体的核心部件，即关节窝和关节头运动面的设计并非是个性化设计；②运动度，包括张口、前伸、侧方运动与正常人数值还有差距；③设计与现实中的假体安装结果尚有差异，即手术的精准度问题；④假体的关节窝过厚，导致人工关节运动轴偏低，与生理运动形式有一定差异，而金属与非金属的焊接会进一步增加关节窝的厚度；⑤大幅度关节 - 下颌骨联合假体未获满意效果；⑥假体的临床应用数量需扩大，随访时间需延长，才能有更充分的证据证明其优势，并酌情更新迭代。

未来颅颌面骨及关节假体的研发方向又会是什么？要回答这个问题，先要搞清楚理想的关节及颅颌假体的标准是什么？笔者的答案是：①拥有正常的关节肌动力，尤其是翼外肌附着的保存或与假体结合；②高度个体化的假体，尤其是核心部件的个体化匹配，包括大小、运动轨迹等；③假体关节面光滑耐磨，非金属面有一定的弹性以缓冲过度应力；④假体骨面的骨结合性能优越，使假体与骨组织融为一体；⑤假体体积小、厚度薄，但具备人体关节所需的理化特性，能抵御超强的生物应力；⑥材料符合人体Ⅲ类植入物的要求。这就是以"需求为导向"的科研方向。以下将从个性化关节及颅颌假体的设计、材料和制造工艺方面进行阐述。

# 第一节 个性化假体设计的发展方向

假体设计是首要问题。为了解决假体运动面这一核心部件的个性化问题，需要人工智能（artificial intelligence，AI）的帮助，同时 AI 也是个性化延伸部件和固定钉孔设计的有效手段。目前国际所有的关节假体设计是将截骨线设计在髁突下，几乎平下颌切迹，这样就牺牲了翼外肌的附着，没有翼外肌的附着，假体就几乎失去了下颌骨前伸和侧方运动的动力，未来需要设计保存翼外肌附着的关节假体。

## 一、个性化假体的 AI 设计

探索骨关节结构缺损的理想重建方案是一个永恒的话题，颅颌面骨及关节的结构和功能是全身最为复杂精致的区域之一，故该项工作意义非凡。正如"世上没有相同的两片树叶"，为患者提供唯一合理的重构方案则是研发该系统的使命。

个性化假体 AI 设计系统的构想由来已久，基本组成部分是：①正常人颅颌面骨及关节结构和运动数据库的构建：通过大样本采集正常人颅颌面图像和运动数据，输入 AI 系统，生成骨及关节结构库、关节运动库、骨及关节生物力学库；②个体化关节设计：输入患者颅颌面骨及关节 CT 图像，就能从数据库中找到匹配度最高的"唯一正常人"，由此得出该患者应有的骨及关节结构、运动形式和生物力学数据，就此设计出个体化核心部件和延伸部件等（图 11-1-1，图 11-1-2）。

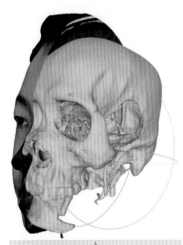
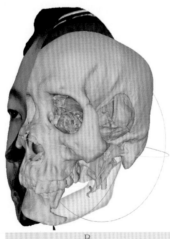

图 11-1-1　多模态大数据库智能匹配"唯一正常人"
A. 多模态数据拟合　B. 大数据智能匹配

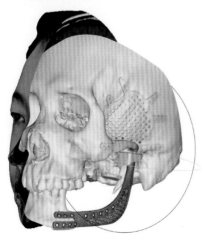

图 11-1-2　智能设计核心部件和延伸部件

## 二、肌保存型颞下颌关节假体

回顾文献和从笔者团队随访结果证实，目前成熟的关节假体术后出现侧方和前伸运动障碍及张口偏斜等问题。主要是由于：①切除全部关节结构（关节盘、髁突及髁突颈部），致使翼外肌附着丧失，失去向前及对侧的运动功能；②下颌柄部件覆盖下颌支角部，致使咬肌附着不足，失去部分咀嚼功能。如何深度优化关节假体原型，使其能够保存翼外肌和咬肌附着，从而达到正常下颌运动功能和咀嚼功能是亟待解决的临床问题。为此，本团队充分利用上海交通大学医学院附属第九人民医院口腔外科在关节假体研发的前期数据、丰富临床应用经验、假体表面改性关键技术、优秀的假体设计团队等资源，设计和制作了一款肌功能保存型关节假体（图 11-1-3，图 11-1-4），其设计原理、组成部件、表面结构及相关手术关键技术将颠覆现有产品和技术，可能成为一款可快速临床转化的新型关节假体。

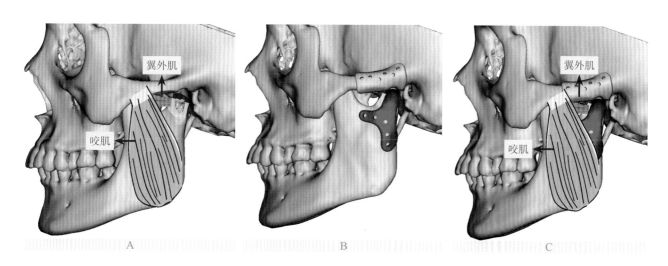

图 11-1-3　肌功能保存型 TMJ 假体

A. 保存肌肉附着将病变切除　B. 肌功能假体设计　C. 保存肌肉原有功能

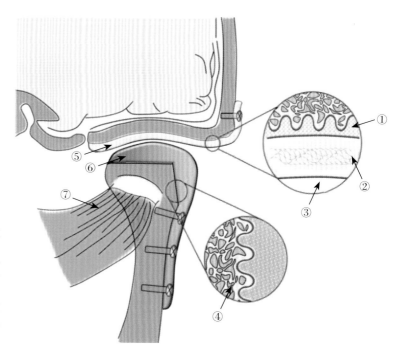

图 11-1-4　肌功能保存型关节假体关键特性示意图

①关节窝骨面涂层，与高分子连接，形成骨结合；②关节窝内部纤维增强；③关节窝功能面表面光滑耐磨；④关节头－下颌假体骨面涂层，骨结合能力；⑤超薄关节窝（2mm）；⑥超薄关节头（2~3mm），高强度和耐磨；⑦翼外肌被保留

# 第二节　个性化假体材料的研发前景

从设计到制造的中间环节是材料，材料的研发也是最活跃和关注度最高的领域之一。按常理，这是一个材料与工程学的问题。但作为应用单位，也可以从需求出发，提出对高品质材料的要求或设想。

## 一、耐磨超薄材料

耐磨、超薄和力学性能优异的材料研发和应用有望提高颞下颌关节假体的性能，如：能做出超薄人工关节窝或关节头，使得人工关节的运动轴与自然生理情况相仿，同时也为"肌保存型颞下颌关节假体"的研发提供材料支撑。钴基合金和陶瓷材料具有良好的耐磨性能和力学性能，在全髋关节假体的临床应用中已较为成熟。根据颞下颌关节生物力学特征，若能解决钴基合金和陶瓷材料成骨诱导能力较弱、陶瓷材料脆性较大等问题，则有望设计出新型耐磨且小尺寸的纯钴基合金或陶瓷材料关节面假体，使得髁突和关节窝的关节面置换成为可能。

## 二、轻型材料

金属材质密度大，与骨结构相同体积的金属更重。选择轻型材料实现假体减重是必要的。高分子材料是一种轻型材料。现聚醚醚酮（polyetheretherketone，PEEK）在关节假体研发中日渐增多。大量基础与临床研究发现 PEEK 材料具有类似人体骨骼的特性。在非受力区或受力不大的骨骼区域，PEEK 已得到临床应用，但在受力骨及关节区域，其应用受限。本团队利用高力学强度的碳纤维（carbon fibers，CFs）和碳纳米管（carbon nanotubes，CNTs）对 PEEK 进行力学增强，经 3D 打印技术制备，再采用表面处理技术使其骨界面具有诱导成骨能力，最终获得能应用于 TMJ 假体的高力学性能和强骨结合能力的 CFs-PEEK 和 CNTs-PEEK 复合材料，望其能逐步替代假体中的金属材料（图 11-2-1）。

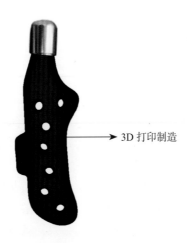

图 11-2-1　CFs-PEEK 或 CNTs-PEEK 复合材料替代钛合金下颌柄部件

## 三、可吸收材料

可吸收材料在颅颌面已有应用，比如可吸收板钉、可吸收缝合线、可吸收止血材料和可吸收骨材料等。现可吸收板钉主要由可吸收高分子材料制成，比如聚乳酸等，用于非承力或承力不大的骨骼的固定。

对于正颌手术、下颌骨骨折、髁突骨折等承力骨骼，可吸收金属材料是主要研究方向，目前镁和锌的研究较多。通过合金化、表面涂层、表面结构改性等，提升其力学性能，控制降解速率，改变降解产物，使其在颅颌面骨及关节有效固定、骨缺损良好修复重建中成为可能。

# 第三节　个性化假体制造工艺的未来

假体设计是理念，材料是基础，最后是由制造将两者结合以获得个性化假体。目前，笔者团队采用的是 3D 打印和五轴加工的制造工艺。若要实现第一节中的新设计与第二节中的新材料的结合，必须有相应的创新制造工艺。

## 一、3D 打印工艺

3D 打印技术为制造业提供了全新的制备思路，也为人体植入物的制备注入了新的血液。人体植入物对尺寸、结构和生物相容性都有极高的要求，3D 打印技术不仅能够满足以上生物材料制备的高要求，而且让个性化治疗不再遥不可及。就 3D 打印在人体植入物的临床应用情况来看，目前还处于探索阶段。在医用打印材料方面，临床可用的材料种类较少，亟需在工艺上有所提升，具体如下：①成熟打印工艺的优化：在孔隙、空洞、融合不良 / 未固结粉末、裂纹和分层与夹杂等方面，需进一步改进设备和打印参数；②多种材料联合打印：不同金属的联合打印、不同高分子材料的联合打印、金属和高分子材料的联合打印、可吸收和不可吸收材料的联合打印等；③仿生结构打印：软骨和骨仿生复合结构的打印、骨皮质和骨松质仿生结构的打印、骨和肌肉 / 韧带仿生结构的打印等；④生物打印：生物材料和细胞因子支架的打印、生物材料和干细胞支架的打印、类组织或器官的打印等。上述方面的进展都将较大程度地推动医疗植入物的发展。

## 二、表面喷涂工艺

表面喷涂是在基材表面上形成一种膜层，以改善表面性能的技术。主要包括电镀、电刷镀、化学镀、物理气相沉积、化学气相沉积、热喷涂、堆焊、激光束或电子束表面熔覆、热浸镀等。关于假体的喷涂工艺主要聚焦在 3 方面：①关节运动面的耐磨涂层：关节窝和关节头相对运动产生摩擦，对材料的耐磨性能有一定要求，对耐磨性能较差的材料（比如钛合金）的摩擦面进行硬质金属、陶瓷等涂层，以达到高耐磨目的，可实现关节假体的原型优化和性能提升；②骨界面的成骨活性涂层：假体和骨的接触面要求形成骨结合或骨整合，通过对骨界面的钛合金或钴铬钼合金喷涂羟基磷灰石、钽或钛等手段，可实现关节假体和下颌骨的结合，达到长期稳定的效果；③肌界面的成肌活性涂层：全关节假体植入后出现的张口偏斜、侧方运动恢复欠佳是因为假体和肌组织未形成有效结合的结果，解决假体和肌结合是赋予假体肌动力的必经之路，对肌界面的钛合金或钴铬钼合金喷涂羟基磷灰石、接枝成肌活性物质等手段，可实现关节假体和咀嚼肌（尤其是翼外肌）的结合，达到肌功能修复的目的。

## 三、异种材料连接

异种材料连接可使得假体设计多元化、功能化。本书中提到的超高分子量聚乙烯和钛合金的金属 / 非金属连接就是其中一种。异种材料之间可通过物理和化学（比如铆接、焊接、胶接、共价键）等方法连接。对于关节假体研发，需实现的异种材料连接工艺有：①金属/非金属连接：超高分子量聚乙烯粉末或颗粒与钛合金放置在模具中加热加压，粉体在连接界面上原子产生缠结交联，提升了结合力，减少了假体厚度。②可吸收和不可吸收材料连接：关节和颌骨一体化修复是未来主要的攻坚方向，需有强力学性能材料作为承力支柱（比如钛合金、PEEK等）、可吸收成骨活性材料（聚乳酸复合材料、镁合金、锌合金等）作为骨再生诱导或传导作用。目前可实现的构想是PEEK和负载羟基磷灰石等的聚乳酸的复合结构，可通过熔融工艺连接，实现PEEK和聚乳酸复合结构的一体化制造；钛合金和可吸收镁或锌合金的复合结构，可通过打印或焊接等工艺，实现钛合金和镁或锌合金复合结构的一体化制造。

## 四、组织工程技术

组织工程技术是实现颅颌面骨及关节重建的有效方法，也是未来重要的发展趋势。组织工程是将活细胞种植于生物相容性支架材料（载体），经体外联合培养（赋予材料以生命）后植入体内，以替代或修复组织、器官的缺损及功能。组织工程包含三个关键要素，即信号因子（生长因子）、靶细胞（功能细胞）和基体材料（载体）。目前一些组织工程技术也相对成熟。在颅颌面骨及关节修复中，未来构想可能在以下几方面：①髁突的骨-软骨复合体：构建双重作用的骨-软骨复合支架、加载成软骨和成骨因子及细胞，体外培养后局部置换髁突；②盘-髁-肌复合体：构建三重作用的关节盘、髁突、翼外肌复合支架，负载因子和细胞，体外培养成类器官置换髁突；③颌骨-神经-血管-肌肉复合体：构建四重作用的颌骨、神经、血管和肌肉复合支架，负载因子和细胞，体外培养成类器官置换颌骨。这些展望虽然面临挑战，但是并非可望而不可及。

# 第四节　仿生关节-下颌骨联合假体方案

在笔者团队研发的各类关节-颅颌假体中，关节-下颌骨联合假体可能是最复杂的一种，因为这种假体要考虑的不仅是关节，还涉及咬合，更有诸多咀嚼肌附着等问题。所以本团队针对大幅度关节-下颌骨假体的临床试验未获得满意效果。另外，关节-下颌骨是颅颌面部唯一承担运动的骨骼，重要性不言而喻，是否能赋予联合假体的结构和功能更接近生理的关节-下颌骨，即仿生关节-下颌骨的修复，也是未来努力的方向。笔者团队希望通过前三节有关假体设计、材料和制造工艺的努力，攻克"大幅度关节-下颌骨假体"和"仿生关节-下颌骨的修复"两大难题。

## 一、大幅度关节-下颌骨联合假体

关节-下颌骨Ⅳ类和Ⅴ类联合疾病的修复重建是关节及颅颌面骨骼中最具挑战性的工作之一，也是目前本团队尚未攻克的难题。在过去的5年中我们曾对3例患者进行大幅度关节-下颌骨重建，都出现了不同程度的问题（图11-4-1），不足表现在：①假体外露或感染；②假体重建的术后即刻稳定性问题；③肌组织附着（肌动力和长期稳定性）问题。为此，新的设计方案聚焦于解决上述三个问题。

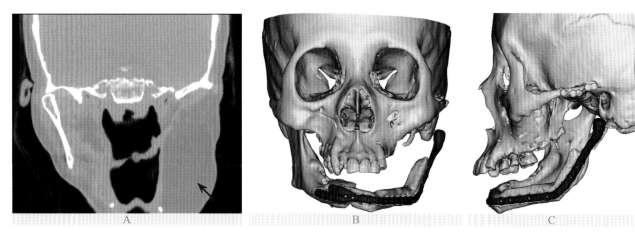

**图 11-4-1 Ⅳ类关节 - 下颌骨缺损假体植入后移位**

A. 术前 CT 示患侧肌肉组织缺失，仅余留脂肪组织（红色箭头） B. 关节 - 下颌骨假体植入术后半年，髁突头向外下脱位
C. 髁突头向后脱位

## （一）肌组织附着及肌动力问题

肌组织再附着于植入体是长期稳定性的保障，也是使重建的关节 - 下颌骨获得肌动力的条件，以此确保关节和下颌骨的生理功能（图 11-4-2）。

**1. 假体设计** 采用接骨板的设计方案，尽量不遮挡肌组织附着区（图 11-4-2，编号②）。

**2. 肌附着处的骨组织** 骨组织是肌附着的根本条件，故肌附着区的植骨是必须的，为了同时满足种植牙和肌附着的需要，通常采用双层植骨设计（图 11-4-2，编号③、④）。

**3. 肌动力** 肌组织尤其是咀嚼肌与重建关节 - 下颌骨结合，是长期关节 - 下颌骨运动和咀嚼等功能的保障（图 11-4-2，编号⑤~⑪）。

**4. 肌附着问题的未来研究方向** 金属表面处理后，赋予肌或肌腱结合能力，即仿生假体是方向。

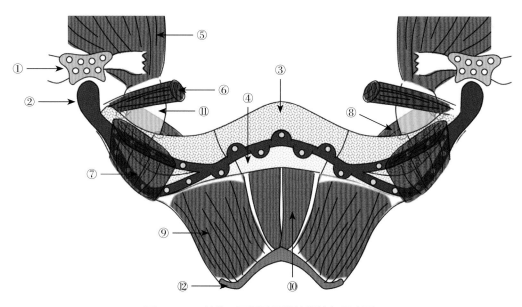

**图 11-4-2 关节 - 下颌骨 Ⅴ 类缺损修复示意图**

假体采用重建板形态设计，在下颌角及颏部预留骨组织与软组织及肌肉愈合位置，以保证恢复下颌骨肌附着。①关节窝假体；②双关节 - 下颌骨联合假体；③上层植骨，多采用腓骨；④下层植骨，可采用肋骨；⑤颞肌；⑥翼外肌；⑦咬肌；⑧翼内肌；⑨下颌舌骨肌；⑩颏舌骨肌；⑪肌腱与颞肌缝合后悬吊于上层移植骨；⑫舌骨

## （二）关键区域金属假体不外露问题

颏部和下颌角是下颌骨最突出的部分，也是最常见的金属假体外露的部位，为此这些关键部位一定要有骨组织，当此处的肌骨结合后就能保证金属假体不外露（图11-4-2，编号③、④）。

## （三）初期稳定性问题

采用"抓两头稳中央"的方案，"抓两头"是指：一头是远心端，即咬合，采用颌间结扎；另一头是近心端，即关节，采用筋膜悬吊。"稳中央"是指：两头稳定后，下颌骨整体自然稳定。

**1. 颌间结扎方案** 保证颌间隙的前提下，设计咬合板，并固定于上颌牙，采用长螺钉固定于重建的下颌骨，并将螺钉固定于咬合板，以此获得远心端的稳定（图11-4-3）。2～4周拆除坚固结扎，改用弹力牵引1～2个月。

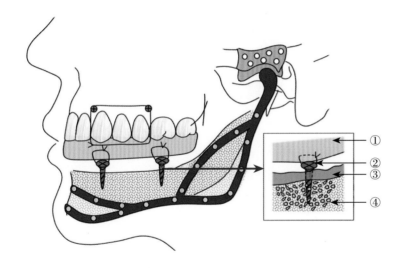

图 11-4-3 保障假体初期稳定性的颌间结扎方案
①咬合板；②长螺钉植入上层移植骨；③妥善缝合牙龈或黏膜；④上层移植骨

**2. 关节前后韧带悬吊** 根据情况可采用关节前后筋膜悬吊或前上后环绕悬吊（图11-4-4），以此获得近心端-关节的稳定，防止关节头脱位。

**3. 仿生关节囊和关节韧带** 是未来的研究方向。

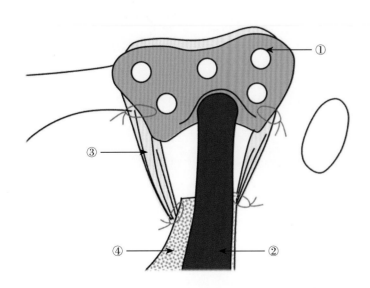

图 11-4-4 保障假体初期稳定性的关节韧带悬吊方案
①关节窝假体；②下颌假体；③筋膜或自体韧带；④移植骨

## 二、仿生关节 - 下颌骨联合假体

对于关节 - 下颌骨大范围缺损，构建仿生关节 - 颌骨 - 咬合的联合重建是未来的愿景。其联合重建要点为：①承力支柱：关节 - 下颌骨的承力支架，恢复关节结构和功能、提供下颌骨力学支撑；②种牙支架：牙槽骨修复支架，提供牙槽骨修复再生空间，刺激骨、血管、神经再生，获得仿生的、充足的种牙骨量；③肌结合：肌附着区进行促肌结合表面处理，使咬肌、翼外肌、翼内肌、下颌舌骨肌等再附着；④骨结合：骨接触界面行促骨结合表面处理，使假体或支架与自体骨连接成一个整体；⑤自体组织保存：保留自体下牙槽神经血管束及骨膜，提供骨再生微环境和刺激因子。通过上述原则，构建一个生物学、力学、动力学性能接近自然状态的多功能复合型关节 - 下颌骨联合假体，最终实现骨、关节、肌、神经及血管等多组织的复合再生，告别自体骨重建，从外形仿生走向功能仿生（图 11-4-5）。

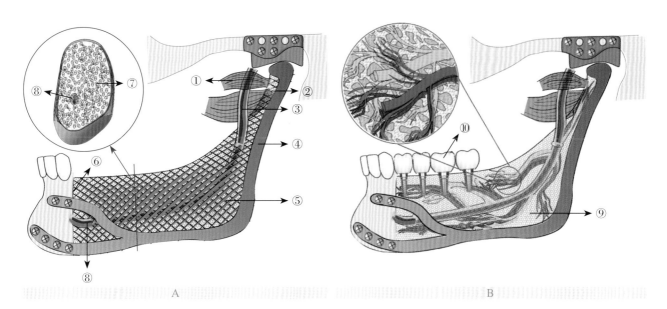

图 11-4-5　仿生复合型假体，集骨、肌、神经及血管等多组织的复合再生系统

A. 假体植入即刻　B. 术后数月生物材料支架吸收，血管神经生长，成骨改建，并完成种植修复

①翼外肌上头；②翼外肌下头；③下牙槽神经血管束；④仿生关节 - 下颌骨联合假体的金属部分；⑤仿生关节 - 下颌骨联合假体的生物材料支架部分；⑥生物材料与下颌骨连接处；⑦仿生关节 - 下颌骨联合假体的内嵌生物材料；⑧完整保存的下牙槽神经血管束；⑨支架吸收后成骨改建良好；⑩种植牙修复

（杨　驰　郑吉驷　白　果）

# 参考文献

1.  邱蔚六. 邱蔚六口腔颌面外科学. 上海：上海科学技术出版社，2008.

2.  张志愿. 口腔颌面外科学. 8 版. 北京：人民卫生出版社，2020.

3.  杨驰. 颞下颌关节盘前移位与髁突骨吸收的关系及联合诊疗模式的探索. 中华口腔医学杂志，2017，52（3）：157-160.

4.  胡勤刚，邱蔚六，哈琪. 经颞颌关节镜滑膜下注射硬化剂治疗习惯性颞颌关节脱位. 实用口腔医学杂志，1990，（2）：89-91.

5.  杨驰，邱蔚六，哈琪，等. 硬化疗法及牵引缝合治疗复发性颞下颌关节脱位的远期疗效. 中华口腔医学杂志，1999，（1）：51-53.

6.  徐燕棣，许冰谷，崔耀庭，等. 关节外注射硬化剂治疗颞下颌关节复发性脱位的实验与临床. 中华口腔医学杂志，1992，27（3）：148-150.

7.  张涤生，王飞鹏，周树夏. 颞骨下颌骨关节强直四十七例治疗报告. 中华口腔科杂志，1954，2（4）：247-257.

8.  洪民. 论乙状切骨术治疗颞下颌关节强直. 中华口腔科杂志，1986，21（5）：289-291.

9.  周树夏，丁鸿才，陈日亭，等. 颞颌关节强直64例治疗总结报告. 中华口腔科杂志，1959，7（6）：350-353.

10. 宋儒耀，高孟麟，赖钦声. 双侧下颌关节强直及其外科治疗. 中华口腔科杂志，1964，10（4）：266-268.

11. 东耀峻，胡树立，钟林生，等. 应用人工关节半置换术治疗颞下颌关节强直的初步报告. 口腔医学，1983，（1）：30-31.

12. 邱蔚六，潘家琛，潘可风，等. 颞下颌关节真性强直伴重度呼吸障碍的同期手术处理. 中华口腔科杂志，1985，20（3）：154-156.

13. 张益，何冬梅，马绪臣. 创伤性颞下颌关节强直的病程特点与分类治疗. 中华口腔医学杂志，2006，41（12）：751-754.

14. 祝颂松，胡静. 颞下颌关节强直及其继发畸形的综合矫治. 中国口腔颌面外科杂志，2016，14（3）：193-197.

15. 杨驰，邱蔚六，张伟杰. 颞下颌关节骨样骨瘤一例. 中华口腔医学杂志，1997，（6）：24.

16. 王兴，张震康，张熙恩. 正颌外科手术学. 济南：山东科学技术出版社，1999.

17. 张志愿. 口腔颌面肿瘤学. 济南：山东科学技术出版社，2004.

18. 张震康，张熙恩，马绪臣，等. 关节盘复位 / 修补术及关节盘摘除，硅胶盘置入术应用的初步报告. 中华口腔医学杂志，1987，22（2）：78-81.

19. 谷志远，吴求亮，曹之强，等. 颞下颌关节腔冲洗——封闭疗法及其作用机理研究. 中华口腔医学杂志，1996，31（2）：78-80.

20. 曾融生，任材年，沈强. 内窥镜手术治疗颞下颌关节紊乱综合征的初步体会. 中华口腔医学杂志，1995，（6）：367-369.

21. 龙星，李金荣，汪传铎，等. 颞下颌关节内疾患的关节镜检查与治疗. 中华口腔医学杂志，1995，（4）：253.

22. 宋儒耀，浅贻淳，胡启民. 下颌骨髁状突增生性过长所引起的面部畸形和咬合异常. 中华口腔科杂志，1957，5（3）：194-201.

23. 张光溥，孙湧泉，潘永辉. 左侧下颌髁状突肥大症（附二例病案报告）. 中华口腔科杂志，1957，5（3）：203-207.

24. 王敏娇，陈天天，司家文，等. 虚拟技术在第一、二鳃弓综合征治疗中的应用. 中国口腔颌面外科杂志，2016，14（2）：123-127.

25. 吴象根，洪民，李永海. 下颌骨髁状突骨折诊断和治疗的回顾与展望. 中华口腔医学杂志，1991，26（5）：312-314.

26. 邹兆菊，吴运堂，孙广熙，等. 保守治疗髁突骨折的 X 线改型及临床疗效观察. 中华口腔医学杂志，1988，23（4）：193-196.

27. 杨驰，何冬梅，陈敏洁，等. 下颌骨髁突囊内骨折的治疗探讨. 中国口腔颌面外科杂志，2010，8（2）：112-118.

28. 蔡怡华，陆川，何冬梅，等. 导致颞下颌关节强直的成人髁突骨折类型分析. 中国口腔颌面外科杂志，2014，12（1）：39-44.

29. 郑吉驷，魏翔，焦子先，等. 定制型颞下颌关节 - 颅底联合假体的研发和临床应用. 中华口腔医学杂志，2021，56（7）：627-632.

30. 白果，杨驰，郑志伟，等. 保存10mm髁突头及关节附件的下颌骨切除重建方法探讨. 中国口腔颌面外科杂志，2016，14（2）：144-148.

31. 焦子先，郑吉驷，刘欢，等. 成人颅下颌骨解剖测量分析. 中国口腔颌面外科杂志. 2015，13（2）：151-154.

32. 陈敏洁，杨驰. 陈旧性颞下颌关节前脱位的手术治疗. 上海口腔医学，2000，9（1）：49-50.

33. HALL HD. Intra-articular disc displacement Part II: its significant role in temporomandibular joint pathology. J Oral Maxillofac Surg, 1995, 53(9): 1073-1079.

34. GAHHOS F, ARIYAN S. Facial fractures: hippocratic management. Head Neck Surg, 1984, 6(6): 1007-1013.

35. DAUTREY J. Surgery of the temporomandibular joint. Acta Stomatol Belg, 1975, 72(4): 577-581.

36. PUELACHER WC, WALDHART E. Miniplate eminoplasty: a new surgical treatment for TMJ-dislocation. J Craniomaxillofac Surg, 1993, 21(4): 176-178.

37. CHRISTENSEN RW. The temporomandibular joint prosthesis eleven years later. Oral Implantol, 1971, 2(2): 125-133.

38. MERCURI LG. Alloplastic temporomandibular joint reconstruction. Oral Surg Oral Med Oral Pathol Oral Radiol Endod, 1998, 85(6): 631-637.

39. WESTERMARK A. Total reconstruction of the temporomandibular joint. Up to 8 years of follow-up of patients treated with Biomet(®) total joint prostheses. Int J Oral Maxillofac Surg, 2010, 39(10): 951-955.

40. DIMITROULIS G. The role of surgery in the management of disorders of the temporomandibular joint: a critical review of the literature. Part 2. Int J Oral Maxillofac Surg, 2005, 34(3): 231-237.

41. BALDRIDGE OL, HENNY FA. Condylectomy for the persistently painful temporomandibular joint. J Oral Surg, 1957, 15(1): 24-31.

42. WARD TG. Surgery of the mandibular joint. Ann R Coll Surg Engl, 1961, 28(3): 139-152.

43. WOLFORD LM, KARRAS S, MEHRA P. Concomitant temporomandibular joint and orthognathic surgery: a preliminary report. J Oral Maxillofac Surg, 2002, 60(4): 356-362.

44. ZHANG D, ABDELREHEM A, LUO Y, et al. Effect of arthroscopic discopexy on condylar growth in adolescents with temporomandibular joint disc displacement without reduction: a retrospective self-controlled case series study. J Craniomaxillofac Surg, 2024, 52(2): 157-164.

45. SHEN P, BAI G, XIE Q, et al. Efficacy of arthroscopic discopexy on condylar growth in temporomandibular joint anterior disc displacement: a randomized clinical trial. Plast Reconstr Surg, 2023.

46. SANDERS B, BUONCRISTIANI R. Diagnostic and surgical arthroscopy of the temporomandibular joint: clinical experience with 137 procedures over a 2-year period. J Craniomandib Disord, 1987, 1(3): 202-213.

47. OHNISHI M. Arthroscopic laser surgery and suturing for temporomandibular joint disorders: technique and clinical results. Arthroscopy, 1991, 7(2): 212-220.

48. McCAIN JP, SANDERS B, KOSLIN MG, et al. Temporomandibular joint arthroscopy: a 6-year multicenter retrospective study of 4831 joints. J Oral Maxillofac Surg, 1992, 50(9): 926-930.

49. QIU YT, YANG C, ZHANG XH. Primary granulocytic sarcoma of the mandibular condyle presenting with the characteristic green color. J Oral Maxillofac Surg, 2010, 68(10): 2575-2579.

50. YANG C, CAI XY, CHEN MJ, et al. New arthroscopic disc repositioning and suturing technique for treating an anteriorly displaced disc of the temporomandibular joint: part I—technique introduction. Int J Oral Maxillofac Surg, 2012, 41(9): 1058-1063.

51. ZHANG S, LIU X, YANG X, et al. Temporomandibular joint disc repositioning using bone anchors: an immediate post surgical evaluation by magnetic resonance imaging. BMC Musculoskelet Disord, 2010, 11: 262.

52. HE D, YANG C, ZHANG S, et al. Modified temporomandibular joint disc repositioning with miniscrew anchor: part I—surgical technique. J Oral Maxillofac Surg, 2015, 73(1): 47.e41-e49.

53. LIU X, ZHENG J, CAI X, et al. Techniques of Yang's arthroscopic discopexy for temporomandibular joint rotational anterior disc displacement. Int J Oral Maxillofac Surg, 2019, 48(6): 769-778.

54. XIE Q, YANG C, HE D, et al. Is mandibular asymmetry more frequent and severe with unilateral disc displacement? J Craniomaxillofac Surg, 2015, 43(1): 81-86.

55. XIE Q, LI P, YANG C, et al. Feasibility of simultaneous TMJ arthroscopy in ADDwoR patients undergoing orthognathic surgery for jaw deformity. J Craniomaxillofac Surg, 2024, 52(3): 347-354.

56. QIU YT, YANG C, CHEN MJ. Endoscopically assisted reconstruction of the mandibular condyle with a costochondral graft through a modified preauricular approach. Br J Oral Maxillofac Surg, 2010, 48(6): 443-447.

57. ZOU L, ZHAO J, HE D. Preliminary clinical study of Chinese standard alloplastic temporomandibular joint prosthesis. J Craniomaxillofac Surg, 2019, 47(4): 602-606.

58. ZHENG J, CHEN X, JIANG W, et al. An innovative total temporomandibular joint prosthesis with customized design and 3D printing additive fabrication: a prospective clinical study. J Transl Med, 2019, 17(1): 4.

59. CHEN X, MAO Y, ZHENG J, et al. Clinical and radiological outcomes of Chinese customized three-dimensionally printed total temporomandibular joint prostheses: a prospective case series study. J Plast

Reconstr Aesthet Surg, 2021, 74(7): 1582-1593.

60. CHEN MJ, YANG C, ZHANG SY, et al. Use of coblation in arthroscopic surgery of the temporomandibular joint. J Oral Maxillofac Surg, 2010, 68(9): 2085-2091.

61. LIU X, ABDELREHEM A, ZHENG J, et al. An arthroscopic technique for closure of perforations in temporomandibular joint retrodiscal tissues. Int J Oral Maxillofac Surg, 2022, 51(5): 669-676.

62. CAI XY, YANG C, CHEN MJ, et al. Arthroscopic management for synovial chondromatosis of the temporomandibular joint: a retrospective review of 33 cases. J Oral Maxillofac Surg, 2012, 70(9): 2106-2113.

63. ZHENG JS, LIU XH, AHMED A, et al. Endoscopically assisted fixation of the custom-made total temporomandibular joint prosthesis in TMJ Yang's system through a modified preauricular approach. Int J Oral Maxillofac Surg, 2020, 49(2): 224-229.

64. HE D, YANG C, ZHU H, et al. Temporomandibular joint disc repositioning by suturing through open incision: a technical note. J Oral Maxillofac Surg, 2018, 76(5): 948-954.

65. LU C, ZHAO J, ZHANG X, et al. Comparison of disc position stability and condylar bone remodeling between two open disc repositioning surgeries: a retrospective single-centre cohort study. Int J Surg, 2024, 110(4): 2187-2195.

66. CHEN MJ, YANG C, QIU YT, et al. Local resection of the mass to treat the osteochondroma of the mandibular condyle: indications and different methods with 38-case series. Head Neck, 2014, 36(2): 273-279.

67. LU Y, CHEN M, YANG C. Access to the infratemporal fossa: a modified transzygomatic approach with preservation of masseter attachment and a long-term follow-up period. J Stomatol Oral Maxillofac Surg, 2023, 124(2): 101336.

68. CHEN M, YANG C, QIU Y, et al. Superior half of the sternoclavicular joint pedicled with the sternocleidomastoid muscle for reconstruction of the temporomandibular joint: a preliminary study with a simplified technique and expanded indications. Int J Oral Maxillofac Surg, 2015, 44(6): 685-691.

69. HUO L, HAN Z, JIAO Z, et al. Introduction of temporomandibular joint and skull base combined reconstruction by autogenous bone graft. Clin Oral Investig, 2023, 27(6): 2513-2520.

70. ZHENG J, HUO L, JIAO Z, et al. 3D-printed temporomandibular joint-mandible combined prosthesis: a prospective study. Oral Dis, 2024, 30(3): 1360-1366.

71. BAI G, HE D, YANG C, et al. Application of digital templates to guide total alloplastic joint replacement surgery with Biomet standard replacement system. J Oral Maxillofac Surg, 2014, 72(12): 2440-2452.

72. BAI G, YANG C, HE D, et al. Application of fossa bone graft to stabilize stock total joint prosthesis in

temporomandibular joint surgery. J Craniomaxillofac Surg, 2015, 43(8): 1392-1397.

73. ZOU L, HE D, YANG C, et al. Preliminary study of standard artificial temporomandibular joint replacement with preservation of muscle attachment. J Oral Maxillofac Surg, 2021, 79(5): 1009-1018.

74. QUINN P D, GRANQUIST E J. Atlas of temporomandibular joint surgery, 2015.

75. YE ZX, YANG C, CHEN MJ, et al. Digital resection and reconstruction of TMJ synovial chondrosarcoma involving the skull base: report of a case. Int J Clin Exp Med, 2015, 8(7): 11589-11593.

76. DRIEMEL O, BRAUN S, MÜLLER-RICHTER UD, et al. Historical development of alloplastic temporomandibular joint replacement after 1945 and state of the art. Int J Oral Maxillofac Surg, 2009, 38(9): 909-920.

77. ELLEDGE R, MERCURI LG, SPECULAND B. Extended total temporomandibular joint replacements: a classification system. Br J Oral Maxillofac Surg, 2018, 56(7): 578-581.

78. CHEN X, WANG Y, MAO Y, et al. Biomechanical evaluation of Chinese customized three-dimensionally printed total temporomandibular joint prostheses: a finite element analysis. J Craniomaxillofac Surg, 2018, 46(9):1561-1568.

79. SHEN P, ZHANG SY, YANG C, et al. Stability study of total TMJ replacement on sheep. J Craniomaxillofac Surg, 2014, 42(7): 1265-1270.

80. JOHNSON NR, ROBERTS MJ, DOI SA, et al. Total temporomandibular joint replacement prostheses: a systematic review and bias-adjusted meta-analysis. Int J Oral Maxillofac Surg, 2017, 46(1): 86-92.

81. WOLFORD LM, MERCURI LG, SCHNEIDERMAN ED, et al. Twenty-year follow-up study on a patient-fitted temporomandibular joint prosthesis: the Techmedica/TMJ concepts device. J Oral Maxillofac Surg, 2015, 73(5): 952-960.

82. AAGAARD E, THYGESEN T. A prospective, single-centre study on patient outcomes following temporomandibular joint replacement using a custom-made Biomet TMJ prosthesis. Int J Oral Maxillofac Surg, 2014, 43(10): 1229-1235.

83. ONORIOBE U, MILORO M, SUKOTJO C, et al. How many temporomandibular joint total joint alloplastic implants will be placed in the United States in 2030? J Oral Maxillofac Surg, 2016, 74(8): 1531-1538.

84. CARDOSO AB, VASCONCELOS BC, OLIVEIRA DM. Comparative study of eminectomy and use of bone miniplate in the articular eminence for the treatment of recurrent temporomandibular joint dislocation. Braz J Otorhinolaryngol, 2005, 71(1): 32-37.

85. DIMITROULIS G, AUSTIN S, SIN LEE PV, et al. A new three-dimensional, print-on-demand

temporomandibular prosthetic total joint replacement system: preliminary outcomes. J Craniomaxillofac Surg, 2018, 46(8): 1192-1198.

86.  ZHENG JS, LIU XH, CHEN XZ, et al. Customized skull base-temporomandibular joint combined prosthesis with 3D-printing fabrication for craniomaxillofacial reconstruction: a preliminary study. Int J Oral Maxillofac Surg, 2019, 48(11):1440-1447.

87.  ZHENG JS, JIAO ZX, WEI X, et al. Accuracy of digital templates for guidance of custom-made total temporomandibular joint replacement. Int J Oral Maxillofac Surg, 2022, 51(10):1330-1336.

88.  McCAFFERY C, DODD M, BEKIROGLU F, et al. Synovial chondromatosis of the temporomandibular joint with extension into the middle cranial fossa and internal carotid canal. Int J Oral Maxillofac Surg, 2017, 46(7): 867-870.

89.  NICOLI TK, SAAT R, KONTIO R, et al. Multidisciplinary approach to management of temporal bone giant cell tumor. J Neurol Surg Rep, 2016, 77(3): e144-e149.

90.  PRASAD SC, PICCIRILLO E, NUSEIR A, et al. Giant cell tumors of the skull base: case series and current concepts. Audiol Neurootol, 2014, 19(1): 12-21.

91.  RIKHOTSO ER, BOBAT MA. Total alloplastic joint reconstruction in a patient with temporomandibular joint ankylosis following condylar dislocation into the middle cranial fossa. J Oral Maxillofac Surg, 2016, 74(12): 2378.e1-e5.

92.  SAFAEE M, OH T, SUN MZ, et al. Pigmented villonodular synovitis of the temporomandibular joint with intracranial extension: a case series and systematic review. Head Neck, 2015, 37(8): 1213-1224.

93.  CHEN MJ, YANG C, ZHENG JS, et al. Skull base erosion resulting from primary tumors of the temporomandibular joint and skull base region: our classification and reconstruction experience. J Oral Maxillofac Surg, 2018, 76(6): 1345-1354.

94.  SHEN Y, MA C, WANG L, et al. Surgical management of giant cell tumors in temporomandibular joint region involving lateral skull base: a multidisciplinary approach. J Oral Maxillofac Surg, 2016, 74(11): 2295-2311.

95.  FERRI J, PIOT B, RUHIN B, et al. Advantages and limitations of the fibula free flap in mandibular reconstruction. J Oral Maxillofac Surg, 1997, 55(5): 440-448.

96.  ISHII N, SHIMIZU Y, IHARA J, et al. Analysis of fibular single graft and fibular double-barrel graft for mandibular reconstruction. Plast Reconstr Surg Glob Open, 2016, 4(8): e1018.

97.  KUMAR BP, VENKATESH V, KUMAR KA, et al. Mandibular reconstruction: overview. J Maxillofac Oral Surg, 2016, 15(4): 425-441.

98. RUIZ VALERO CA, DURAN-RODRIGUEZ G, SOLANO-PARRA N, et al. Immediate total temporomandibular joint replacement with TMJ concepts prosthesis as an alternative for ameloblastoma cases. J Oral Maxillofac Surg, 2014, 72(3): 646.e1-e12.

99. WESTERMARK A, HEDÉN P, AAGAARD E, et al. The use of TMJ concepts prostheses to reconstruct patients with major temporomandibular joint and mandibular defects. Int J Oral Maxillofac Surg, 2011, 40(5): 487-496.

100. WESTWOOD RM, FOX GL, TILSON HB. Eminectomy for the treatment of recurrent temporomandibular joint dislocation. J Oral Surg, 1975, 33(10):774-779.